# THÉORIE

DE LA

# CONTRE-ÉVOLUTION

## OU DÉGÉNÉRESCENCE

PAR

## L'HÉRÉDITÉ PATHOLOGIQUE

PAR

Le Dr RENÉ LARGER



---

PARIS
LIBRAIRIE FÉLIX ALCAN
108, BOULEVARD SAINT-GERMAIN, 108

THÉORIE

DE LA

# CONTRE-ÉVOLUTION

OU DÉGÉNÉRESCENCE

PAR

L'HÉRÉDITÉ PATHOLOGIQUE

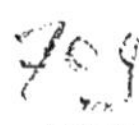

# THÉORIE

DE LA

# CONTRE-ÉVOLUTION

OU DÉGÉNÉRESCENCE

PAR

# L'HÉRÉDITÉ PATHOLOGIQUE

PAR

Le Dr RENÉ LARGER

---

PARIS

LIBRAIRIE FÉLIX ALCAN

108, BOULEVARD SAINT-GERMAIN, 108

1917

A

AUGUSTINE LARGER

Née DAGINCOURT

1855-1903

*a*

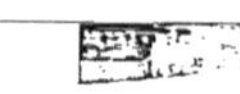

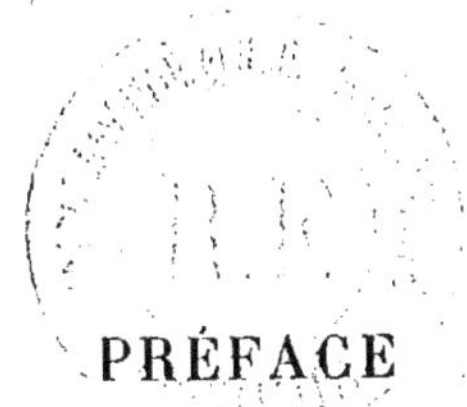

# PRÉFACE

La théorie de l'Évolution a été fort longue à s'implanter dans les esprits.

Celle de la Contre-Évolution que je viens proposer sera, certes, aussi malaisément admise : il n'y a pas lieu de s'illusionner le moins du monde à cet égard.

C'est que la pénétration de toute idée nouvelle, fût-elle présentée par un génie — et l'exemple de Pasteur en est la preuve — vient se buter sans cesse aux idées et aux solutions reçues, scientifiques, voire routinières !

Telle est, aussi bien, la rançon même du progrès et personne ne doit s'en plaindre.

Je serai le dernier à le faire, car il m'est arrivé plusieurs fois de jouer le rôle ingrat de novateur, sans avoir eu à le regretter trop vivement. — Du moins m'a-t-il été donné, en chaque occurrence, de ressentir la seule vraie satisfaction que puisse éprouver tout esprit indépendant et fier : celle d'assister au succès plus ou moins définitif de ses idées propres, en dépit de certains adversaires de la Science officielle dont les critiques ne sont pas toujours suffisamment désintéressées...

Outre les deux occasions dont il va être parlé à propos de la Dégénérescence, ce fut encore dans deux cas différents que j'émis personnellement des idées nouvelles relatives, d'une part, à l'*Étiologie de la déformation des moignons d'amputations du pied*[1] et, d'autre part, à *celle du Tétanos*[2].

Le travail que j'entreprends aujourd'hui[3] n'est pour ainsi dire que la réédition très remaniée, il est vrai, et complétée d'un Mémoire préliminaire communiqué à la Société géologique[4] et qui, pour des raisons indépendantes de ma volonté, n'a pu figurer dans le Bulletin[5] de la même Société qu'à l'état de résumé extrêmement réduit. Il m'a fallu attendre, pour le publier *in extenso*, l'apparition du

1. *Des causes de la déformation du moignon à la suite des amputations du pied en général.* (Bull. Soc. Chirurgie, 1878, p. 476 et 488 ; et 1880, p. 71). Ces causes sur lesquelles on a discuté, dans les diverses Académies, un demi-siècle durant, étaient considérées par tout le monde comme purement mécaniques et statiques.

Je démontrai par la guérison complète d'un opéré, grâce à un seul traitement électrique, que les causes résidaient uniquement dans *l'atrophie musculaire.* (Revue de Méd. et de Chirurgie, 1880, n° 9). — Récompensé par l'Académie de Médecine. Prix AMUSSAT; ment. honor. (1881). — Elu membre correspondant national de la Société de Chirurgie (1882).

2. *Etiologie du tétanos. Divers mémoires et communications :* (Bull. Soc. Chirurgie, 28 octobre 1885, p. 705; 1886, p. 849 et 886). (C. R, du 2e Congrès de Chirurgie, 1886, p. 122). — Entre temps, l'Académie de Médecine m'avait généreusement octroyé pour mes travaux sur le Tétanos, une 7e *mention honorable (il n'y en avait pas une 8e !)* D'où : *Revendication de priorité* (Bull. Soc. Chirurgie, 1895) pour rétablir rigoureusement l'ordre des faits en reproduisant littéralement les conclusions, maintenant admises par tout le monde, de mon Mémoire de 1885, dont voici la principale : « *le tétanos est une affection infectieuse et contagieuse dont le « germe réside et se développe dans le sol où il trouve les conditions de « son développement et de sa reproduction.* »

Or, dans une discussion précédente de la Société de Chirurgie, *on venait d'affirmer que le tétanos était une affection purement nerveuse !* (sic).

En constatant qu'aujourd'hui on cultive à la fois et le *bacille du tétanos* et le *sérum anti-tétanique,* on peut mesurer le chemin que, du premier coup, j'avais pu parcourir.

3. 1re *communication faite à la séance de la Société d'Anthropologie de Paris du 2 octobre* 1913. Publiée dans les Bull. même Société, fasc. 6 ; 18 décembre 1913.

4. Compte rendu sommaire des séances de la Soc. Géol. de France 20 juin 1910, p. 120.

5. Bulletin soc. géol. de France, 4e série, t. X, 1910, p. 631.

Bulletin, d'ailleurs éphémère, d'une société nouvelle d'histoire naturelle [1] fondée par mon excellent ami PAUL THIÉRY.

Quant à l'œuvre présente, elle clôt pour le moment, sans en marquer la fin — car elle ne peut représenter qu'un état actuel de la question — le cycle de toute une série de recherches sur la dégénérescence dont le début remonte fort loin. Ce fut à propos d'un cas d'Encéphalocèle congénitale observé par moi en 1872. L'autopsie que je fis du sujet, me décida à combattre les idées pathogéniques, alors en cours, qui attribuaient la maladie à une hydropisie ventriculaire du cerveau. CRUVEILHIER [2] et VIRCHOW [3] avaient relaté déjà des cas où la tumeur était confondue avec un spina-bifida cervical, démontrant ainsi qu'elle était due, non à à une maladie ventriculaire, mais à une monstruosité identique. C'est pourquoi ils proposèrent, l'un, le terme de *spina-bifida cranien*, et l'autre, celui de *spina-bifida occipitis* pour désigner les Encéphalocèles de la région occipitale.

Restait à donner la preuve de la nature tératologique des encéphalocèles des autres régions du crâne et de la face. C'est ce que je fis, en publiant des observations où la tumeur était montrée confondue, par sa base d'implantation, avec toutes les formes du bec-de-lièvre compliqué : ce qui achevait la démonstration de la nature dégénérative de l'Encéphalocèle et de son identité avec la monstruosité décrite par Is. GEOFROY SAINT-HILAIRE sous le nom d'*Exencéphale*. Ce fut pour cela que je proposai de donner franchement le même nom à ces tumeurs congénitales [4].

1. Bull. soc. d'hist. nat. et de Palethnologie de la Haute-Marne, t. I, Fasc. I et II, Chaumont, 1911.

2. CRUVEILHIER. Anat. pathol., t. I, p. 201.

3. R. VIRCHOW. Monatsch. f. Geburtsk. juin 1862.

4. R. LARGER. — *De l'Exencéphale (encéphalocèle congénitale)*. Partie du

Cette opinion, admise par les professeurs Lannelongue, Duplay, Berger, Kirmisson et autres, ne tarda pas à devenir définitivement classique.

A cette époque, je pratiquais également la médecine, la chirurgie et les accouchements. J'avais pris, depuis lontemps, l'habitude, à chaque malade que je voyais — quelle que fût sa maladie — d'ouvrir, dans la famille même, une enquête rigoureuse sur ses antécédents dégénératifs.

C'est de cette manière que je fus conduit à faire des constatations fort importantes relativement à la pathogénie des Anomalies de la Conception, de la Grossesse et de l'Accouchement et à trouver un nombre considérable de preuves certaines et toutes concordantes [600 observations, avec plus de 2.000 cas][1], indiquant que ces anomalies, sans exception, n'étaient autre chose que des manifestations dégénératives : des stigmates de Dégénérescence, en un mot.

J'étais tombé, pour ainsi dire, sur toute une catégorie de stigmates, complètement ignorés jusque là : *les Stigmates obstétricaux de la dégénérescence* dont mon fils fit l'objet de sa thèse inaugurale [2].

Ces idées nouvelles trouvèrent le meilleur accueil et la

prix Laborie. Soc. de Chirurgie, 1878, in : Archives générales de Médecine, mai et juillet 1877.

1. Communications : à l'*Académie de Médecine* (2 août 1898 ; 28 juillet 1899 ; 13 novembre 1900 ; 31 octobre 1901) ;
à la *Soc. de Chirurgie* (16-23 juillet 1901) ;
au *Congrès d'Obstétrique et de Gynécologie de Nantes* (septembre 1901) ;
à la *Société de Biologie* (7-14 décembre 1901) :
à la *Soc. d'Obstétrique de Paris* (mai 1902).
*Revue générale* par R. et H Larger, in : *Revue de Médecine* (10 août 1902), p. 723.

2. Henri Larger. — *Les Stigmates obstétricaux de la Dégénérescence.* Thèse de doctorat en médecine, 4 juillet 1901, Paris, Vigot frères.

plus complète adhésion auprès des physiologistes tels que : YVES DELAGE, MATHIAS DUVAL, LAUNOIS, GALIPPE, etc., des neurologistes et psychiâtres, comme MAGNAN, JOFFROY, RAYMOND, BABINSKY, BOURNEVILLE, CHARLES FÉRÉ, DUPRÉ, P. ROY[1], etc., et, en général, auprès de tous les médecins et les chirurgiens habitués à rencontrer partout la dégénérescence, dans leur pratique quotidienne.

Les preuves produites par moi furent considérées généralement comme péremptoires. Voici d'ailleurs ce qu'a bien voulu écrire à ce sujet le professeur HERVOUET[2], de Nantes :

« Les observations de M. LARGER sont tellement nom-
« breuses et tellement claires, ses déductions ont une telle
« logique qu'on se demande, comme en bien d'autres
« questions, comment il se fait qu'on n'ait pas vu, com-
« pris et écrit tout cela depuis longtemps, tant cela paraît
« simple. »

— Simple? Oui, mais pas aux yeux de certains accoucheurs un peu trop confinés, peut-être, dans leur spécialité, et qui, n'ayant, sans doute, de la Dégénérescence qu'une notion purement théorique, émirent la prétention vraiment singulière — et que d'autres que nous trouvèrent absolument inadmissible — que seule, de toutes les sciences médicales, l'Obstétrique échappait aux lois de la Dégénérescence! Aussi, forts de cette conviction erronée, ne tentèrent-ils la moindre réfutation et ne nous accordèrent-ils que leur majestueux dédain... pour tout argument!

1. PIERRE ROY. — *Les Stigmates obstétricaux de la Dégénérescence* par R. et H. LARGER, in : *Archives de Neurologie* n° 89-1903 (et publ. du Progrès médical).

2. HERVOUET. — *Gazette Médicale de Nantes,* 30 août 1902 (p. 345).

Bref, ils se montrèrent peu enclins — pour ne pas dire plus — à accepter « toutes ces nouvelletés », comme disait notre vieux MONTAIGNE. Mais, comme selon la maxime de tout le monde : « la raison finit toujours par avoir raison », il ne faut pas désespérer de les voir venir à résipiscence...

Ce que nous avons risqué, mon fils et moi, pour l'Obstétrique, je viens le tenter pour la Paléontologie, à savoir : y introduire l'idée de Dégénérescence. Plus heureux qu'avec les accoucheurs, j'ai eu la satisfaction d'y être encouragé le plus aimablement du monde par de nombreux et éminents paléontologistes auxquels j'ai eu affaire tant en France qu'à l'étranger.

Ce n'est point là, ainsi qu'on en peut juger, une conception improvisée en un jour, mais bien le résultat de plus de quarante années d'observations patientes et de recherches ininterrompues, mûrement réfléchies et longuement méditées, que je livre au public.

Le Breuil-Bourgoing par Culan (Cher), 8 septembre 1913.

# TABLE DES MATIÈRES ET ERRATUM



Erratum de la page 11 et de quelques autres pages : lire : *Néanderthalien*, au lieu de Neanderthalien. C'est l'orthographe du nom francisé de *Neanderthal,* localité allemande, et qui doit lui-même *s'écrire sans é :* l'orthographe allemande ne comportant pas l'accent aigu.



## PREMIÈRE PARTIE

## INTRODUCTION A LA PALÉOPATHOLOGIE GÉNÉRALE COMPARÉE

### CHAPITRE I

### DÉFINITIONS ET QUESTIONS PRÉJUDICIELLES



Erratum de la page 36, ligne 2 ; lire : *à ce que* Delage *lui-même,* au lieu d'une transposition de mots rendant la phrase inintelligible.

## CHAPITRE II

### DÉVELOPPEMENT DES EXEMPLES CITÉS



ERRATUM de la page 65. Le titre : MUTATIONS MIXTES est à supprimer complètement.



# DEUXIÈME PARTIE

## PRINCIPES FONDAMENTAUX DE LA PALÉOPATHOLOGIE GÉNÉRALE COMPARÉE. DÉGÉNÉRESCENCE OU CONTRE-ÉVOLUTION

## CHAPITRE III

### DE LA DÉGÉNÉRESCENCE EN GÉNÉRAL

## CHAPITRE IV

### NATURE ET CARACTÈRES GÉNÉRAUX DE LA DÉGÉNÉRESCENCE

ERRATUM de la page 98, ligne 28 ; lire : les *anticorps*, les *ferments*, et... au lieu de : les ANTICORPS et autres...



ERRATUM de la page 115, ligne 6 [et de quelques autres pages] ; lire : *Struggle for life*, au lieu de *for live*.



# TROISIÈME PARTIE

## DÉGÉNÉRESCENCE PAR GROUPES

## CHAPITRE V

### DÉGÉNÉRESCENCE COMPARÉE DE QUELQUES GROUPES HUMAINS ET ANIMAUX ACTUELS



## CHAPITRE VI

### EXTINCTION DES GROUPES ANIMAUX FOSSILES PAR LA DÉGÉNÉRESCENCE. CRITIQUE DES THÉORIES DE L'EXTINCTION

## QUATRIÈME PARTIE

## DYSTROPHIES GIGANTIQUE, NANIQUE ET ACROMÉGALIQUE, AU POINT DE VUE DE LA PALÉOPATHOLOGIE COMPARÉE

### CHAPITRE VII

### GIGANTISME COMPARÉ



Erratum de la page 171, ligne 8, [et de quelques autres pages] ; lire : *Syndrome,* au lieu de *Syndrôme.*

Erratum de la page 175, ligne 19, [et de quelques autres] ; lire : *phylum,* au lieu de *phylums.*

Erratum de la page 179 [ligne 15] ; lire : Acromégaliques *simples,* au lieu de A. *Simple.*



### CHAPITRE VIII

### NANISME COMPARÉ OU DYSTROPHIE (DYSOSTOSE NANIQUE)



Erratum de la page 188. Titre du paragraphe. Lire : *Épiphyses cartilagineuses,* au lieu de É. *cartilagineuse.*

### CHAPITRE IX

### ACROMÉGALIE COMPARÉE EN GÉNÉRAL OU DYSTROPHIE (DYSOSTOSE) ACROMÉGALIQUE ET GIGANTISME ACROMÉGALIQUE DE L'HOMME ACTUEL-PROTOTYPE.

ERRATUM de la page 192 [Note 7]. Lire : *ci-dessous*, au lieu de *ci-dessus*.



## CHAPITRE INTERCALAIRE

### LA SINUSOMÉGALIE VERTÉBRALE DES DINOSAURIENS ET DES PTÉROSAURIENS

ERRATUM de la page 203. Tête du paragraphe et ligne 14. Lire : *Bothriospondylus*, au lieu de *Botriospondylus*.



## CHAPITRE IX (*suite et fin*)

## CHAPITRE X

### PATHOGÉNIE DE L'ACROMÉGALIE ET DU GIGANTISME ACROMÉGALIQUE



# CINQUIÈME PARTIE

### PALÉO-ANATOMIE PATHOLOGIQUE DE L'HOMME DE LA CHAPELLE [NÉANDERTHALIEN]. ANATOMIE PATHOLOGIQUE COMPARÉE DU GORILLE ET DES PROBOSCIDIENS ACTUELS ET FOSSILES.

## CHAPITRE XI

### PALÉO-ANATOMIE PATHOLOGIQUE DE L'HOMME DE LA CHAPELLE, TYPE SPÉCIFIQUE DES NÉANDERTHALIENS. ANATOMIE PATHOLOGIQUE COMPARÉE DU GORILLE, TYPE SPÉCIFIQUE DES ANTHROPOÏDES.

## CHAPITRE XI (*bis*)

### ANATOMIE PATHOLOGIQUE COMPARÉE DU GORILLE ACTUEL, GÉANT ACROMÉGALIQUE DU 1er DEGRÉ



## CHAPITRE XII

### ANATOMIE PATHOLOGIQUE COMPARÉE DES PROBOSCIDIENS ACTUELS ET FOSSILES

# THÉORIE
## DE LA
# CONTRE-ÉVOLUTION
## OU
# DÉGÉNÉRESCENCE PAR L'HÉRÉDITÉ PATHOLOGIQUE

## AVANT-PROPOS ET PLAN

### § 1. — Exposé de la théorie de la contre-évolution.

La théorie de l'Évolution est admise aujourd'hui par tout biologiste que n'égare point le parti-pris.

C'est, qu'appuyée sur une triple base scientifique inébranlable, à savoir : 1° l'Anatomie comparée, 2° la Paléontologie et, surtout, 3° l'Embryologie, elle a fini par lasser ses derniers contradicteurs.

Or, à côté de cette évolution, résultat de l'hérédité normale et que pour cette raison, l'on peut dire normale elle-même, il en existe une autre, vraie antithèse de la première : c'est celle qui résulte de l'hérédité pathologique.

Je propose d'appeler cette Évolution pathologique, la « Contre-Évolution ».

Et c'est de cette nouvelle Évolution que nous essayerons d'instaurer la théorie, en l'étayant de ses premières preuves paléontologiques.

Il faut le redire : toute Évolution, quelle qu'elle soit, est forcément la résultante de l'hérédité. Et cela semble vrai même *à priori*.

Seuls cependant, LAMARCK et ceux qui suivirent sa manière de voir, basèrent, dès le principe, l'Évolution sur l'hérédité des caractères acquis, longtemps niée par DARWIN et ses partisans. Mais, vaincus enfin par l'évidence, ces derniers finirent par admettre cette vérité, malgré eux et malgré leur doctrine, peut-on dire, car elle en fut la flagrante contradiction !

De telle sorte qu'à l'heure actuelle, tout le monde est tombé d'accord sur ce point, que l'idée d'Évolution est solidaire de celle d'Hérédité. Au vrai, il est surprenant qu'il n'en ait pas toujours été ainsi et qu'une évolution, en dehors de l'hérédité, ait jamais pu se concevoir !

Mais l'Hérédité elle-même, je le répète, est *normale* ou *pathologique*. Or, qui donc dans le camp des zoologistes ou paléontologistes a songé sérieusement à cette dernière ?

Cette méconnaissance de l'Hérédité pathologique se conçoit encore de la part des paléontologistes étrangers à la médecine. Mais elle étonne chez certains paléontologistes-médecins lesquels, en devenant naturalistes, ont à ce point changé de mentalité, qu'ils répugnent à admettre que ce qu'ils observent dans l'Hérédité des animaux actuels et fossiles, puisse être autre chose que normal !

Non seulement l'Hérédité pathologique existe en zoologie et en paléozoologie ; mais encore nous l'y verrons soumise exactement aux mêmes lois que l'Hérédité normale. Ses caractères acquis, bien que pathologiques, passent d'une génération à l'autre avec une évidence infiniment plus incontestable que les caractères acquis normaux. Il y a longtemps qu'en Pathologie on les a suivis et désignés sous le nom de « Stigmates dégénératifs ». Quant à l'Hérédité pathologique elle-même, prise du moins dans son sens le plus général, elle a reçu un nom en nosologie : c'est la « DÉGÉNÉRESCENCE. » Non pas, comme nous allons voir, la Dégénérescence ainsi que l'entendent les zoologistes, mais bien, telle qu'elle a été définie par les Pathologistes.

Non seulement elle se transmet de génération en génération; mais nous allons montrer comment cette Hérédité pathologique évolue parallèlement à l'Hérédité normale et simultanément avec elle. Bien mieux encore! Comment les caractères acquis pathologiques — disons : « dégénératifs » — fusionnent avec les caractères acquis normaux et vivent ensemble comme dans une véritable *symbiose*. C'est au point que ces mêmes caractères ou *stigmates dégénératifs* n'ont cessé d'être confondus, jusqu'à ce jour, par les Zoologistes et les Paléontologistes, avec les caractères morphologiques normaux, dits : *caractères spécifiques*. Et cela, non seulement chez des individus, mais encore chez des espèces, des genres, des familles, et jusqu'à des ordres et des classes dégénérés tout entiers, en bloc!

Les caractères dégénératifs sont si parfaitement confondus par les Biologistes avec les caractères normaux que l'effort constant de ce travail consistera à faire exactement le départ des uns et des autres, bien moins que d'en rechercher de nouveaux. En un mot, ce ne sera, le plus souvent, entre nous, qu'affaire d'interprétation différente de phénomènes morphologiques déjà établis. Et cela nous suffira généralement. Car, ainsi que le dit DE VARIGNY[1] : « l'histoire des sciences établit « que le progrès ne dépend pas seulement de la découverte « des faits nouveaux, mais est en réalité dû à leur interprétation correcte ».

C'est donc dans l'ensemble de ces phénomènes que consiste proprement la *Contre-Évolution par le moyen de l'Hérédité Pathologique ou Dégénérescence, en opposition avec l'Évolution par l'Hérédité normale, ou Morphologie.*

1. HENRI DE VARIGNY. — Préface de la traduction de *l'Essai sur l'Hérédité et la sélection naturelle de* WEISMANN. Paris, 1892.

Il est de plus entendu, dès à présent, que : CONTRE-ÉVOLUTION, HÉRÉDITÉ PATHOLOGIQUE et DÉGÉNÉRESCENCE seront pour nous autant de synonymes. Comme le sont, d'un autre côté : ÉVOLUTION, HÉRÉDITÉ NORMALE et MORPHOLOGIE, pour les Zoologistes et les Paléontologistes.

Je n'ignore pas que, d'une part, en Paléozoologie, EDWARD COPE et WALDEMAR KOWALEVSKY ont bien déjà imaginé une *Evolution rétrogressive* ou *Involution* et que, d'autre part, en Botanique, KORSCHINSKY a trouvé son homologue : l'*Adaptation régressive*. Mais nous ne tarderons pas à démontrer en quoi ces appellations nouvelles n'expriment que des idées appartenant exclusivement à l'Évolution normale et nullement à l'Évolution pathologique. Elles n'ont donc, ni les unes ni les autres, rien de commun avec la Contre-évolution dont la doctrine — complément nécessaire de celle de l'Évolution — s'impose comme une loi générale et universelle de la Nature où il n'y a pas d'action sans réaction, comme le disait LEIBNITZ, de construction, sans destruction, etc.

Et tel n'est-il pas le spectacle grandiose que nous offre la Cosmographie où les mondes se forment et se déforment sans cesse ? Ne voyons-nous pas, aussi bien, en Géologie, qu'un terrain ou une chaîne de montagnes n'est pas plutôt constitué, que le travail d'érosion commence ? En Biologie, qu'un être vivant n'est pas né, que déjà les microbes compromettent son évolution et tendent à détourner cette dernière de son but adaptatif, voire à la détruire plus ou moins entièrement ?

C'est ce qu'on peut réellement appeler : *la lutte pour l'existence*, bien plus exactement que ce que DARWIN a prétendu exprimer dans sa fameuse formule ! Car cette lutte, qui, aux yeux de ce dernier se passerait exclusivement d'individu à individu, s'accomplit, dans la Contre-évolution, bien plus efficacement, encore à l'intérieur même du corps de chacun d'eux.

Elle y est une menace permanente, non seulement pour l'être lui-même, mais, circonstance aggravante, elle le devient encore pour sa descendance, ainsi que d'ailleurs nous le préciserons.

La vie est un « tourbillon », a dit DE BLAINVILLE, où toutes les actions se croisent et s'entrecroisent dans tous les sens : une « fermentation » ont avancé d'autres, où tout bouillonne, jusqu'à ce que la masse soit clarifiée : ce qui n'arrive pas toujours !

Il en est ainsi de l'Évolution, laquelle s'exerce dans toutes les directions, bonnes ou mauvaises, et non résolûment dans la bonne, ainsi que tiendraient à le faire croire les néo-finalistes qui ont inventé le terme d'*Orthogénèse*.

Et l'on ne peut que souscrire sans réserve aux assertions de GIARD[1].

« *L'orthogénèse*, dit-il, *n'est qu'une apparence, si l'on entend « derrière ce mot faire intervenir un principe directeur agissant « suivant un plan préconçu*. Elle est l'expression de phéno- « mènes très réels et de tendances parfaitement démon- « trables, si l'on donne à cette dernière appellation le même « sens que les chimistes ou les physiciens attachent aux rap- « ports de séquence ou de causalité qu'ils observent dans « l'étude des corps bruts. »

Ce sont des phénomènes de même ordre que ceux dont s'occupent les physiciens et les chimistes, quoique beaucoup plus complexes parce que vivants, que nous prendrons pour objectif. Non pas que nous partagions le moins du monde l'illusion de certains biologistes tels que : BIOMÈTRES, EUGÉNISTES, etc..., lesquels prétendent ramener les questions d'Hérédité à de simples formules algébriques ; mais bien, à un ensemble de lois biologiques basées sur des faits positifs et scientifiquement vérifiables.

1. *L'Evolution dans les sciences biologiques.* — Bulletin France et Belgique, 1907, p. 427.

## § 2. — L'extinction des groupes n'est qu'un cas particulier de la contre-évolution.

La conséquence de beaucoup la plus importante de la Contre-Évolution ou Dégénérescence par l'Hérédité pathologique, c'est qu'elle devient la cause physiologico-pathologique, c'est-à-dire, la plus naturelle, de l'extinction des groupes animaux actuels et fossiles.

Cette dernière n'est donc proprement qu'un cas particulier de la Contre-Évolution. Elle en est même le but évident : celui vers lequel tendent tous les efforts de cette véritable *évolution à rebours*.

Les groupes, en effet, de quelque nom qu'on les appelle, ne sont que des abstractions purement conventionnelles, ainsi que Buffon[1] et Daubenton et même (le croirait-on ?) Cuvier[2] lui-même — dans sa prime jeunesse du moins ! — l'avaient déjà clairement entrevu. Mais c'est à Lamarck[3] qu'appartient la précision de cette idée : « *la nature*, dit-il, *n'a « rien fait de semblable et au lieu de nous abuser en confondant « nos œuvres avec les siennes, nous devons reconnaître que les « classes, les ordres, les familles, les genres et les nomenclatures « à leur égard, sont des moyens de notre invention, dont nous ne*

1. *Œuvres complètes* de Buffon. Paris, Furne, 1864. T. III par Daubenton, p. 517.

2. « Dans sa jeunesse, dit Dally (Introduction à la Trad. de la *Place de « l'homme dans la nature*, de Huxley, p. 27), Cuvier était moins spécifiste « qu'il ne l'est devenu depuis. On lit dans une lettre adressée à Pfaff « (lettres de Cuvier à C. M. Pfaff, trad. L. Marchand, 1857, p. 178) : Pour« quoi donc trouves-tu Hunter si absurde de regarder le loup, le chien et « le chacal comme de simples variétés ? Peut-être n'as-tu pas encore une « idée bien nette de l'espèce (ce qui manque à la plupart des naturalistes). « *Voici ce que je pense à cet égard : les classes, les ordres, les genres sont « de simples abstractions de l'homme, et rien de pareil n'existe dans la « nature* ».

— Ne dirait-on pas entendre Lamarck lui-même, car Cuvier reproduit exactement les termes de ce dernier ?

3. Jean Lamarck. — *Philosophie zoologique*, chap. I, p. 4. Edit. Schleicher.

« *saurions nous passer, mais qu'il faut employer avec discré-*
« *tion.*

Or, c'est précisément de cette *discrétion* dont on a manqué le plus! Aussi bien, chacun des termes de cette citation mérite d'être pesé et retenu. Ils résument, en effet, de la manière la plus parfaite la critique de toutes les erreurs dans lesquelles ont vécu trop longtemps les Naturalistes. Et la stérilité de tout leur effort de philosophie scientifique durant la plus grande partie de XIX^e siècle est certainement le fait de la méconnaissance des principes Lamarckiens.

Dans la réalité, en effet, il est incontestable que ces groupes ne se composent que d'un ensemble d'individus unis entre eux par les liens de l'Hérédité, c'est-à-dire, ayant deux générateurs communs dont ils marquent la descendance. — C'est encore LAMARCK qui l'a dit le premier.

Dès l'instant où il est admis que les groupes ne se composent que des individus avec leur descendance, il va de soi que les mêmes causes qui déterminent l'extinction des individus, doivent nécessairement déterminer l'extinction des groupes dont ces derniers font partie.

Or les individus meurent toujours par deux causes différentes : l'une, purement accidentelle, qui est le *traumatisme*, l'autre la cause naturelle ou physiologico-pathologique, qui est la *maladie*. Car l'observation prouve que, quelque soit l'âge auquel meurt l'individu, il succombe invariablement à une altération de fonctions ou d'organes, c'est-à-dire, à un état pathologique, à une maladie en un mot.

Il en résulte forcément ceci pour les groupes, c'est que, de même que les individus, ils meurent également par ces deux mêmes causes : l'une, accidentelle et l'autre, pathologique. Dans l'espèce, par exemple, la cause accidentelle n'est autre chose que la sélection naturelle de DARWIN, lequel a évidemment pris l'exception pour la règle. De telle sorte que, vouloir prétendre que la sélection naturelle est la cause habituelle de l'extinction des espèces, cela ne reviendrait-il pas à dire que l'assassinat est la cause ordinaire de la mort des individus? Ce qui est vrai *a priori*, ressortira, je l'espère, avec la dernière évidence de l'étude à laquelle nous allons nous livrer.

Sans doute, le cycle vital de tout être organisé peut être traversé, à tout moment, depuis l'embryon jusqu'à l'âge le plus avancé, par une maladie quelconque. La mort prématurée peut s'en suivre; mais alors ce sera un accident comparable à celui du traumatisme.

L'individu peut aussi en guérir complètement ou incomplètement. Dans ce dernier cas, l'organisme subira, dans son ensemble, un déchet, une diminution de vitalité se traduisant par une maladie secondaire d'usure, toujours héréditaire et progressive. Elle hâtera ainsi, d'une part, la fin de l'individu et retentira fâcheusement, de l'autre, sur sa postérité, au point de causer tôt ou tard la perte de celle-ci.

Or, cette maladie résiduaire de toutes les affections accidentelles antérieures, qu'elles soient individuelles ou ancestrales, essentiellement et fatalement héréditaire, éminemment progressive, jusqu'à déterminer l'extinction de la descendance — autrement dit, du Rameau phylétique — cette maladie, dis-je, qui se confond avec l'Hérédité pathologique elle-même, n'est autre que la Dégénérescence. Cette dernière est donc de sa nature même et par excellence, la maladie destructive du Phylum.

Il suit de là que c'est dans une direction pour ainsi dire exclusive : celle de l'Hérédité pathologique, Dégénérescence, ou Contre-Évolution, qu'il faudra étudier la cause la plus naturelle de l'extinction des groupes animaux. Et si les Zoologistes et les Paléozoologistes ne l'ont pas trouvée jusqu'à ce jour, c'est comme nous l'établirons, qu'ils l'ont cherchée là où ils ne pouvaient pas la rencontrer : dans les lois de l'Hérédité, de l'Évolution normales, de la Morphologie, en un mot.

Certains Biologistes cependant, nous le verrons, ont pensé à la Pathologie, et invoqué les *maladies épidémiques*. Mais ces dernières n'étant constituées que par des affections individuelles généralement non héréditaires, c'est-à-dire, sans action sur la descendance, sont conséquemment incapables de produire à elles seules l'extinction d'un phylum et leur rôle ne peut dès lors qu'être secondaire.

Pour atteindre à ce résultat de destruction complète d'un groupe, l'hérédité pathologique apparaît donc comme un intermédiaire tout à fait indispensable et nécessaire.

Dès lors, la recherche des traces des maladies accidentelles spéciales qui, dans le principe, ont pu déterminer la Dégénérescence et dont celle-ci n'est que le résidu, passe tout à fait au second plan. Ces maladies, en effet, peuvent être quelconques, bien que certaines soient particulièrement génératrices de Dégénérescence. Le fait essentiel auquel il faut tendre c'est de trouver les caractères anatomo-pathologiques de la Dégénérescence elle-même, autrement dit : les « Stigmates » lesquels en sont l'expression, le signe pathognomonique.

Il découle de toutes ces remarques que la question que nous avons à traiter ne nous entraînera qu'exceptionnellement dans les détails de la Pathologie spéciale. Ce sera particulièrement, à l'occasion du GIGANTISME et de l'ACROMÉGALIE dont nous aurons à dégager une pathogénie très différente de celle qui a cours. Mais à part cela, nous ne sortirons guère de la Pathologie générale à laquelle appartient, tout en occupant son rang dans le cadre nosologique, la Dégénérescence.

En somme, il ne s'agira de rien moins que d'ouvrir un horizon nouveau à la science : celui de la PALÉOPATHOLOGIE GÉNÉRALE COMPARÉE. Nous ne pourrons en conséquence y utiliser que des documents inédits patiemment recueillis dans les principaux musées d'histoire naturelle de l'Europe occidentale.

En effet, les travaux de paléopathologie (ABEL[1], BOULE[2], MARCEL BAUDOUIN[3], etc...) parus antérieurement, ne portent que sur des cas particuliers de morbidités tout individuelles, sur quelques trouvailles heureuses faites, çà et là, touchant l'homme préhistorique ou certains animaux fossiles, plus rares encore.

Ces faits présentent, sans aucun doute, un très grand intérêt, mais ne sauraient nous conduire à la moindre déduction de pathologie générale. Ils nous donnent, il est vrai, la *raison anatomo-pathologique de la mort des individus porteurs de ces lésions*. Mais ce qu'il importe de trouver pour arriver à une généralisation, ce sont *des traces d'affections héréditaires communes à la totalité des individus d'un même groupe*.

On ne saurait donc les invoquer comme causes de l'extinction des espèces. Ils démontrent surtout que les maladies actuelles, héréditaires ou non, ont existé de tout temps. Ce qui, il faut bien l'avouer, était chose infiniment probable! Il importait néanmoins d'en fournir les preuves. A ce titre et à d'autres encore, ces faits particuliers sont certes extrêmement intéressants.

Je n'insisterai pas davantage sur ce point. Mais il m'a paru qu'il était d'autant plus nécessaire dès le début, d'établir avec précision ces différences, que la plupart des paléontologistes auxquels j'ai eu l'honneur d'avoir affaire, soit oralement, soit par écrit, se sont mépris quelque peu sur le but visé dans mes recherches.

1. O. ABEL. — *Grundzuge der Palaeobiologie der Wirbeltiere*. Stuttgart, 1812.

2. M. BOULE. — Annales de paléontologie. *Description de l'homme fossile de la Chapelle-aux-Saints*, 1911.

3. MARCEL BAUDOUIN. — *Puplications diverses ;* Bull. Soc. d'Anthropologie et Soc. Préhistorique. — Acad. des Sciences.

Il va de soi qu'il ne saurait être question d'embrasser, du premier coup, un sujet aussi vaste et étendu que l'est celui dont le présent travail est l'objet. Qu'on n'espère pas dès lors, rencontrer dans ce simple essai, un traité didactique de paléopathologie ou de paléo-anatomie pathologique générale comparée. Le lecteur devra se contenter d'y trouver quelques indications générales, avec les lignes directrices principales de la solution du problème le plus important qu'il comporte : celui de l'Extinction des groupes animaux. Trop heureux si ces quelques données peuvent servir, à de plus jeunes que moi, de point de départ pour d'autres recherches analogues aux miennes.

Mais je crois devoir avertir dès à présent ceux qui seraient tentés de s'engager dans cette voie nouvelle, que, pour ne s'égarer point, ils aient à prendre comme guide l'Anatomie pathologique, bien plus encore que la Zoologie et la Paléontologie. Car c'est, en somme, de Pathologie qu'il s'agit avant tout !

Enfin l'on me pardonnera de n'avoir concentré mes efforts de démonstration que sur un petit nombre de groupes. Si j'ai préféré agir de la sorte, c'est parce que je voulais présenter une *Série de formes, contre-évolutives*, analogue, jusqu'à un certain point, aux *Formenreihe évolutives* des Paléontologistes.

Cette série débute à l'*Homme géant acromégalique actuel*, pour se continuer ensuite par l'*Homme fossile* de la Chapelle-aux-Saints ou Neanderthalien (acromégalique simple), puis par le *Gorille* (géant acromégalique actuel), pour se terminer enfin aux *Proboscidiens*, tous acromégaliques, géants ou nains, actuels ou fossiles.

J'ai pensé que cette série contre-évolutive, aurait une force de démonstration incomparablement plus grande que ne l'est celle des séries évolutives elles-mêmes.

Ces dernières, en effet, *visant uniquement l'Hérédité normale*, s'appuient sur des resssemblances de formes parfois douteuses, ou même simplement convergentes, et nécessitent toujours, plus ou moins, l'intervention de l'hypothèse[1].

Tandis que nos Formenreihe contre-évolutives, *n'ayant aucune prétention génétique*, prennent pour base incontestable non des analogies morphologiques, souvent plus ou moins vagues, parfois même, très sujettes à caution ; mais bien des identités de caractères anatomo-pathologiques, des signes pathognomoniques, impliquant, en un mot, la certitude la plus complète.

Telle est la théorie de la CONTRE-ÉVOLUTION. Sans vouloir préjuger en quoi que ce soit du sort réservé à cette doctrine nouvelle, il me sera permis de dire cependant que les premiers jalons en sont posés sur un terrain solide : celui de l'ANATOMIE PATHOLOGIQUE.

*Or les théories glissent parfois, mais les faits anatomo-pathologiques restent.*

Et ma théorie n'a pour base que ceux de ces derniers que j'ai le premier nettement établis dans le règne animal.

Enfin si le temps doit me manquer sans doute, pour gagner ma cause auprès des paléontologistes, je m'en irai du moins avec la satisfaction d'être demeuré jusqu'au bout — dussé-je

1. Dans les séries évolutives « il est, en effet, plus facile — comme le dit « fort judicieusement l'un de nos plus éminents paléontologistes, le professeur CH. DEPÉRET [*Les Transformations du monde animal*]. Paris, 1907, « Flammarion, p. 116 et 120 — d'accumuler des probabilités que des certitudes. Les arbres généalogiques que nous pouvons établir en nous « appuyant sur la Morphologie et sur les séries chronologiques sont subjectifs du sentiment de chaque observateur ». Et après avoir invoqué la grande autorité de ZITTEL, il termine par cette phrase imagée qu'il emprunte à RÜTIMEYER : « ... des arbres généalogiques sans nombre, dont « les troncs pourris, aussitôt démolis que dressés, jonchent le sol de la « forêt et en rendent l'accès plus difficile pour les progrès de l'avenir. »

être traité de retardataire, — un fidèle, un indéfectible partisan du triple et solidaire idéal se résumant en ce vieux cliché : le Vrai, le Beau, le Bien !

Ce travail sera divisé en cinq parties, à savoir :

1re Partie : Introduction à la Paléopathologie générale comparée.

2me Partie : Principes fondamentaux de la Paléopathologie générale comparée. — Dégénérescence ou Contre-évolution.

3me Partie : Extinction par la Dégénérescence, des groupes : 1° Humains actuels ; 2° Animaux actuels et fossiles. — Critique des théories de l'Extinction.

4me Partie : Dystrophies Gigantique, Nanique et Acromégalique, au point de vue de la Paléopathologie comparée.

5me Partie : Anatomie pathologique comparée de l'Homme acromégalique actuel, avec celle :

1° De l'Homme fossile de La Chapelle et de tous les Neanderthaliens.

2° Du Gorille vieux actuel.

3° Des Prosboscidiens actuels et fossiles.

---

# PREMIÈRE PARTIE

# INTRODUCTION A LA PALÉOPATHOLOGIE GÉNÉRALE COMPARÉE

## CHAPITRE I

## DÉFINITIONS ET QUESTIONS PRÉJUDICIELLES

### § 1. — Définition de la dégénérescence

Il en a été longtemps de la Dégénérescence en pathologie générale, comme il en est encore actuellement de l'Espèce, en Histoire naturelle où chacun la conçoit et la définit un peu à à sa manière. Mais aujourd'hui que, grâce aux travaux de Magnan principalement, la Dégénérescence a trouvé sa place définitive dans le cadre nosologique, nous pouvons la définir avec cet auteur [1], de la façon suivante :

« La Dégénérescence est l'état pathologique de l'être qui, « comparativement à ses générateurs les plus immédiats, est « constitutionnellement amoindri dans sa résistance psycho-« physique et ne réalise qu'incomplètement les conditions « biologiques de la lutte héréditaire pour la vie. Cet amoin-« drissement qui se traduit par des stigmates permanents, « est essentiellement progressif, sauf régénération intercur-« rente ; quand celle-ci fait défaut, il aboutit plus ou moins « rapidement à l'anéantissement de l'espèce. »

1. Magnan et Legrain. — *Les dégénérés*. Bibliothèque Charcot-Debove.

Cette définition qui, dans l'état présent de la science, ne peut être encore que symptomatique, vise exclusivement l'espèce humaine actuelle.

J'ai cherché à donner de la Dégénérescence une définition qui eut un sens biologique plus général. Elle n'est pour ainsi dire que le résumé de celle de MAGNAN dont j'ai éliminé certains termes ambigus ou controversés et sur lesquels je m'expliquerai d'ailleurs dans ce qui suit. Elle n'a donc d'autre mérite que d'être complète, sans être trop longue, de ne se rapporter qu'à des faits parfaitement démontrés, et enfin, d'être le résultat de nombreuses années d'observations et de recherches. La voici :

*La Dégénérescence est une maladie d'abord acquise, ensuite héréditaire, caractérisée par une diminution progressive des moyens de défense de l'organisme et aboutissant à la stérilité ou à l'extinction des individus et de leur descendance.*

La dégénérescence peut, en définitive, se schématiser dans ces trois termes caractéristiques, essentiels, marquant tout à la fois, son origine, sa marche et sa terminaison toujours fatale, à savoir :

1° MALADIE ACQUISE, HÉRÉDITAIRE ;

2° DIMINUTION PROGRESSIVE DES MOYENS DE DÉFENSE DE L'ORGANISME ;

3° STÉRILITÉ, EXTINCTION DE LA DESCENDANCE.

Elle est donc, comme nous l'avons dit, la vraie maladie de la descendance, autrement dit, du rameau phylétique ou de la race dont elle provoque l'extinction et partant, celle de l'espèce, genre, famille, etc...

Si l'on rapproche cette constatation de celles qui ont été faites dans l'avant-propos, l'on voit clairement, dès à présent, que le problème de l'extinction des groupes, quels qu'ils soient, tient entièrement dans toute définition même de la Dégénérescence. Il en résulte que notre thèse est vraie *à priori*.

Si, enfin l'on vient à considérer les choses d'un peu plus haut et qu'on s'élève jusqu'à la Synthèse, on trouve que, *prise dans son ensemble, la Dégénérescence apparaît moins comme une maladie autonome proprement dite, que comme un processus contraire à l'Évolution, et résultant de l'usure de l'organisme par l'accumulation de tous les résidus des maladies et des tares tant individuelles qu'ancestrales.*

Or, ces tares constituent ce qu'on appelle les *Stigmates de la Dégénérescence* lesquels font désormais partie intégrante de l'Hérédité et sont essentiellement progressifs, c'est-à-dire, de plus en plus nuisibles à l'Évolution qu'ils finissent par détruire entièrement. Telle est la « CONTRE-ÉVOLUTION ».

La Dégénérescence n'est donc autre chose qu'un *processus pathologique*, ou, si l'on veut, une maladie progressive appartenant exclusivement à la Contre-Évolution. Elle n'est pas une *régression* ou une *anomalie réversive* ou encore une *dégradation :* lesquelles sont au contraire du ressort de l'Évolution normale. C'est par conséquent une conception très différente de ce qu'entendent généralement par là tous les biologistes actuels.

Dans le but d'éviter tout malentendu sur ce terme et d'autres encore, nous allons, avant de poursuivre notre thème, établir une coupure nécessaire.

*Supposant donc le problème résolu,* nous devrons trancher certaines questions préjudicielles dont la compréhension nette et claire est indispensable à ce qui va suivre.

Pour soutenir ce dessein, nous donnerons tout d'abord la signification exacte du terme de *Dégénérescence*, en marquant les vicissitudes aussi nombreuses que variées par lesquelles il a passé, et, montrerons les confusions fâcheuses que l'abus de ce terme a causées en Zoologie et en Paléontologie. Nous établirons ainsi le sens exclusivement pathologique et Contre-évolutif qu'il doit avoir dans toutes les sciences biologiques, non seulement en pathologie, mais encore en zoologie, en paléozoologie et même, probablement, en botanique. — Chez les plantes, la Dégénérescence revêt un caractère spécial (disons de suite que c'est en raison de *l'absence du Système nerveux*) : c'est pourquoi nous avons dû l'exclure de notre programme.

Nous pénétrerons ensuite dans la discussion de quelques autres termes couramment usités pas les Biologistes, en montrant leur valeur vis-à-vis de la Dégénérescence ou Contre-Évolution. L'on verra ainsi à quel point ce dernier facteur que nous introduisons dans toutes les questions de Biologie générale, les simplifie en même temps qu'elle les éclaire, en leur fournissant le critérium indispensable qui leur a totalement fait défaut jusqu'à présent, à savoir : celui des *stigmates dégénératifs*.

Enfin, passant d'emblée de la théorie aux faits, nous terminerons cette Revue préliminaire par l'énoncé de nos premières preuves paléopathologiques relatives à l'*Adaptation* ou à l'*Inadaptation*, à l'*Adaptation complète* ou *incomplète*. Nous insisterons particulièrement sur cette dernière, que nous appellerons encore « *Semi-Adaptation* », dont l'idée est nouvelle, bien que le rôle en soit prépondérant en paléopathologie générale et sans l'intelligence précise de laquelle on ne saurait comprendre le rang capital occupé par la Dégénérescence dans les causes d'extinction des groupes animaux actuels et fossiles.

Pour être lente, l'action de la Dégénérescence n'en est pas moins certaine. Et il ne faudra oublier jamais qu'il s'agit ici de Contre-Évolution. Or, dans toute Évolution, fût-elle même brusque d'apparence, le facteur principal, c'est le « TEMPS ! », comme le remarque justement l'éminent et regretté professeur GIARD.

### § 2. — Historique du terme « Dégénérescence » en Médecine et en Histoire naturelle. — Son sens biologique définitif est pathologique et contre-évolutif.

Le terme de *Dégénérescence* a été introduit dans la science par Morel, dans son mémorable « Traité des Dégénérescences » (1857), et à la suite des travaux sur l'hérédité de Prosper Lucas[1]. Cette même idée d'hérédité était déjà comprise implicitement dans l'ouvrage d'Isidore Geoffroy Saint-Hilaire[2] sur les monstruosités dont cet auteur admettait la transmission héréditaire, sous l'influence d'une « diathèse malformatrice ». Elle fut adoptée par Serres et, plus ou moins, par les anatomo-pathologistes qui suivirent, tels que : Otto, Vrolik, Crüveilhier, Rokitansky, Wirchow, Köllicker, etc.

Il ne faut pas oublier que nous sommes à une époque antérieure à l'apparition du livre de Darwin (1859), et que l'idée d'Évolution n'était admise alors que dans les sciences médicales. Les naturalistes — en conséquence d'une mémorable discussion académique (1831) — les naturalistes, dis-je, tenant pour décisive la victoire de Cuvier sur Étienne Geoffroy Saint-Hilaire et le Lamarckisme, persistaient à l'ignorer complètement. Quant à Morel, transformiste convaincu, il crut — et ce fut là son erreur — pouvoir faire de ses « Dégénérescences », autant de modes différents de l'Évolution. Pour lui, la Dégénérescence n'était autre chose qu'une *déviation maladive d'un type primitif*. Malheureusement, ce soi-disant type de l'homme primitif était purement imaginaire. Pour Morel, il n'y a pas *une* Dégénérescence mais *des* Dégénérescences. Petit à petit, cependant, par les travaux de Moreau (de Tours),

1. Prosper Lucas. — *Traité philosophique et physiologique de l'hérédité naturelle*, etc., 1847-1850.

2. Isidore Geoffroy Saint-Hilaire. — *Histoire générale et particulière des anomalies de l'organisation*, 1837.

de Lasègue, de Charcot et d'autres, se dégage l'idée d'unité causale des diverses Dégénérescences, c'est-à-dire, celle d'une maladie unique et nouvelle : « La Dégénérescence ». Enfin, cette dernière est fondée sur ses assises définitives par Magnan surtout et Féré[1]. « Le terme *Dégénérescence*, dit « Magnan[2], désigne l'état morbide d'un sujet dont les fonc- « tions accusent un état d'imperfection notoire, si on les com- « pare à l'état de celles des types générateurs. *Bien plus,* « *cet état morbide constitutionnel s'aggrave progressivement*, et, « de même que la dégénération d'un tissu précède sa dispa- « rition, sa mort, de même la dégénération de l'individu pré- « cède son anéantissement dans son espèce ; la *stérilité est, en* « *effet, le cachet ultime de la Dégénérescence* ; elle est précédée « immédiatement et accompagnée de l'abâtardissement du « type. *La Dégénérescence est donc un état pathologique et non* « *un état régressif, une anomalie réversive; ainsi que la com-* « *prennent certains auteurs.* »

Magnan démontre enfin — c'est là son grand mérite, à mon avis — que loin d'appartenir à l'Évolution, comme le voulait Morel, la Dégénérescence en est tout juste la *contre-partie, l'antithèse*, qu'elle l'enraye sans cesse dans sa marche ascendante et qu'enfin elle en marque le terme. S'il ne prononce pas encore le mot de *Contre-Évolution*, il en suggère du moins clairement la pensée !

Ce sont ces idées erronées de Morel dont nous trouvons le reflet chez les premiers naturalistes qui se décidèrent enfin à accepter la doctrine de l'Évolution. Mais le terme de Dégénérescence y perd insensiblement de sa signification première et, de *semi-pathologique* qu'elle était d'abord pour Morel, elle ne tarde pas à devenir *entièrement évolutive*, avec Edward Cope.

De telle sorte que nous nous trouvons aujourd'hui en pré-

1. Ch. Féré. — *La famille névropathique*, 1re et 2e éditions, 1894 et 1898.
2. Magnan et Legrain, loc. cit., p. 74.

sence de ce fait que la Dégénérescence a subi, du côté des médecins, d'une part, et de celui des naturalistes, de l'autre une double évolution, mais dans une direction diamétralement opposée : les premiers lui donnant un *sens exclusivement pathologique*, c'est-à-dire *Contre-Évolutif* et les seconds au contraire, un *sens exclusivement normal*, c'est-à-dire *Évolutif*. La divergence est donc complète.

### § 3. — Les « Stigmates de Dégénérescence », seul critérium de la nature des phénomènes de : Progression, Régression ou Réversion.

Ces prémisses étant bien établies, nous sommes en mesure maintenant de discuter les termes employés de part et d'autre, afin de préciser le sens exact qu'ils doivent prendre au regard de la Contre-Évolution.

Nous venons de dire que les mots : *dégénérescence*, *régression* et *progression* ont pris un sens bien déterminé en paléontologie, depuis les travaux justement célèbres de Cope. Mais ce sens est purement *morphologique*[1] et n'a de valeur qu'au seul point de vue de l'Évolution normale. Ainsi quand on dit qu'un animal progresse ou régresse, on veut simplement indiquer par là que, par certaines formes de sa structure, il s'éloigne ou se rapproche de l'ancêtre qu'on lui attribue. C'est exactement ce que Cope a voulu marquer en disant que l'Évolution est tantôt progressive et tantôt régressive. Pour lui, en effet, la Dégénérescence n'est autre chose qu'une perte des parties, sans développement correspondant d'autres parties. En un mot : il y a Dégénérescence, lorsque la somme des soustractions est plus grande que la somme des additions.

1. Dans le cours de ce travail, le terme de « *Morphologie* » ne sera employé que dans le sens restreint et rigoureusement anatomique de « Science des formes. » Tel est en effet, le sens *latin*, très précis, usité en France, contrairement à la signification *grecque*, moins limitative, adoptée en Allemagne, depuis Haeckel.

Quand ces conditions se réalisent, il y a Régression, dans le cas contraire, il y a Progression. La question se réduirait donc, en somme, à un simple problème d'arithmétique. Mais c'est vraiment le cas de le dire ici : *non numerandum sed ponderandum !*

Pour le pathologiste au contraire, il y a Dégénérescence, c'est-à-dire, *maladie*, dès l'instant où la défense de l'organisme se trouve affaiblie par une cause quelconque. Peu lui importe qu'il y ait perte ou gain des parties, c'est-à-dire, régression ou progression.

Mais, dira-t-on, à quoi reconnaître cet état de moindre résistance de l'organisme ?

A certains stigmates caractéristiques que nous décrirons et dont on peut retrouver *les traces tout à fait incontestables* jusque sur les fossiles eux-mêmes, ainsi que cela sera démontré dans la suite. Les mêmes stigmates constituent un *réactif sûr* de la Dégénérescence et leur présence ou leur absence permet *seule* d'affirmer avec une certitude scientifique absolue qu'il y a ou qu'il n'y a pas Dégénérescence. Non certes que la constatation de ces stigmates soit toujours facile à établir, en dehors de l'homme, quant à présent du moins, et notamment en ce qui concerne les animaux inférieurs. Mais pour ceux qui sont le plus avancés dans l'échelle, tels que : les *Anthropoïdes*, les *Proboscidiens*, les *Cétacés*, les *Ratites*, etc., nous possédons dès maintenant, je le répète, ainsi que nous le verrons, une base scientifique absolument incontestable : la « PALÉO-ANATOMIE PATHOLOGIQUE » *dont les données précises ne le cèdent en rien à celles de l'anatomie pathologique humaine la plus rigoureuse.*

On saisit de suite la différence entre la Dégénérescence ainsi comprise et la Dégénérescence telle que la voient encore tous les zoologistes et paléontologistes actuels pour lesquels le problème vient se poser sans cesse, mais sans qu'ils possèdent un critérium certain. Dès lors la solution ne dépend plus que d'appréciations toutes personnelles, par conséquent, de facteurs éminemment contingents et variables.

COPE a sans doute pensé l'avoir résolu d'une façon très simple — on est même tenté de dire *simpliste*, — car, si, d'une part, rien n'est simple dans la nature, de l'autre, on est loin, malgré cela, de s'entendre toujours sur ce qui est Dégénérescence et Régression, ou ce qui est Progression.

« Les naturalistes, dit DARWIN[1], n'ont pas encore défini, « d'une façon satisfaisante pour tous, ce qu'on doit entendre « par un progrès de l'organisation... Nous comprendrons « bien vite quelle obscurité règne sur ce sujet, si nous étu- « dions, par exemple, les poissons. En effet, certains natura- « listes regardent comme les plus élevés dans l'échelle, ceux « qui, comme le requin, se rapprochent le plus des amphi- « bies, tandis que d'autres naturalistes considèrent comme « les plus élevés les poissons osseux... L'obscurité du sujet « nous frappe encore plus si nous étudions les plantes, etc... »

On serait peut-être en droit de dire que la confusion est l'œuvre des naturalistes eux-mêmes dont les méthodes de classification sont forcément défectueuses. En effet, au lieu de créer des catégories *d'êtres*, pris chacun dans son entier, il faudrait pour rester dans le vrai, établir des catégories de *fonctions* ou *d'organes* — mieux que cela : de *tissus*, de *cellules* et même de *protoplasmas*. Enfin le développement embryonnaire de chaque organe, tissu ou cellule, donnerait lieu à un nouveau classement d'une complexité extrême...

Un même animal peut ainsi appartenir à la fois à des groupes très éloignés et fort différents les uns des autres. C'est précisément le cas des *Requins* dont parle DARWIN. Par leur squelette cartilagineux, chez l'adulte, et par leurs bran-

1. (*Origine des espèces*, *Trad. Ed.* BARBIER. Edition définitive, Schleicher, p. 133).

chies externes, chez l'embryon, ils se classent en totalité et à la fois, parmi les poissons les plus inférieurs d'une part, et parmi les batraciens ou amphibies, de l'autre. Enfin les deux genres *Mustelus* et *Charcharias* se rapprochent de plus encore des mammifères inférieurs, par leur pseudo-placenta formé par la vésicule ombilicale et offrant une certaine analogie avec le placenta des Marsupiaux.

Voici donc un animal, le *Requin*, qui, selon ses organes, appartient simultanément : 1° AUX POISSONS CARTILAGINEUX, c'est-à-dire aux plus inférieurs ; 2° AUX BATRACIENS et 3° AUX MAMMIFÈRES INFÉRIEURS.

Il serait facile de multiplier ces exemples.

Il n'y a donc aucun lien *nécessaire* à établir entre la Régression ou Réversion telle qu'on l'entend actuellement en biologie et la Dégénérescence, comme nous venons de la définir.

C'est à dessein que nous disons : « aucun lien nécessaire », car il est telles circonstances où certaines régressions sont dégénératives par elles-mêmes et d'autres où elles ne le sont pas, ou du moins, ne revêtent ce caractère que grâce aux *stigmates concomitants* de Dégénérescence (c'est-à-dire, qu'on observe simultanément sur le même individu). Ici le critérium des stigmates dégénératifs que nous invoquons, devient absolument indispensable pour faire exactement le départ entre ce qui appartient à l'état normal et ce qui est de la dégénérescence, en un mot : entre ce qui est évolutif ou Contre-Évolutif.

Mais la question peut se compliquer. Et pour ne pas mériter à notre tour le reproche de simplification extrême que nous venons d'adresser à COPE, disons qu'il ne suffit pas toujours de constater l'existence concomitante des stigmates de Dégérescence sur le sujet observé, pour avoir le droit de conclure que la Régression, prise isolément, constitue *par elle-même* un stigmate dégénératif. C'est ce que les Thalassothériens nous démontreront surtout, en permettant de nous expliquer plus clairement sur des faits concrets.

Souvent, en effet, chaque cas de régression qu'on observe se présente comme un problème nouveau et, parfois, assez embarrassant à résoudre, — si du moins l'on nè considère que le cas en lui-même. Il peut arriver, en effet, que, même dans la conjoncture d'une dégénérescence avérée générale de l'individu, l'on doit se demander si l'on est réellement en présence d'une régression ou seulement *de la persistance d'un caractère primitif du phylum*, c'est-à-dire, d'un caractère normal. Nous rencontrerons, aussi bien, d'assez nombreux exemples de ce cas.

## Concordance avec la loi de « non-spécialisation de Cope ». Loi des régressions.

Jusqu'ici nous avons fait voir en quoi l'idée nouvelle de dégénérescence diffère considérablement de celle de Cope. Nous sommes heureux d'arriver maintenant à un point où cette même idée de dégénérescence s'harmonise au contraire avec les vues les plus importantes de cet auteur : nous voulons parler de sa doctrine de la « *non-spécialisation* ».

On sait que cette loi que tous les paléontologistes actuels considèrent, à juste titre, comme étant l'œuvre maîtresse de l'éminent et regretté biologiste américain, se résume en ceci que les découvertes paléontologiques, dont beaucoup sont l'œuvre de Cope lui-même, prouvent que les êtres ne se sont pas succédé suivant une ligne droite

Comparant cette évolution à un arbre aux branches nombreuses et ramifiées dont un certain nombre meurent avant d'atteindre le sommet, il montre que parmi les rameaux que l'on peut suivre depuis la base jusqu'au faîte, il en est beaucoup qui, dans leur état actuel, sont devenus incapables de donner naissance à des êtres plus élevés. Or les rameaux parvenus ainsi à un certain développement, à une « *spécialisation de structure* », sont voués à l'extinction — par Dégénérescence, dirons-nous — et ne sauraient plus avoir de mutations utiles. Ils ont perdu en un mot, comme dit COPE, toute leur « *plasticité* », cette dernière qualité restant l'apanage des rameaux les plus inférieurs, c'est-à-dire, des êtres les moins évolués.

C'est exactement ce qui s'observe chez l'homme civilisé, *le plus évolué cérébralement, le plus spécialisé* à ce point de vue capital, de tous les êtres. De même que tous les animaux supérieurs, il a perdu toute *plasticité* et ne peut plus dès lors que dégénérer et disparaître. Toutes les mutations, sans exception, qui se produisent chez lui, que ce soit par progression ou par régression, par perte ou gain de parties, sont toujours dégénératives. Exemples : *l'hypertrophie de l'appendice vermiforme, celle des mamelles de l'homme, normalement rudimentaires, la polydactylie, l'ectromélie, la phocomélie, le spina bifida, l'exencéphale,* etc., etc. Elles revêtent toutes, en effet, le caractère de monstruosités et deviennent autant de cas tératologiques. C'est pourquoi on leur a donné comme nous le verrons, le nom de : « *Stigmates tératologiques de la Dégénérescence.* »

Ces stigmates sont soumis aux lois générales de l'hérédité. Il en résulte que cette hérédité n'est pas toujours similaire, en ce sens que le dégénéré ne transmet pas nécessairement le ou les stigmates mêmes dont il est atteint ; souvent, en effet, chez l'homme *actuel*, l'hérédité est dissemblable. Quant aux animaux. — et déjà chez les hommes fossiles *Néanderthaliens* chez lesquels, nous le verrons, la Dégénérescence en général revêt plutôt le *caractère animal* que vraiment *humain*, — nous verrons au contraire que l'hérédité similaire y est dominante.

Toutefois il existe certaines familles humaines actuelles dans lesquelles un ou plusieurs stigmates, toujours les mêmes, se montrent invariablement, à travers plusieurs générations, tels que : la *polydactylie*, la *syndactylie*, la *polymastie*, le *bec-de-lèvre*, etc... Nous reviendrons d'ailleurs sur ce point important (voir 2e partie).

Les professeurs Dareste[1] et Pierre Marie[2] ont cru discerner dans ces faits comme des tentatives de constitution de variétés nouvelles de la *race humaine actuelle*, et comme autant d'ébauches du *surhomme* de certains philosophes tels que Nietzsche. Or, nous venons de voir que, d'après la loi de Cope interprétée à notre façon, c'est-à-dire en la subordonnant à la Dégénérescence, il ne saurait en être ainsi et que toutes ces soi disant progressions sont vouées à un insuccès certain. C'est, en effet, ce que nous avons établi, Ch. Féré, mon fils et moi, en montrant que toutes les familles dans lesquelles ces faits ont été observés, ne sont autres que des familles de dégénérés, par conséquent, toutes destinées à une extinction plus ou moins prochaine.

De l'ensemble de ces observations faites tant chez l'homme que chez les animaux, j'ai pu déduire la loi suivante, complément nécessaire de la loi des régressions de Cope.

**Loi** : « *La nature dégénérative des Régressions est, en général,* « *inversement proportionnelle au degré de plasticité de l'animal* « *que l'on considère.* » C'est-à-dire que, plus l'animal est élevé dans la hiérarchie zoologique, moins il est plastique et plus les régressions deviennent dégénératives.

C'est ainsi que chez l'homme actuel, qui est situé au sommet, et dont la plasticité est devenue pour ainsi dire nulle, comme nous venons de le voir, toutes les Régressions nouvelles qui se produisent sont tératologiques (ou dégénéra-

1. Dareste. — *Tératologie expérimentale*, p. 98.
2. Pierre Marie. — Société médicale des hôpitaux, 15 juin 1893.

tives) et, de plus, escortées de Stigmates concomitants de Dégénérescence leur donnant incontestablement ce caractère. Aussi les Régressions individuelles y sont-elles considérées elles-mêmes comme étant des Stigmates dégénératifs. Il paraît en être ainsi chez certains mammifères supérieurs : tels les *Anthropoïdes* par exemple.

### Concordance avec la loi de « l'irréversibilité » de Dollo.

Chez le *cheval* notamment, les Régressions-réversions, bi ou tridactyles sont manifestement des monstruosités, ainsi qu'on peut le voir sur les pièces du musée d'Alfort et du Museum. Mais toutes ces pièces sont malheureusement incomplètes, en ce sens qu'elles ne sont pas accompagnées d'autres pouvant justifier de leur nature dégénérative (Stigmates concomitants). En tout cas, il n'est pas douteux que tous ces chevaux polydactyles, non plus que le fameux *cheval tridactyle de César* soient des dégénérés !

Le professeur Cornevin[1] a fait de ces Régressions-réversions des *équidés* une étude intéressante. Sur 49 cas de polydactylie, il observe 12 cas de polydactylie des 4 membres. Dans 36 cas : un ou deux doigts supplémentaires aux membres antérieurs seuls. Dans les cas de bidactylie et tridactylie chez le même individu, la tridactylie est toujours située aux membres antérieurs. D'après Cornevin, on n'aurait jamais observé un seul cas de polydactylie chez l'*âne*. Et il rapproche avec raison ce fait de l'absence de chataignes aux membres postérieurs de l'âne normal. C'est ce qui prouve, ajoute-t-il, que l'âne est plus évolué que le cheval, d'où : l'origine polyphylétique des Equidés.

Il est fâcheux que l'auteur n'aborde même pas le côté dégé-

1. Cornevin. *Nouveaux cas de didactylie chez le cheval* C. R. Assoc. franç. Av. des Sciences, Alger, 1881, p. 669.

nératif propre de la question et n'y voie qu'une simple : *réversion évolutive* (sic). Or, d'après ce qu'on peut remarquer dans les Musées, c'est cependant le côté *tératologique* plutôt que le côté *réversif* qui frappe. On a, en effet, l'impression très nette que *ces sabots supplémentaires, lesquels ne portent nullement sur le sol, et dont certains sont plus volumineux même que le sabot médian lui-même* étaient bien plutôt un embarras considérable qu'un adjuvant à la course, pour les animaux doués de ces évidentes monstruosités. Cela est prouvé, aussi bien, par la *loi de l'irréversibilité* de DOLLO, laquelle n'est également qu'un corollaire de la Dégénérescence comme nous l'établirons. (Voir la 3e partie.)

En ce qui concerne la *polyphylétie* des Équidés à laquelle se rallie l'auteur, on peut dire qu'elle est en concordance avec la conclusion à laquelle en sont arrivés la majorité des paléontologistes actuels, tels que : MARIE PAULOW, SCHLOSSER, WEITHOFER, DEPÉRET et d'autres.

Chez les *mammifères inférieurs*, doués de plus de plasticité, il commence déjà à être assez malaisé de distinguer nettement les Stigmates dégénératifs des caractères normaux.

Cette difficulté s'accentue chez les *Oiseaux* et les *Reptiles*, malgré que les Stigmates y soient encore très évidents, comme nous le pouvons constater chez quelques-uns tels que : les *Ratites*, les *Dinosauriens* et les *Ptérosauriens* qui sont tous des acromégaliques avérés, géants ou non.

A partir des *Amphibies*, commencent les Métamorphoses où les Régressions sont toutes évidemment normales, comme chez les *Anoures* par exemple. Chez eux, le seul Stigmate dégénératif dont on puisse se réclamer est le gigantisme simple, avec, peut-être, certaines asymétries[1].

1. Telle était du moins mon opinion avant de connaître la magnifique

Il en est de même des *Poissons* et *a fortiori* des *Invertébrés : Mollusques, Articulés, Echinodermes, Cœlentérés*, etc..., chez qui la plasticité se prononce de plus en plus, jusqu'à devenir invraisemblable !

J'ai récemment attiré l'attention de M. le professeur Bouvier, du Museum, dont on connaît les belles recherches sur les *Atyidés* chez lesquels il a observé — et, consécutivement, Bordage — des Progressions et des Régressions qu'il croit évolutives et dont certaines pourraient bien, peut-être, appartenir *à la Contre-Évolution?*

En effet, le professeur Hallez[1], de Lille, considérant la multiplicité réversive des pharynx que présentent certains vers de l'espèce *Planaria polychroa* et du genre *Phagocata*, constate *qu'il lui paraît difficile de ne pas considérer ce cas comme un fait tératologique fixé et devenu un caractère spécifique et même générique.* — C'est exactement de la Contre-Évolution telle qu'elle est exposée dans ce travail !

De tels exemples sont, jusqu'à présent, assez rares, étant donné l'état actuel de nos connaissances. Mais il est certainement permis d'espérer que l'étude de la Dégénérescence pénétrant jusqu'à tous les degrés de l'échelle, son domaine s'étendra, pour ainsi dire, indéfiniment.

En résumé, et sous les quelques réserves que nous venons de faire, il n'en reste pas moins qu'on peut énoncer ceci : *d'une manière générale, Dégénérescence et Régression ne sont nullement synonymes. Les Régressions sont dégénératives ou*

observation de Amand Hahn, de Munich, *prouvant l'existence du gigantisme acromégalique de la Grenouille*, observation qu'on trouvera reproduite dans tous ses détails et avec de nombreux commentaires, au chapitre de l'Acromégalie (voir 4e partie).

1. Cité par L. Blaringhem : *Des transformations brusques des êtres vivants.* Paris, Flammarion, p. 196. — Bibl. de Philosophie scientifique.

*normales, suivant qu'elles s'accompagnent ou non des stigmates caractéristiques*. C'est du moins le cas général.

Il résulte enfin de tout ce qui précède que Cope, en dépit de son grand mérite par ailleurs, n'a fait que créer une confusion fâcheuse en détournant complètement le terme de Dégénérescence de son sens exclusivement pathologique — qui est le vrai (ce qu'il avait le droit d'ignorer. Cope, en effet, n'était pas médecin) — pour ne lui donner, au contraire, qu'un sens exclusivement évolutif auquel ce même terme ne saurait prétendre, la Dégénérescence étant, par sa nature, destructive de toute évolution normale. Faisant donc le départ entre ces différents termes, nous dirons :

1° Que ceux de *Progression*, de *Régression*, de *Réversion* et même de *Dégradation*, comme nous allons le voir, étant intimement liés aux phénomènes évolutifs, appartiennent plutôt à la *Biologie normale*.

2° Que celui de *Dégénérescence* ne marquant, au contraire, qu'un état de maladie, doit appartenir exclusivement à la *Biologie pathologique*.

En un mot, les premiers termes sont du domaine de l'*Évolution* : le second, de celui de la *Contre-Évolution*.

## § 4. — La dégradation du parasitisme, phénomène évolutif confinant a la dégénérescence.

Il n'y aucun lien *nécessaire* à établir, avons-nous dit, entre la Régression, ou Réversion, telle qu'on l'entend actuellement en Biologie et la Dégénérescence telle que nous voudrions qu'on la comprît désormais : c'est-à-dire, dans le sens pathologique de *Contre-Évolution*.

On objectera, sans doute, que si la Dégénérescence n'a rien de commun avec la Régression, le terme doit s'appliquer certainement à la *Dégradation* qu'offrent les organes des animaux parasitaires par exemple, pour lesquels le terme de Dégénérescence est employé couramment et de préférence même à celui de Dégradation, par les zoologistes et les paléontologistes ?

— Pas davantage. Et ici qu'on nous permette d'invoquer le témoignage du professeur Yves Delage[1].

Parlant de la distinction que l'on doit établir, d'après lui, entre l'*évolution* et l'*adaptation*, distinction sur laquelle nous faisons des réserves, au demeurant : « Ces deux processus, « dit-il, ont lieu simultanément, *mais ils sont tout à fait dif-* « *férents par leur nature* et ne se superposent nullement. « Lorsque, en effet, nous parlons d'animaux supérieurs et « inférieurs, nous n'entendons aucunement par là que les « premiers soient mieux adaptés que les seconds aux condi- « tions de leur existence : il est certain, au contraire, qu'un « protozoaire vit dans son milieu, aussi bien qu'un vertébré « supérieur dans le sien, et que le parasite le plus dégradé « n'a rien à envier sous ce rapport à un animal supérieur. »

Malgré la divergence foncière qui nous sépare théoriquement, l'éminent professeur et moi, et sur laquelle nous ne tarderons pas à nous expliquer, il faut avouer qu'on ne saurait mieux dire, en ce qui concerne les faits eux-mêmes.

C'est pourquoi je me refuse à appeler franchement *Dégénérescence* les régressions ou dégradations que subissent certains animaux, tels que les *Tuniciers* et les *Cirrhipèdes*, par exemple, sous l'influence de la fixation, non plus que celles qui frappent un grand nombre d'insectes et de crustacés tels que les *Pagures*, la plupart des *Copépodes*, des *Acariens*, et tous les *Vers intestinaux*, etc..., par suite de parasitisme.

C'est le cas de citer encore ces singuliers animaux découverts par Giard, les *Orthonectidés*, qui ont tant intrigué les

1. Yves Delage et M. Goldsmith. — *Les théories de l'Evolution*. Bibl. de Philosophie scientifique, p. 335-336.

Biologistes, au point de ne plus savoir dans quelle catégorie il convenait de les ranger. Finalement HAECKEL et GIARD en firent des métazoaires atteints de régression due au parasitisme et se rattachant aux Vers plats.

Ces régressions, en effet, si graves soient-elles au point de vue morphologique, ne présentent aucun des caractères de la véritable Dégénérescence. Le plus essentiel de tous leur fait défaut, celui qui, nous venons de le voir, est compris dans la définition même de la Dégénérescence, à savoir : la stérilité et l'extinction de la descendance. Loin d'être frappés de stérilité, ces animaux parasites sont, au contraire, d'une fécondité incomparable. Comme si la reproduction sexuelle ne leur suffisait pas, beaucoup se multiplient encore par *parthénogénèse.* Certains d'entre eux n'attendent même pas leur développement complet et se reproduisent à l'état larvaire, c'est-à-dire, par *paedogénèse.* De telle sorte que, loin de marcher sur la voie de l'extinction, leur descendance pullule, au contraire, avec une considérable et, souvent, désastreuse intensité !

*Les régressions, purement morphologiques, des parasites, se réduisent donc à de simples phénomènes d'adaptation.* C'est, si l'on veut, de la Dégradation, mais non pas de la Dégénérescence ! C'en est même tout juste le contraire, parce que, loin de diminuer les moyens de défense de l'organisme, ces régressions les augmentent. Car l'atrophie par non usage des parties, constitue une adaptation parfaite à la vie parasitaire ou de fixation. C'est ce que le botaniste KORSCHINSKY a très justement appelé ; « l'*adaptation régressive* », ainsi que nous l'avons dit.

Toutefois, si l'on n'a pas raison d'appeler les parasites des Dégénérés, ce serait peut-être exagéré de dire qu'ils sont absolument normaux. Il est certain, en effet, que si le Parasitisme n'est pas la Dégénérescence, il est non moins incontestable qu'il y prépare le terrain pour l'avenir.

C'est ce qui se réalise quand, par exemple, les conditions du parasitisme viennent à faire défaut. Alors l'animal est privé des moyens d'existence auxquels il s'est adapté exclusivement. Et comme, d'autre part, il a perdu tous les organes nécessaires à une vie indépendante, il ne peut les récupérer, en vertu de la *loi de l'irréversibilité* de Dollo, loi importante dont nous avons déjà parlé et sur laquelle nous reviendrons. Dans ce cas, sa dégénérescence et, partant, sa disparition, paraissent fatales.

*Si donc il est incontestable que le phénomène de la Dégradation appartient à l'Évolution normale, il n'en est pas moins vrai que le parasite lui-même s'y trouve placé dans une situation spéciale confinant à la Dégénérescence ou Contre-Évolution.*

Mais il n'en est sans doute pas toujours de même; et cette loi de Dollo est ici sujette à des exceptions. C'est ainsi que dans ce phénomène extrêmement curieux, bien connu depuis les beaux travaux de Giard sous le nom de : *Castration parasitaire*, on observe une altération par inversion des organes — et, *jusqu'à l'inversion elle-même des instincts génitaux du parasité, par le parasitaire*. Or, cette inversion sexuelle, à la fois physique et psychique, disparaît complètement dès l'instant où cesse le parasitisme. Comme cela s'observe chez *Bernard l'Ermite*, par exemple.

### § 5. — Mutations ou Variations[1] adaptatives et inadaptatives. Mutations « Semi-Adaptatives » et « Semi-adaptation ». — « Mutations mixtes ». — Leurs rapports avec la Dégénérescence.

La distinction que M. Yves Delage veut qu'on établisse entre l'évolution et l'adaptation doit-elle être admise et faut-il voir

1. Nous employons le terme de « *Mutation* » de préférence à celui de « *Variation* » qui nous paraît moins précis, en lui donnant le sens le plus général ; c'est-à-dire qu'il comprend, à la fois, les mutations lentes de

avec lui une différence de nature entre les mutations qui seraient uniquement le fait de l'évolution morphologique des êtres et celles qui sont dues à leur adaptation à un milieu nouveau, partant, à des besoins nouveaux et à des fonctions nouvelles?

— Je ne le pense pas. Il semble même que, si l'on s'en tient étroitement à l'observation des faits, l'évolution se confonde absolument avec l'adaption en se subordonnant à elle, et que loin d'être parallèles, les deux phénomènes se traduisent par une seule et même ligne.

Qu'est-ce, en effet, que l'évolution en dehors de l'adaptation? — Une simple fiction, une abstraction pure! C'est encore là « *un moyen de notre invention,* » comme dirait LAMARCK. Car le perfectionnement morphologique des êtres n'est autre chose qu'une *résultante* : le produit de l'accumulation successive des adaptations de plus en plus parfaites de ces mêmes êtres aux conditions variées de leur vie. Chaque adaptation nouvelle détermine un « caractère acquis » que fixe l'hérédité. Il s'en ajoute de nouveaux, dans la descendance et ainsi de suite, jusqu'à ce que l'organisme affaibli par ces adaptations sans cesse répétées (ainsi que l'a très bien établi le prof. DOLLO) et n'en pouvant plus faire les frais, succombe enfin à l'effort.

Il y a alors non adaptation ou *Inadaptation,* comme dit KOWALEVSKY, c'est-à-dire, *Dégénérescence* et partant *Extinction.*

L'adaptation et la non-adaptation sont des phénomènes dont le déterminisme est généralement accessible à nos moyens d'investigation scientifique. L'évolution leur échappe complètement et toutes les théories, plus ou moins contradictoires qu'on en a données jusqu'à ce jour (ORTHOGÉNÈSE de COPE, de NAEGELI, de EIMER, etc...) sont restées dans le domaine métaphysique, c'est-à-dire, extra-scientifique. Ces théories, déjà

WAAGEN et de NEUMAYR et les mutations dites *brusques* de ET. GEOFFROY SAINT-HILAIRE, rééditées depuis par DARWIN, CH. LUCAS et surtout DE VRIES.

sévèrement jugées par Giard, ainsi que nous l'avons fait remarquer, appartiennent toutes à ce Delage que lui-même a si bien appelé « des explications verbales » dont tous les Biologistes, Darwinistes aussi bien que Lamarckistes, ont, à l'envi, usé et même, on peut le dire, abusé !

Si donc l'on s'évade de toutes ces subtilités quelque peu scholastiques, pour rentrer dans le domaine des faits observables, on est forcé de reconnaître, encore un coup, que nous ne percevons de mutations autres que celles qui sont du ressort, ou de l'évolution, ou de la contre-évolution. En effet, considérées dans leurs manifestations les plus franchement accusées, nous ne connaissons que deux espèces de mutations, à savoir :

1° les mutations *adaptatives* ;

2° les mutations *non adaptatives* ou *inadaptatives*.

Et alors, s'il y a adaptation, l'animal continue d'exister dans la situation la plus favorable et peut s'adapter ultérieurement à de nouvelles conditions extérieures et intérieures : ce sont les *mutations adaptatives* ou *évolutives*.

Si, au contraire, il n'y a pas adaptation, l'animal, non seulement ne s'arrête point dans sa progression, mais dégénère gravement, devient stérile, lui ou sa descendance médiate ou immédiate et tout le monde disparaît plus ou moins vite et fatalement : ce sont les *mutations inadaptatives* ou *contre-évolutives*.

### Semi-adaptation

Il en est ainsi, je le répète, dans les cas extrêmes. Mais il existe des cas intermédiaires où les mutations sont les unes adaptatives et les autres inadaptatives, sur le même sujet. Et *ces cas mixtes* sont les plus nombreux, les plus habituels même, chez certaines espèces dont nous déterminerons quelques-unes parmi les principales. L'adaptation générale, vu la solidarité des organes, reste alors plus ou moins incomplète et défectueuse : c'est ce que l'on peut désigner sous le nom de « *Mutations semi-adaptatives.* » Nous n'allons pas tarder à étudier de près quelques exemples de cette « semi-adaptation » chez les *Thalassothériens* et les *Ptérosauriens.*

Or, *ces mutations semi-adaptatives,* restant toujours dans le domaine de la dégénérescence, c'est-à-dire de la contre-évolution, doivent être placées, en conséquence, *au même rang que les inadaptatives ou contre-évolutives complètes.* Ce n'est en effet, entre elles, qu'affaire de proportions, et l'animal pour n'être que dégénéré faiblement, n'en reste pas moins « un dégénéré ». De telle sorte qu'au lieu de succomber de suite et d'être stérilisé lui et sa descendance, il arrive que cette dernière est, dans le principe, *seulement diminuée dans sa natalité et sa variabilité.*

Les choses peuvent durer longtemps ainsi — et l'on sait ce que « *longtemps* » veut dire quand il s'agit de périodes géologiques! Dans le cours de ces dernières, les conditions peuvent changer et changent presque forcément. Mais les descendants légèrement atteints, il est vrai, par la dégénérescence, quoique cependant diminués dans leur vitalité, se défendent mal, partant, s'adaptent aussi de plus en plus mal. Ils en arrivent ainsi à subir *progressivement* la dégénérescence complète et finalement disparaissent. Tel est, en effet, de par la définition même ci-dessus énoncée, la marche progressive et l'aboutissement fatal de la Dégénérescence.

Le tableau que nous venons de résumer dans ses grandes lignes, est celui de cette : « *Semi-adaptation* » *qu'il faudra, j'y insiste, avoir constamment présente à l'esprit, sous peine de ne rien entendre à la fois à la Contre-Evolution, et, conséquemment à l'Extinction des groupes.*

Le rôle de la Semi-Adaptation est même d'une importance

telle en Paléopathologie générale comparée, qu'il mérite que nous nous y arrêtions dès le seuil de ce travail, par quelques exemples concrets. Ce nous sera en même temps, une démonstration préliminaire.

Et plus loin encore, nous donnerons d'autres exemples de Semi-Adaptation chez l'Homme actuel lui-même, en poursuivant l'Hérédité pathologique dans certaines familles de « Prédisposés » ou « Semi-Dégénérés ». *Car il faut toujours en arriver à l'espèce humaine actuelle, si nous voulons remonter jusqu'à nos types de Dégénérescence.*

Pour le moment, l'essentiel est de savoir, lorsqu'on se trouve en présence d'une mutation quelconque, comment l'on pourra distinguer une Mutation adaptative d'une autre qui ne l'est pas, ou, pour employer les expressions les plus usuelles : une mutation *utile* d'une mutation *nuisible*.

Tel est le problème que se sont posé en vain tous les paléontologistes, à commencer par Kowalevsky et Cope lui-même. Car s'ils sont tous d'accord pour admettre l'existence des deux catégories de mutations, cette entente cesse parfois d'exister lorsqu'il s'agit de distinguer celles qui sont « utiles » d'avec celles qui sont « nuisibles. »

Certains biologistes, pour se tirer d'embarras, ont imaginé en outre une troisième catégorie de mutations : les mutations « *indifférentes* ». — Comme si quoi que ce soit pouvait être jamais *indifférent* dans la nature où tout a sa raison d'être. Or, cette raison d'être, nous pouvons parfois ne pas la distinguer ; mais la nier, non point !

### Mutations mixtes

En somme, nous trouvons ici les Naturalistes en butte aux mêmes difficultés, faute d'un critérium certain, qu'ils l'étaient tout à l'heure, vis-à-vis des Progressions ou des Régressions. Nous ne pouvons donc que répéter ce que nous avons dit, à savoir que, dans le facteur nouveau que nous leur proposons ils trouveront sans doute le critérium qui leur manque. Mais ce critérium lui-même n'est pas absolu. Ce ne peut être qu'une règle générale, laquelle ne serait pas une loi biologique, si elle ne comportait pas certaines exceptions !

Si donc une mutation quelconque se rencontre, la vraie question à se poser sera, comme toujours, celle-ci : « *l'animal présente-t il, oui ou non, des stigmates de Dégénérescence?* » — La réponse, le plus généralement, sera que *l'animal est dégénéré, dans l'affirmative et, au contraire normal, dans la négative.*

Mais dans les cas de *dégénérescence générale* de l'animal, les Mutations, comme nous venons de le voir, ne seront point pour cela toutes nécessairement nuisibles. Il pourra se faire, nous l'avons dit, qu'elles soient ici, tantôt utiles et là, tantôt nuisibles, sur un même animal dégénéré. Et dans d'autres circonstances encore, on trouvera qu'une seule et même mutation, soit, *à la fois, utile et nuisible*. Telle est la MUTATION MIXTE. *C'est-à-dire que cette dernière restera plus ou moins fonctionnelle tout en étant pathologique* (*ou dégénérative*).

Bref, la Nature, pour être le plus souvent parfaite dans ses adaptations, sait parfois se contenter *d'un à peu près*, et, — c'est le cas de le dire — *faire flèche de tout bois* ! Elle utilise au besoin les cas tératologiques, tels que les *pieds bots* chez l'Homme, non moins que ceux de *Myrmecophaga jubata* (Fourmilier Tamanoir) actuel ou du *Megatherium* fossile. Or, le pied-bot de tous ces animaux est, il faut le reconnaître, très défectueusement adapté à la marche, mais, utilisé quand même tant bien que mal. Il en est ainsi des *sinus osseux des Ptérosauriens*, profitables au vol quoiqu'étant de nature acromégalique. Des *défenses des Éléphants*, des *Mastodontes*, des *Morses*, des *Cachalots*, de certains *cervidés*, etc..., qui trouvent plus ou moins leur emploi malgré que ce soient des hypertrophies pathologiques, etc., etc...

### Exemples d'adaptations diverses

Mais il est temps que, sortant un peu de la théorie pure pour rentrer dans les contingences, nous essayions de nous faire comprendre par quelques exemples choisis parmi les diverses adaptations, à la *course*, au *vol* et à la *natation*.

1° La patte du Cheval réalise une *Régression*, puisqu'il y a perte des parties (réduction carpo-métacarpo-phalangienne) par adaptation à la course ;

2° L'aile de l'Oiseau est une mutation adaptative au vol, aussi par perte des parties (mêmes réductions), donc, de nouveau, une *Régression* dans le sens biologique habituel.

Or ce cas est absolument normal, à notre sens, tout comme le précédent. Pourquoi ? — Uniquement parce que ni le cheval ni l'oiseau ne présentent le moindre stigmate de Dégénérescence !

3° Le Membre antérieur du Ptérodactyle est une autre mutation adaptative au vol, cette fois, par gain des phalanges du cinquième doigt, c'est-à-dire, par *Progression*.

Ici le problème se complique, car, loin d'être tout à fait normaux, les *Ptérosauriens* présentent incontestablement, comme les *Dinosauriens* auxquels ils se rattachent, des signes certains d'acromégalie.

Or l'Acromégalie, chez l'homme, est franchement de la Dégénérescence. Mais, en raison de la « *loi d'Atténuation* » que nous établirons plus loin, cette « *Dystrophie dégénérative* » perd beaucoup de sa gravité, si de l'homme on passe aux animaux. De telle sorte que ce qui, chez le premier est un stigmate grave, ne devient plus, chez les seconds, qu'un stigmate léger c'est-à-dire, analogue à ceux qui se voient chez les simples « *Prédisposés humains* », stigmates que, pour ces raisons, je proposerai d'appeler des « *Indices de Dégénérescence* » (Voir la 2e partie.)

Il suit de là que le Ptérodactyle est, par le fait, un *Prédisposé :* un *Atténué*, il est vrai, mais quand même un *Dégénéré*. Aussi bien, comme nous allons le démontrer, n'a-t-il pu atteindre qu'à une *Semi-Adaptation* au vol et a-t-il fini par disparaître absolument en tant que classe même.

Enfin 4° Le Membre antérieur de la Baleine est une mutation adaptative à la natation, encore par gain des parties (multiplication des phalanges), par conséquent, une *Progression*.

Or, cette mutation — non dégénérative par elle-même — est cependant celle d'un animal présentant tous les stigmates caractéristiques du gigantisme acromégalique (Voir 4e partie), c'est-à-dire, de la Dégénérescence la plus complète, cause évidente de sa disparition prochaine.

Nous n'allons pas tarder à reprendre en détail ces mêmes exemples, afin d'en pouvoir tirer toutes les déductions qu'ils comportent. Bornons-nous à retenir, dès à présent, *qu'il est bien avéré qu'une mutation ne saurait être appelée utile ou adaptative, parce qu'elle marque une progression ; ni nuisible ou inadaptative, parce qu'elle constitue une régression*. Les Progressions et les Régressions se montrent, en effet, indifféremment chez des animaux normaux ou dégénérés. Seule, la présence ou l'absence des Stigmates de Dégénérescence permet de se prononcer d'une manière le plus souvent certaine.

## Conclusions.

Il ressort donc bien évidemment de tout ce que nous venons de dire, qu'en établissant le bilan des Progressions et des Régressions morphologiques, Cope a certainement fourni une donnée de la plus haute importance ; mais au point de vue *Morphologique* seulement. Le résultat de cette opération de comptabilité ne saurait atteindre le fond même, la raison d'être des choses : l'addition et la soustraction de « formes », ne pouvant donner comme résultat que des « formes. »

Cela ne saurait suffire au physiologiste qui, pénétré de l'idée lamarckienne, n'étudie la structure d'un organe que pour en déterminer la fonction créatrice ; au biologiste, pour lequel les faits eux-mêmes n'ont d'intérêt qu'autant qu'ils aident à découvrir l'idée générale dont ils sont l'expression ; au naturaliste enfin, pour qui ces variations morphologiques ne sont qu'autant de moyens employés par la nature pour atteindre son but. Or ce but constant est, non seulement de maintenir, mais encore d'améliorer sans cesse les moyens de défense de l'organisme. Quand il est atteint, il y a adaptation et l'animal continue d'évoluer normalement vers des adaptations nouvelles. Dans le cas contraire, il y a non adaptation, ou inadaption et l'être quel qu'il soit, animal ou végétal, dégénère et disparaît. Il ne peut rester stationnaire, à moins d'avoir une organisation très simple, indifférente jusqu'à un certain point aux influences internes et externes, comme *Hyrax Capensis*, parmi les Mammifères et surtout certains êtres plus inférieurs, tels que les *Lingules*, les *Nautiles*, etc... Encore ce stationnement n'est-il que relatif, car, en définitive, tout s'use, tout dégénère dans la nature ! [1].

D'un autre côté, nous venons de démontrer que ces améliorations ou ces diminutions de défense vitale peuvent être tout à fait indépendantes des Progressions et des Régressions morphologiques. Il faut donc nécessairement introduire dans le problème un nouveau facteur qui permette de *peser* la valeur même des Progressions ou Régressions. Ce facteur, cette *balance* si l'on veut, seule la pathologie peut nous la donner.

1. Les *Lingules* et les *Nautiles* eux-mêmes sont fort réduits. Et, vienne une cause efficiente quelconque telle qu'un changement de température des mers tropicales où ils demeurent confinés, ou bien, que surgisse un ennemi quelconque et ces animaux disparaîtront à tout jamais !

Nous arrivons ainsi à cette conclusion de la plus haute importance, à savoir : *que seuls les stigmates de la Dégénérescence peuvent servir de critérium en Biologie, pour déterminer la vraie signification utile ou nuisible à l'ensemble de l'organisme (c'est-à-dire, normale ou dégénérative), d'une mutation quelle qu'elle soit.*

---

## CHAPITRE II

### DÉVELOPPEMENT DES EXEMPLES CITÉS

**Adaptation complète des Équidés et des Oiseaux. — Inadaptation des Ratites. — Semi-Adaptation des Ptérosauriens et des Thalassothériens.**

Reprenons maintenant un à un les exemples que nous venons de citer et examinons d'un peu plus près leurs conditions. Nous ferons saisir ainsi plus clairement encore par où l'idée nouvelle de Dégénérescence diffère d'avec celle de COPE, de DOLLO, de DEPÉRET et des autres paléontologistes, par où, et dans quelle mesure, l'idée de ces derniers peut s'allier à la nôtre, de telle sorte qu'elles se fortifient et se complètent toutes deux mutuellement.

Il semblerait, au premier abord, que la simple adaptation à une fonction de locomotion telle que la course, le vol, la natation, dût se borner exclusivement à des mutations toutes mécaniques et superficielles. Les faits que nous venons de citer sommairement viennent déjà de nous faire entrevoir, par leurs conséquences heureuses ou malheureuses, qu'il n'en est rien, et que le succès ou l'insuccès de ces mutations est essentiellement subordonné aux modifications profondes, normales ou dégénératives, subies par l'organisme animal. Les développements qui vont suivre permettront de nous rendre compte plus exactement encore des phénomènes.

### § 1. — Adaptation complète des Équidés a la course.

C'est ainsi que si l'on considère l'adaptation à la course dans le phylum des Équidés, on observe, outre les mutations régressives des membres, des modifications corrélatives avantageuses de la dentition et du crâne, du cerveau, des poumons, du cœur, etc... L'essentiel est que, Régressives ou Progressives, les mutations non seulement n'entraînent pas à leur suite une diminution des moyens de défense de l'organisme, mais contribuent au contraire à les améliorer dans leur ensemble. Tel est précisément le cas des *Équidés actuels* qui, pour cette unique raison, n'ont pas dégénéré. Les Équidés, en effet, non seulement ne présentent aucun stigmate appréciable de dégénérescence ; mais sont, au contraire, merveilleusement adaptés à la course.

### § 2. — Parallèle entre la semi-adaptation au vol des Ptérosauriens et l'adaptation complète des oiseaux.

Partis tous deux d'un même point de départ, l'état de Reptile, les Ptérosauriens, d'un côté, et les Oiseaux, de l'autre, s'efforcent de s'adapter au vol. Les premiers ne progressent que peu ou prou, atteignent le but avec lenteur, encore que par une semi-adaptation, et disparaissent définitivement.

Les seconds, au contraire, réussissent d'emblée pour ainsi dire, s'adaptent complètement et durent toujours.

Tels sont les faits demeurés inexpliqués jusqu'à ce jour ; mais qu'une étude comparative de l'Évolution de deux phylums ne tardera pas, je l'espère, à éclaircir.

#### Ptérosauriens.

D'une part, en effet, les *Ptérosauriens*, nés dès le début des temps jurassiques, au Rhétien du Württemberg, disparaissent brusquement avec *Pteranodon*, dans la craie du Kansas, au Crétacé moyen. Ils sont acromégaliques tout à leur origine, c'est-à-dire que, dès ce moment même, ils sont marqués du sceau indélébile de la Dégénérescence. Et telle est, à mon sentiment, la raison pour laquelle les Ptérosauriens n'ont pu atteindre jamais qu'à une Semi-Adaptation au vol.

Mais cette Acromégalie qui n'est, il est vrai, de par la *loi d'Atténuation*, qu'une tare dégénérative, relativement légère, leur permettant de vivre durant tout le Jurassique et une notable partie du Crétacé, finit par se compliquer de GIGANTISME, comme chez *Ornithocheirus*, SEELEY du Crétacé d'Angleterre (8 m. d'envergure) et surtout chez *Pteranodon* MARSH, de la Craie du Kansas (8 à 9 m. d'envergure). Or, le GIGANTISME ACROMÉGALIQUE est toujours une tare dégénérative grave. Du coup, ils disparaissent et définitivement cette fois, car *Pteranodon* était la seule espèce qui restât de tout le rameau des Ptérosauriens dont chaque branche s'était éteinte successivement. Et pourquoi ces divers Rameaux phylétiques avaient-ils disparu petit à petit ? — Parce que, encore une fois, semi-dégénérés par avance, mal ou insuffisamment adaptables, par conséquent, ils étaient aussi mal armés pour se défendre des maladies et de toutes les causes de destruction. Demi-dégénérés dès le principe, ils restent des demi-adaptés jusqu'à la fin. La classe des Ptérosauriens constitue même l'un des plus beaux exemples qu'on puisse voir de cette Semi-Adaptation qu'on observe chez l'homme lui-même et que nous retrouvons dans maints autres groupes, comme dans celui des Thalassothériens que nous allons étudier à leur tour. Les Ptérosauriens, en effet, nous offrent l'image la plus complète d'une Contre-Évolution contrariant sans cesse l'Évolution d'une adaptation au vol, jusqu'à produire enfin l'extinction d'une classe entière d'animaux !

D'aucuns, il est vrai, ont contesté la défectuosité de l'adaptation au vol des Ptérosauriens, défectuosité admise cependant par beaucoup de paléontologistes.

Il paraît possible toutefois de fournir la preuve à peu près certaine de cette infériorité. En effet, leur cœur n'a cessé d'être un cœur de Reptile, c'est-à-dire, peu évolué, bien qu'en aient prétendu sans raison SEELEY et HAECKEL. Or, le moteur d'un aéroplane a été justement appelé « *son cœur d'acier* ». Donc *l'avion vivant, de même que l'avion artificiel*, doit, lui aussi, posséder des muscles puissants et, à la lettre, « *son cœur d'acier* », lequel n'est que le distributeur de chaleur et d'énergie des moteurs musculaires !

C'est encore ce qui résulte des observations du Dr MOULINIER, professeur à l'École de Médecine navale de Bordeaux, prouvant l'excès considérable de tension artérielle à laquelle sont soumis les aviateurs et la « *fatigue périlleuse à laquelle le vol d'altitude expose leur appareil circulatoire qui doit être d'une constitution parfaite pour résister à cet effort*[1] ».

Ces observations du Dr MOULINIER ont été vérifiées et confirmées depuis lors, par celles de JOLLY, CROUZON et SOUBIÈS, GUGLIEMINETTI, ANDRÉ MAYER et ARMAND DELILLE, HALLION et TISSOT, BONNIER et enfin par CRUCHET et MOULINIER lui-même.

Les Ptérosauriens, avec leur appareil circulatoire reptilien — ou quasi-reptilien, — étaient donc dans un état d'infériorité marquée à ce point de vue capital. Au surplus le cœur des Ptérosauriens eût-il été constitué supérieurement — et rien ne prouve qu'il le fût — [ainsi que l'est devenu celui des Oiseaux] que *la nudité du tégument et l'absence de plumes*[2], ne leur eussent point permis de conserver *la chaleur acquise nécessaire au fonctionnement régulier du même organe.*

1. LE CADUCÉE, 9 novembre 1910.

2. Les remarquables pièces des Musées d'Histoire naturelle de Munich et de Stuttgart démontrent sans conteste, à la fois la nudité du tégument et l'absence complète de plumes, ainsi qu'il m'a été donné de le vérifier de près.

René Quinton a constaté que la température de 44° réalisait les conditions maxima de l'activité cellulaire en général. Or, cette température est exactement celle des Oiseaux. Mais elle reste l'attribut exclusif et nécessaire des seuls *Oiseaux volants*. Car, dès l'instant où, devenus *Ratites*, ils perdent la faculté de voler, la température s'abaisse de 44° à 39°, chez l'*Autruche*, et jusqu'à 37° chez l'*Apteryx*. Enfin chez l'*Ornithorynque*, lequel se rapproche le plus des Reptiles, elle n'est plus que de 25° (R. Quinton). Ceci nous permet de supposer quelle pouvait être la température du Ptérosaurien !

Il nous est donc possible d'affirmer, avec quelque apparence de certitude, que les Ptérosauriens n'ont jamais été que des animaux à sang froid, et non des animaux à sang chaud, comme le sont les oiseaux. Qu'enfin, ils n'ont été, pour toutes ces raisons mêmes, que des aviateurs assez médiocres : leur adaptation au vol n'ayant pu devenir jamais que fort incomplète.

Enfin, quant aux preuves mêmes de l'Acromégalie des Ptérosauriens, je demande qu'on veuille bien me faire confiance jusqu'au chapitre consacré spécialement à la question de l'Acromégalie. (Voir 4e partie.)

**Oiseaux.**

D'autre part, les *Oiseaux* présentent, à tous les points de vue de l'Aviation, un contraste saisissant avec les *Ptérosauriens*. Ils ont sans doute tous deux la même origine reptilienne ; mais tandis que l'un marque le pas et reste jusqu'à la fin un reptile plus ou moins maladroit au vol, l'autre s'élève rapidement au rang supérieur d'oiseau et atteint jusqu'à ce degré d'aviation parfaite — c'est le cas de le dire ! — qui nous frappe d'admiration chez le *Martinet* et le *Condor*.

Le Ptérosaurien traîne, depuis sa naissance, le boulet de la Dégénérescence qui le retient au sol et finit par le tuer ; tandis que l'Oiseau, *né et resté sans la moindre tare dégénérative*, a été trouvé pour la première fois dans les schistes Kimmeridjiens d'Eichstaëdt, l'oiseau, dis-je, ne tarde pas à s'adapter merveilleusement *intus et extra*, à la vie de l'aviateur et, enfin, dure plus que jamais !

Par un perfectionnement rapide de leurs organes internes et externes, notamment du cœur et des poumons (sacs aériens, os pneumatiques, plumes, duvets, etc.), les Oiseaux passent presque d'emblée de l'animal à sang-froid, à l'animal à sang chaud. Grâce à une évolution que rien n'inquiète, que tout au contraire favorise, ils sont bientôt capables d'atteindre au vol éminemment refroidissant des hauteurs. Car ils conservent la température élevée nécessaire au bon fonctionnement des muscles en général, grâce aux plumes qui les recouvrent dès l'*Archæopterix* et qui deviennent bientôt un duvet protecteur.

Bref, la progression des Oiseaux s'accélère tellement, qu'à l'époque du Gypse Parisien et des Phosphorites de Quercy, c'est-à-dire, dès l'Éocène supérieur-Oligocène, les divers ordres d'oiseaux étaient à peu près constitués tels qu'ils le sont aujourd'hui. Si rapide a été leur évolution que, dans les couches mêmes où disparaissent sans retour, les derniers Ptérosauriens, les *Pteranodontités*, on rencontre des Oiseaux tellement différenciés que certains d'entre eux, tel *Hesperornis regalis*, MARSH, en avaient déjà perdu la faculté de voler. Avec ces derniers commencent les *Ratites* fossiles et actuels dont nous allons maintenant nous entretenir.

## Ratites.

### § 3. — LEUR INADAPTATION AU VOL « PAR DÉFAUT D'USAGE » ENTRAINE LEUR DÉGÉNÉRESCENCE

« Le professeur OWEN a fait remarquer, dit HUXLEY[1], qu'*il*

1. TH. H. HUXLEY. Loc. cit., trad. E. DALLY, p. 66.

« *n'y a pas, dans la nature, de plus grande anomalie qu'un* « *oiseau qui ne peut voler.* » Cet oiseau déchu, c'est le *Ratite*. Mais qui dit *Anomalie*, dit le plus souvent *Dégénérescence*. La conséquence en est que les premiers oiseaux qui ont cessé de voler (*Hesperornis*) sont devenus des dégénérés. Car l'oiseau est exclusivement organisé pour le vol, comme le poisson l'est pour la natation : l'air est son véritable élément, son milieu, comme l'eau, pour ce dernier. On peut donc dire qu'en devenant simplement coureur, c'est-à-dire, terrestre, il change en réalité de milieu. Nous démontrons plus loin que ce changement même — surtout de la part d'un animal ayant subi un excès de spécialisation (Cope), tel que l'oiseau — est une cause de production de la Dégénérescence. On le verra notamment chez les *Thalassothériens*. Nous venons de rappeler, en effet, que d'après R. Quinton, la température du Ratite s'abaisse notablement et nous allons démontrer que son tissu osseux subit les dystrophies dégénératives de l'Acromégalie.

Dans leur marche en avant, les oiseaux sèment sans doute quelques espèces le long du chemin : tels les *Ratites*, dont on recueille les débris depuis la Craie du Kansas jusqu'à ce jour. Il en est d'actuels, comme l'*Autruche*, le *Nandou*, le *Casoar*, l'*Apteryx* ou *Kiwi* : tous en voie de disparition parce qu'ils sont tous aussi ou Géants-acromégaliques, comme les premiers, ou Nains-acromégaliques, comme le dernier. Une figure de Zittel, t. III (*fig.* 708, p. 831) fait bien ressortir ce contraste entre le Moa-Géant (*Dinornis ingens*) et le Kiwi-Nain (*Apteryx Mantelli*). Quant à l'Acromégalie, elle a, cela va de soi, complètement échappé au savant Paléontologiste de Munich.

Le *Casoar à casque* présente de plus un stigmate concomitant de Dégénérescence, une *Exencéphale*, ou tumeur cérébrale congénitale dont j'ai démontré jadis la nature exclusivement tératologique. Il en est de même de la *poule de Houdan*. La poule domestique, en effet, est en train de subir un commencement de Dégénérescence analogue à celle des Ratites. Sa température, ainsi que je l'ai vérifiée, s'est abaissée, comme celle du Ratite, de 3° à 4°5, selon les espèces ou variétés et par rapport à celle des *oiseaux volants*.

L'espèce dite des *Ratites*, que les Zoologistes et les Paléozoologistes trouvent avec raison, artificielle et inégale est tout uniment un groupe dans lequel on a glissé toutes les convergences inadaptives au vol des diverses variétés de *Carinates*, ainsi que l'a démontré GADOW. Mais ce que ce dernier n'a pas pu dire et que je viens démontrer, preuves en mains : c'est que ces convergences sont purement dégénératives[1].

C'est, en effet, parce qu'ils sont atteints de stigmates de Dégénérescence graves, que les Ratites, actuels ou fossiles, disparaissent ou bien ont disparu, sans laisser de descendance. L'objection des convergences dégénératives vient s'ajouter aussi bien, à celle de la stérilité relative des descendants, pour nous permettre de qualifier de fantaisistes certaines généalogies des Oiseaux en général et des Ratites en particulier. Nous les résumons ici, d'après VIALLETON[2] : « HUXLEY, dit-il, « émit l'hypothèse de l'origine Dinosaurienne « des oiseaux. Cette idée fut creusée par divers auteurs, et « comme SEELEY et OWEN faisaient remarquer les relations « des Oiseaux avec les Ptérodactyles, on en vint à attribuer « aux Oiseaux, une double origine : Les *Ratites* seraient « venus des *Dinosauriens* par l'intermédiaire de l'*Archaeopte-*

1. Les *Edentés* nous offrent l'exemple d'un groupe simplement artificiel, plus accusé encore que ne le sont les Ratites. Car si chez ces derniers, il existe encore une parenté spécifique réelle av-c les Carinates, chez les Edentés, cette parenté unique disparaît elle-même et les stigmates dégénératifs les plus variés constituent le seul lien de convergence pathologique qui ait pu servir à les unir les uns aux autres. Mais il n'entre pas dans notre plan d'en traiter ici. Nous nous bornerons donc à les signaler en passant.

2. VIALLETON. — *Morphologie des Vertébrés*. Paris, 1912, p. 660-661.

« *ryx* et de l'*Hesperornis*, les *Carinates*, des *Ptérosauriens* « (COPE, BAUR, MIWART, WIEDERSHEIM). *Toutes ces vues sont des* « *rêveries sans valeur*, dit GADOW, les rapprochements avec les « Dinosauriens sont de purs phénomènes de convergence ».

— Nous pouvons ajouter encore que ces rapprochements sont d'autant plus de simples « *rêveries* », comme le dit GADOW, que la plupart de ces convergences mêmes sont uniquement dégénératives, comme nous l'établissons. *C'est ainsi qu'on en est arrivé à placer en tête d'un Phylum, au titre ancestral, des animaux dégénérés, c'est-à-dire stériles ou à peu près !* — C'est purement et simplement un non-sens.

On ne rencontre que tout à fait exceptionnellement, pour ne pas dire jamais, chez les Ratites fossiles et actuels, cette forme du gigantisme que l'on observe parfois chez l'*homme actuel*, et, couramment, chez les *Proboscidiens*, surtout chez *Elephas*, c'est-à-dire, *celle qui est marquée par un retard de consolidation des cartilages épiphysaires des os*. Tels sont cependant les deux squelettes montés du Musée d'Histoire naturelle de Milan, l'un, de *Dinornis maximus*, l'autre de *Palapteryx elephantopus*. Mais il n'y a pas lieu de s'y arrêter : car partout ailleurs, je le répète, on ne rencontre plus chez l'adulte la moindre trace de cartilages épiphysaires chez un Ratite actuel ou fossile. Ce qui autorise à penser que les deux squelettes de Milan se rapportent réellement à des *sujets jeunes*.

Les Ratites fossiles et actuels appartiennent donc plutôt au type humain actuel GIGANTO-ACROMÉGALIQUE SIMPLE, c'est-à-dire, *à celui où il n'y a pas de retard des consolidations épiphysaires* et dont le *gorille* actuel nous offre un exemple que nous étudierons. (Voir 4e et 5e Parties.)

Quant aux caractères acromégaliques proprement dits, ils paraissent ici, en général, se concentrer surtout dans les vertèbres, lesquelles deviennent, chez ces Oiseaux dégénérés, *extrêmement osteoporeuses*. J'ai pu m'en rendre compte, naguère encore, au laboratoire de Paléontologie du Muséum où je travaillais, tandis qu'à côté de moi, M. THÉVENIN procédait, avec tout le soin dont on le sait capable, au montage d'un squelette complet d'*Aepyornis de Madagascar* rapporté et étudié par le Dr MONNIER[1]. Non pas que ce que j'ai appelé la *Dysostose osteoporeuse* n'atteigne pas quelquefois les autres os. C'est précisément le cas pour le squelette en question dont tous les os étaient généralement très osteoporosés.

Disons de plus que l'*osteoporose* des vertèbres commence à se montrer chez certains oiseaux de basse-cour, tels que la *poule*, lesquels sont en voie de perdre la faculté de voler, en même temps que s'abaisse leur température, ainsi que j'en ai déjà fait la remarque.

Mais où cette dysostose ostéoporeuse atteint certainement son maximum, c'est sur le squelette du *Dinornis maximus* de la Nouvelle-Zélande — bien nommé, à tous les points de vue, parce qu'il est incontestablement l'oiseau le plus gigantesque que l'on connaisse à ce jour ! — Ce squelette fait l'un des nombreux ornements du South Kensington Museum. A première vue, je fus frappé de *l'identité complète que présentent les os de ce squelette, avec ceux du Géant acromégalique humain actuel du Muséum de Paris*. Ce sont exactement, en effet, les mêmes innombrables cellules osseuses, constituant un tissu spongieux à mailles tantôt fines, tantôt larges et à parois très minces, ayant envahi les os entièrement et ne laissant à leur surface qu'une coque fort mince de tissu compact *où s'enfoncerait le doigt comme dans une motte de beurre*, si on y exerçait la moindre pression ! L'identité de structure en est frappante et me paraît tout à fait incontestable, je le répète. Cette ostéo-

1. MONNIER. — *Paléontologie de Madagascar : Aepyornis, VII* (Annales de Paléontologie, 1913).

porose atteint notamment les vertèbres de l'homme acromégalique et celles du Dinornis.

L'exagération de la même dysostose ostéoporeuse conduit aux grandes cavités osseuses qui se voient, on le sait, sur les vertèbres des *Dinosauriens* et, j'ajoute, des *Ptérosauriens* dont nous venons de parler. Elle y affecte, chez les uns et les autres, la forme et le volume de véritables sinus d'où le nom de « *Sinusomégalie* » que j'ai donné à cette forme de dysostose acromégalique, par analogie avec celle qui s'observe sur certains os du crâne de l'homme acromégalique actuel.

Pour donner une interprétation à ces sinus vertébraux des Dinosauriens et des Ptérosauriens, les paléontologistes n'ont trouvé « *aucune explication raisonnable* » comme a bien voulu le reconnaître devant moi, l'un des plus connus de l'Allemagne : le professeur ROTHPLETZ, de Munich.

Chez les Ptérosauriens, nul paléontologiste, jusqu'à présent, n'a hésité à voir dans cette sinusomégalie vertébrable une adaptation au vol que d'aucuns ont été jusqu'à qualifier d' « admirable » !.

C'est, disent ces mêmes auteurs, du *pneumatisme osseux* analogue à celui des oiseaux. On ne tient nul compte par là de ce fait que *l'oiseau volant lui-même n'a jamais présenté de vertèbres pneumatiques ! Et que ses vertèbres ne deviennent poreuses ou soi-disant pneumatiques, que juste au moment même où, passé à l'état de Ratite, il cesse définitivement de voler !* Au surplus, personne, que je sache, n'a jamais poussé la fantaisie jusqu'à prétendre que les Dinosauriens fussent des animaux doués de la faculté du vol !...

Mais alors, que faut-il conclure?

— La seule conclusion qui s'impose, à mon avis, c'est que ces dysostoses ostéoporeuses ou sinusomégaliques ne sont que des manifestations de l'Acromégalie, c'est-à-dire, de la Dégénérescence. Comme pour les Dinosauriens, cela me paraît être la seule « explication raisonnable » qu'on puisse invoquer dans ce cas, comme dans l'autre. Si maintenant l'on veut admettre en outre que cette sinusomégalie vertébrable favorise le vol des Ptérosauriens : je le veux bien ! Mais cette concession n'infirme en rien la nature acromégalique de cette *dysostose vertébrale*, sur laquelle nous aurons l'occasion de revenir. (Voir 4e Partie.)

### Thalassothériens.

§ 4. — POURQUOI LEUR « RÉGRESSION ICHTHYOÏDE » D'ABORD ÉVOLUTIVE, DEVIENT FINALEMENT CONTRE-ÉVOLUTIVE.

En ressuscitant ce terme un peu désuet de *Thalassothériens*, je prétends lui donner une extension qu'on ne lui a généralement pas accordée, puisque j'y englobe, non seulement certains Mammifères, mais encore des Reptiles. En effet, plusieurs groupes appartenant à ces deux classes d'animaux, de terrestres qu'ils étaient tout à fait dans le principe, redeviennent marins. Or, en changeant de milieu, ils subissent forcément une adaptation nouvelle. Et cette adaptation ne peut être qu'une régression, car il s'agit d'une *Réversion vers le type Poisson* lequel réalise incontestablement le maximum d'adaption au milieu marin.

Mais ce but ne saurait être que purement *idéal*, but que ces animaux, en réalité, ne peuvent atteindre jamais, en vertu de la loi de *l'Irréversibilité* de DOLLO. Aussi ne sont-ils susceptibles, les uns et les autres, *Mammifères* ou *Reptiles*, que d'une *Semi-Adaptation*. C'est pourquoi ils finissent tous nécessairement par dégénérer. Et c'est cette Régression-Réversion appartenant d'abord à l'Évolution normale, mais qui ensuite devient fatalement de la Contre-Evolution, que j'appelle la « *Régression ichthyoïde* ».

L'hypothèse que les Thalassothériens sont tous des animaux primitivement terrestres, mais devenus marins par la suite, est généralement admise par tous les Paléontologistes. Les auteurs ne varient un peu que sur les origines précises des divers groupes. Les *Cétacés* proviendraient des *Créodontes*, ou *carnassiers primitifs* du Paléocène (Fraas, Abel, etc.); les *Siréniens*, des *Ongulés primitifs*, datant sensiblement de la même époque (Owen, Flower, etc...); les *Pinnipèdes* enfin descendraient de *Carnassiers indéterminés*, mais plus récents.

D'un autre côté, il est acquis, avec infiniment plus de certitude que, plus primitivement encore, dès l'aurore des temps paléozoïques, ces mêmes animaux étaient tous marins : *la totalité des êtres vivants ayant nécessairement la mer pour origine*. C'est une vérité que René Quinton a fait ressortir plus particulièrement dans ces derniers temps. — Comme « Vénus Astarté », en effet, ils sont tous sortis de « l'onde amère » !

*Durant leur séjour terrestre intermédiaire*, les futurs Thalassothériens ont subi une évolution adaptive à la vie amphibienne d'abord, exclusivement aérienne ensuite. Et, au lieu de respirer l'Oxygène dissous dans l'eau, ils ont dû se créer des organes pour le respirer dans l'air. Leurs branchies ont dès lors disparu petit à petit, pour enfin céder exclusivement la place aux poumons. L'Évolution de tous les autres organes internes a progressé à l'avenant; si bien que leur différenciation a fini par devenir relativement considérable à tous les points de vue. En fin de compte, ils en sont arrivés à ne plus ressembler du tout — je ne dis pas seulement par l'extérieur, mais bien par le fond même de leurs organes vitaux — *au vertébré paléozoïque qui leur a servi de point de départ. Or cet être originaire ne peut être que le Poisson.*

Il suit de là que les Thalassothériens-Mammifères, non moins que les Thalassothériens-Reptiles, ont été soumis successivement à trois Évolutions différentes. Les deux premières sont *progressives* et du ressort de l'Évolution normale; la troisième est *régressive* et appartient d'abord à l'Évolution normale et ensuite à la Contre-Évolution.

Ainsi :

1re Évolution *progressive, marine.* — Tout à l'origine, l'animal devient Vertébré et Poisson.

2e Évolution *progressive, terrestre.* (Intermédiaire). — Le Vertébré abandonne l'élément liquide où il est né et devient Reptile ou Mammifère, selon les époques.

3e Évolution *régressive, de nouveau marine.* — Le Reptile ou le Mammifère retourne à la mer et devient Talassothérien, en fin de compte.

Mais, du jour où il redevient marin, il fait nécessairement *machine en arrière* et tend à subir une adaptation en sens contraire de celle qu'il a effectuée sur terre. C'est donc alors une adaptation réversive dirigée naturellement, ainsi que nous venons de le dire, vers la *forme poisson*. Telle est la « *Régression-réversion ichthyoïde* ».

Sans doute, le corps des Talassothériens revêt extérieurement l'aspect du Poisson. C'est ce que les Zoologistes expriment en disant qu'ils sont « *pisciformes* ». Leur masse apparente, en effet, devient lisse; la tête fait, de plus en plus, suite au tronc, sans démarcation; le cou disparaît par réduction des vertèbres; les membres se transforment en nageoires, etc...

Aussi bien, ce ne sont là que Régressions adaptatives *automatiques*, pour ainsi dire, comme cela résulte des beaux travaux de morphologie dynamique entrepris d'abord en France par Frédéric Houssay[1] et confirmés ensuite en Allemagne, par Kückenthal; Régressions dont le caractère est exclusivement normal et qui n'affectent que la Morphologie extérieure et grossière, si l'on peut dire, de l'animal.

1. F. Houssay. — *La forme et le mouvement* (Université de Paris, juin 1905). — *Notes préliminaires sur la forme des poissons* (Arch. de Zool. expérimentale, 1908). — *Carènes et poissons. Stabilisation par les Nageoires* (Revue gén. Sciences pures et appliquées, 1909), etc.

A côté de ces régressions purement extérieures, ou intéressant principalement les organes de la locomotion, il en est d'autres moins superficielles, portant sur la Morphologie d'organes utiles à la fonction digestive, tels que les *dents*. Nous verrons dans un instant que ces régressions dentaires n'étant, le plus souvent, que des RÉVERSIONS, — *c'est-à-dire, des régressions avec retour de plus en plus complet vers le type idéal poisson,* — ne sauraient être considérées comme dégénératives. Elles constituent, en effet, le fond même de la Régression ichthyoïde telle que nous l'imaginons, et répondent entièrement au but strictement normal — du moins dans ses tendances — de la nouvelle évolution que doit accomplir l'animal.

Or ce dernier subit des Régressions bien autrement importantes encore : je veux parler de celles qui, plus profondes, affectent la structure intime des organes essentiels à la vie, tels que : *poumons, cœur, organes génitaux,* etc..., *squelette* même. Parmi ces Régressions, les unes sont encore normales et plus ou moins adaptatives ; mais la majeure partie des autres ne parvient à atteindre qu'à une « Semi-Adaptation » sur la nature dégénérative de laquelle nous sommes en mesure de fournir des preuves certaines. *Et c'est l'ensemble de cette Régression-réversion, moitié normale, moitié dégénérative, que j'entends par ce terme de « Régression ou Réversion ichthyoïde. »*

Mais la Régression ou réversion ichthyoïde ne peut jamais devenir *totale. Elle le devient d'autant moins que l'animal a plus évolué durant sa vie terrestre intermédiaire et que, par conséquent, est rendue plus grande la distance qui le sépare du poisson, but idéal partant irréalisable, de cette même réversion.* Le même animal en a du coup, perdu sa plasticité (COPE, DOLLO). Il ressort nécessairement de là que l'aboutissement n'en peut être qu'une Semi-Adaptation, c'est-à-dire : la Dégénérescence.

**Conclusions.**

*Donc, vue de haut, la Régression ichthyoïde apparaît dans son ensemble, comme une Réversion dégénérative, bien que, prises isolément les mutations en soient généralement normales, ainsi que l'est lui-même le but à atteindre.* Il découle enfin de ce que nous venons de dire qu'elle appartient à la fois à l'Évolution et à la Contre-Évolution.

C'est ici le cas d'invoquer, mais en les rectifiant, les deux lois biologiques fondamentales déjà citées, à savoir : celles de « l'*Irréversibilité* », de Dollo et de la « *Non-spécialisation* » de Cope, dont on a fait avec Depéret, celle de « *l'Excès de spécialisation* ». Elles se résument, l'une, dans cette formule : « *Ce qui est perdu ne peut être retrouvé* » (Dollo). et l'autre, dans celle-ci : « *Un animal ayant évolué dans un sens déterminé, ne saurait plus varier que dans la direction déjà prise* » (Cope). Ces deux lois me paraissent être solidaires, mais exigent l'une et l'autre, un complément nécessaire : la Dégénérescence ; faute de quoi elles sont toutes deux à la fois incomplètes et insuffisantes.

« *Vere scire per causas* », a dit Bacon. Or, ces mêmes lois biologiques ne nous donnent que la *raison apparente* des phénomènes, sans remonter le moins du monde jusqu'aux *causes* elles-mêmes. Pourquoi, en effet, ce qui a été perdu ne peut-il être retrouvé? Pourquoi l'excès de spécialisation entraînerait-il l'arrêt de la variabilité et la disparition?

— *Parce que seule la Dégénérescence ou Contre-Évolution est capable de déterminer l'arrêt de toute Évolution normale.*

Les animaux, ajoute encore Cope, qui ont été l'objet d'un excès de spécialisation, « *ont perdu leur plasticité* », c'est-à-dire « *leur faculté adaptative* » et sont destinés à périr par changement de milieu. En résumé, comme Dollo, il se borne à constater l'existence des phénomènes ; comme lui, il marque exactement les faits sans pouvoir les expliquer, — sans même y essayer, car la notion exacte de la vraie Dégénérescence leur fait défaut à tous deux, comme d'ailleurs à tous les *Biologistes-normaux*. Or, les conditions si bien déterminées par ces deux éminents paléontologues sont précisément, nous le verrons, celles mêmes qui engendrent la Dégénérescence. Enfin ces conditions sont rigoureusement celles où se déterminent les Thalassothériens.

Pour tous ces motifs la nouvelle adaptation des Thalassothériens devient forcément insuffisante et même totalement impossible, au regard de certaines fonctions vitales essentielles telles que la Respiration. *Les poumons, en effet, ne pouvant désormais plus regresser en branchies, l'animal est à jamais incapable de respirer l'Oxygène dissous dans l'eau, c'est-à-dire de redevenir poisson. Il en résulte qu'en ce qui concerne les Thalassothériens, la Dégénérescence est fatale, inéluctable !*

C'est, en effet, ce qui s'observe chez tous, sans exception, quoiqu'à des degrés différents. Et, chose significative, ces degrés de Dégénérescence correspondent généralement, d'une part, au degré même de « spécialisation » atteint auparavant par l'animal dans son évolution terrestre *intermédiaire*, et d'autre part, à celui auquel se limite sa vie marine actuelle, c'est-à-dire suivant que cette dernière est *partielle* ou *totale*.

C'est ainsi que, d'une manière générale, la Dégénérescence des *Thalassothériens-Mammifères* est plus complète aujourd'hui que ne l'a été à l'époque secondaire, celles des *Thalassothériens-Reptiles*. Et voilà pourquoi les *Cétacés* disparaissent beaucoup plus vite que n'ont disparu jadis les *Sauroptérygiens*. Ces derniers, en effet, ont duré du début du Lias au Crétacé supérieur.

D'autre part, les Thalassothériens de pleine mer (*Baleine*, *Cachalot*, etc.) sont plus dégénérés que ceux qui, ne quittant pas les côtes et ayant conservé — c'est le cas de le dire — *un pied-à-terre,* vivent et se reproduisent en partie sur le sol, comme les *Siréniens* et les *Pinnipèdes*. De ces deux derniers groupes, jadis improprement appelés : « Amphibies », ce sont les Pinnipèdes [*Morses*, *Phoques* et surtout *Otaries*] — qui sont le moins *ichthyoïdes*, si l'on peut dire, parce qu'ils n'ont quitté que récemment (Miocène et même Pliocène) leur habitat antérieur, c'est-à-dire, la terre ; ce sont ces derniers, dis-je, qui sont aussi le moins avancés dans la Dégénérescence, mais n'en ont pas moins reçu les plus sérieuses atteintes. Aussi pour ne pas disparaître dans les mêmes proportions que les autres Thalassothériens, leur nombre n'en diminue-t-il pas moins.

Quant aux Siréniens (*Halicore*-Dugong, *Manatus*-Lamentin) s'ils sont en voie de disparition [Le géant du groupe, *Rhytina* a cessé d'exister en 1780], s'ils disparaissent, dis-je, autant que les Cétacés de pleine mer, c'est parce qu'ils sont atteints, dès le début, comme nous allons le voir, d'une forme de *dysostose acromégalique* particulièrement grave : la *Pachyostose*. Ils font partie enfin du même groupe que *Halitherium* et *Metaxitherium*, que *Felsinotherium*, tous successivement disparus : les premiers au Miocène et le second, au Pliocène supérieur.

Parmi les cétacés denticètes, les Dauphins (*Delphinus*), les Marsouins (*Phocoena*) de nos mers, le *Plataniste* du Gange, l'*Inia* de l'Amazone sont intermédiaires entre les Thalassothériens exclusivement côtiers et ceux de pleine mer, comme ils le sont encore par la Dégénérescence.

Enfin les Cétacés de haute mer, Denticètes et Mysticètes, semblent être de tous les Thalassothériens, les plus complètement Dégénérés.

### Caractères généraux de la Dégénérescence des Thalassothériens

Les caractères de la Dégénérescence des Thalassothériens diffèrent notablement de deux des autres animaux. Cela résulte avec évidence de la cause spéciale qui l'a motivée : la *Régression ichthyoïde*. Sans entrer dans le détail de ces lésions, — ce qui nous entraînerait beaucoup au-delà des limites assignées au présent travail, — nous nous bornerons à n'en donner que la physionomie générale.

Pour nous servir d'une comparaison empruntée aux sports, l'on peut dire que dans la *Course* de la Réversion ichthyoïde, l'*Ichtyosaure* se trouvant *le mieux handicapé*, grâce à son avance considérable sur les Mammifères, *est arrivé facilement bon premier*. En effet, sans avoir atteint le but « *Poisson* » complètement, l'Ichthyosaure est toutefois celui qui, de tous les Thalassothériens connus, s'en rapproche le plus ; puisqu'il en possède, avec la nageoire caudale bifide, jusqu'aux vertèbres biconcaves (amphicoeles). Il est donc, pour ainsi dire, *redevenu poisson* lui-même !

Raisons de la convergence de l'Ichtyosaure et du Dauphin, etc. — Dans cette Évolution régressive ichthyoïde, nous devons naturellement rencontrer de nombreuses convergences dont la plus frappante et la plus connue est celle de l'*Ichthyosaure* et du *Dauphin*. Mais l'*avance* du premier était beaucoup trop importante pour que cette convergence ait pu arriver à devenir une identité.

L'Ichthyosaure, en effet, aurait pour point de départ, les Reptiles terrestres primitifs, les *Rhynchocéphales*, d'après Baur ou les *Cotylosauriens*, d'après Cope. Telle est du moins l'opinion qui semble prévaloir aujourd'hui parmi les paléontologistes, lesquels n'admettent plus l'origine marine (*Célaciens*) que leur attribuaient Haeckel et Gegenbaur. Tandis que le Dauphin provient, comme tous les Cétacés, des Mammifères primitifs du Tertiaire qu'on n'a pu encore identifier exactement. Seul leur représentant marin le plus ancien, *Zeuglodon cetoïdes* (Owen) de l'Éocène de l'Alabama et d'Égypte, est bien connu. Or, ce dernier était déjà un *géant dégénéré*, puisque sa longueur dépassait 20 mètres! Quoi qu'il en soit, l'un (Ichthyosaure) était Reptile, l'autre (Dauphin), Mammifère; c'est-à-dire que l'écart de la différenciation de leurs organismes était considérable et, partant, le chemin à parcourir jusqu'au type poisson, non moins disproportionné, en faveur de l'Ichthyosaure.

A son tour, le *Dauphin*, par cette convergence même avec l'Ichthyosaure, marque une faculté d'adaptation plus grande que ne l'est celle de nul autre cétacé. Aussi présente-t-il des stigmates dégénératifs infiniment moins graves que ceux d'aucun autre Thalassothérien du même groupe Mammifère et durera-t-il probablement plus longtemps que pas un d'entre eux.

Aussi bien, par le fait même que l'Ichthyosaure est devenu le plus « *ichthyoïde* » de la totalité des Thalassothériens, toutes les adaptations régressives de ceux-ci doivent nécessairement converger avec lui. De telle façon que ce que l'on a relevé dans les soi-disant ressemblances de l'Ichtyosaure avec les autres Thalassothériens devrait plutôt être retourné, et il faudrait prendre au contraire ce même Sauroptérygien pour le véritable type de toutes leurs convergences adaptatives.

En effet, le professeur GLANGEAUD[1] a fait remarquer que l'Ichthyosaure avait :

1° Les dents du *Crocodile*;

2° La tête et le sternum du *Lézard*;

3° Les vertèbres du *Poisson*;

4° La nageoire caudale du même *Poisson*;

Or, il serait plus exact de dire que : de ces quatre caractères, les deux premiers marquent le *point de départ* (Reptile

1. GLANGEAUD. — « La Nature », 1898, p. 391.

terrestre) et les deux derniers, le *point d'arrivée* (Poisson) de la Régression ichthyoïde de l'Ichthyosaure.

Glangeaud ajoute encore que ce dernier presentait :

5° Le museau du *Dauphin* ;

6° Les pattes des *Cétacés*.

A quoi l'on peut ajouter :

7° La nageoire dorsale[2] uniquement membraneuse de certaines *Baleines* (*Mégaptères* et *Baleinoptères*) est, comme ici, manifestement l'effet du dynamisme morphogénique du professeur Frédéric Houssay.

En résumé, il faudrait donc, pour rester dans le vrai, renverser les termes de Glangeaud et dire qu'au contraire, le Dauphin a le museau et la nageoire caudale bifide, les Cétacés ont les pattes, la Baleine enfin, a la nageoire dorsale — de l'Ichthyosaure. Car toutes ces mutations dont les unes sont franchement adaptatives et les autres seulement semi-adaptatives, ne se trouvent être autre chose qu'autant de *stades* différents de cette évolution régressive ichthyoïde des Thalassothériens — *évolution, il faut le redire, étroitement associée à la contre-évolution* — et dont l'Ichthyosaure marque, jusqu'à présent, le terme suprême.

### Stigmates dégénératifs généraux des Thalassothériens.

La constatation de certains stigmates de Dégénérescence est plus délicate à établir chez les Thalassothériens, qu'elle ne l'est chez les autres animaux. Cette difficulté résulte forcément de ce que l'Évolution Ichthyoïde est exclusivement une Évolution régressive où, par conséquent, les mutations normales et dégénératives sont toutes plus ou moins confondues

1. L'existence de cette nageoire membraneuse de l'Ichthyosaure est surabondamment prouvée par les belles pièces d'*Ichthyosaurus quadriscissus* du Musée de Stuttgart et d'autres Musées encore, notre Muséum notamment. Elles proviennent toutes de Holzmaden où il m'a été possible de les étudier, dans la collection particulière de M. Hauff.

entre elles et dans une direction unique : celle de la *Régression*. (Voir page 38 : MUTATIONS MIXTES).

MUTATIONS MIXTES.

Nous diviserons les stigmates des Thalassothériens selon qu'ils sont communs à tous ou seulement, particuliers aux Cétacés. Parmi les premiers, nous relèverons surtout le GIGANTISME et l'ACROMÉGALIE — ainsi que cela se voit d'ailleurs chez la plupart des groupes animaux. Nous y rencontrerons ensuite les ANOMALIES DENTAIRES, très fréquentes à ne les considérer qu'en apparence, plus rares au contraire en tant que stigmates dégénératifs. Enfin, comme stigmate particulièrement caractéristique des Cétacés : les ASYMÉTRIES CRANIO-FACIALES.

### 1° Gigantisme. — Acromégalie.

La suite de ce travail prouvera indubitablement la nature dégénérative du GIGANTISME dont sont principalement atteints ce qu'on a appelé les grands Cétacés : les *Ziphiidés*, *Physeteridés* et *Baleinidés*.

Quant à l'ACROMÉGALIE, assez variée de forme, quoique plus ou moins générale, dont sont manifestement affligés la majeure partie des Thalassothériens-Mammifères, nous ne pouvons que renvoyer le lecteur au chapitre de l'Acromégalie où sa qualité de *Dystrophie dégénérative* sera également établie. (Voir 4e partie.)

*Bornons-nous pour l'instant à faire remarquer combien invraisemblables sont, à cet égard, les interprétations de certains Biologistes plus que jamais férus de l'idée* a priori *que tout dans la Nature doit s'expliquer par les lois de l'Anatomie et de la Physiologie normales !*

D'abord, en ce qui concerne l'OSTÉOPOROSE (ou hypertrophie spongieuse des os) des Baleines et autres grands Cétacés : les zoologistes n'y voient que le seul côté adaptatif, à savoir l'allègement de l'animal favorisant sa flottabilité. Cela es vrai, sans doute, mais en partie seulement, car cette soi disant adaptation n'est qu'un épiphénomène, c'est-à-dire u fait accessoire, accidentel même, de la « *Dysostose acromégalique* » dont *l'Ostéoporose* n'est qu'une manifestation incontestable.

Au surplus, à côté de l'Ostéoporose, les grands Cétacés : les *Ziphiidés*, le *Cachalot* et la *Baleine* elle-même, sont atteints d'Osteosclérose (*Os craniens éburnés*), laquelle n'est qu'une autre forme de dysostose acromégalique. Ce qui réduit à néant l'argument unique tiré de la flottabilité par allégement.

Relativement à l'*Ostéosclérose*, le prof. Abel[1] n'échappe point à la critique que nous adressons à tous les naturalistes en général. « Certains Cétacés, dit-il (p. 583), ont des rostres singulièrement modifiés : 1° Ou bien le Rostre est caractérisé « par le fait que le Mésethmoïde est ossifié largement en une « masse solide *ressemblant à de l'ivoire ou à de la porcelaine* « (donc, *Ostéosclérose*) qui se confond avec l'os maxilliaire « voisin (*Mesoplodon*) ; 2° Ou bien le Mésethmoïde est modifié « également, mais reste libre (*Ziphius Berardus*) ; 3° Ou bien, « principalement chez les mâles[2], les parties supérieures du « maxillaire supérieur se soulèvent en *crêtes énormes dans la « région préorbitaire et supra-orbitaire, lesquelles se changent « également en une masse très dure et très solide ressemblant à de « la porcelaine*) (*Hyperoodon*). »

Ce sont, ajoute l'auteur, autant d'adaptations pour le combat. — Je le concède volontiers ; mais cela n'empêche pas que

1. O. Abel. — *Loc. cit.*

2. C'est une règle générale que dans toutes les espèces frappées de dégénérescence acromégalique, celle-ci est maxima chez les mâles, exemples : *Gorille, Proboscidiens*.

C'est aussi par les mâles que débute la dystrophie, dans celles qu'elle commence à envahir, exemple : *Anthropoïdes, Sus scrofa domesticus, certains cervidés*, etc.

ces éburnations ne soient — avant tout ! — *des dysostoses acromégaliques occasionnellement utilisées*, il est vrai, ici et ailleurs, comme armes de combat : c'est entendu ; mais ni plus ni moins, et dans la même mesure, que l'ostéoporose des *Cétacés* de tout à l'heure est favorable à la flottabilité par allégement !

Dans ces cas, comme dans beaucoup d'autres, je le répète, la Nature fait effort pour profiter de l'existence d'une lésion pathologique, en la transformant, tant bien que mal, en une mutation plus ou moins utile. Mais, en vérité, on n'a pas le droit de dire que c'est prémédité et normal de sa part ; et n'est-ce pas véritablement forcer la note que d'y voir une mutation proprement adaptative ?

Mais s'il est juste de reconnaître que les explications des Zoologistes renferment encore une part de vérité relative pour ce qui est de l'ostéoporose et de l'ostéosclérose des *Cétacés*, elles sont, on n'hésitera pas à le reconnaître, considérablement insuffisantes en ce qui concerne la PACHYOSTOSE des *Siréniens*. D'après le Prof. ABEL, en effet, cette pachyostose constituerait « *une cuirasse interne, une défense protectrice contre « les fractures, et serait le résultat de l'action des flots sur les os « des Siréniens* » (*sic*).

— Mais pourquoi, seuls de tous les Thalassothériens, les *Siréniens* auraient-ils besoin de cette fameuse *cuirasse interne ?* Et encore : l'action des flots n'est-elle donc pas la même pour tous ?

« Parmi les Siréniens, dit, en effet, l'auteur, le *Dugong* seul possède « des os pachyostosés ». Il décrit même plusieurs de ces os de Dugong, parmi lesquels l'Humérus sur lequel, ajoute-t-il (p. 176), « *toutes les tubérosités et saillies sont très « fortement marquées, surtout la grande tubérosité (grand Trochanter) et l'impression deltoïdienne, les condyles internes et « externes* ».

Or, cette description est exactement celle d'un *humérus*

*acromégalique !* Et le professeur ABEL, quoique très savant paléontologiste, n'étant probablement pas médecin, n'a pu faire lui-même le diagnostic...

La vérité est que, de même que l'ostéoporose et l'ostéosclérose, la pachyostose est tout simplement une variété de *dystrophie osseuse* ou *dysostose acromégalique!* Quant au *rôle fonctionnel* de la pachyostose : il est, certes, absolument nul!

J'ai pu m'assurer par moi-même, que la Pachyostose n'était qu'une forme de l'Acromégalie, en l'étudiant de près sur les squelettes de *Halitherium* de Darmstadt, de Londres et d'ailleurs, ainsi que de *Felsinotherium* des Musées d'Italie. Le distingué professeur de Vienne lui-même veut bien en reconnaître la nature morbide. Il y a mieux ; il en décrit jusqu'à l'Hérédité pathologique! — incité sans doute par la lecture de mon Mémoire de 1910, que j'ai eu l'honneur de lui adresser en son temps. Quoi qu'il en soit, je ne saurais mieux faire que de reproduire sa description très exacte, d'ailleurs, dont voici le tableau résumé.

Chez les *Halicores fossiles*, la pachyostose du squelette a été beaucoup plus accusée qu'elle ne l'est chez Halicore actuel et atteint presque tous les os.

Chez *Eotherium aegyptiacum* (du Mokattam inférieur de l'Égypte) :

Sont lésés : Thorax (partie antérieure) ;
Scapulum ;
Crâne ;
Mandibule.

Chez *Eosiren libyca*, ANDREWS : (même provenance.)

Sont altérées, de plus, les dernières vertèbres et côtes.

Chez *Halitherium* et *Metaxytherium* (Oligocène et Miocène) :

— La pachyostose s'étend de plus en plus.

Enfin, chez *Felsinotherium* (Pliocène sup.) :

— La pachyostose est à son maximum et atteint tous les os du squelette.

Me sera-t-il permis d'ajouter que toutes ces espèces ont successivement disparu, sous l'influence évidente de cette forme particulièrement grave et envahissante de Dysostose acromégalique qu'est la *Pachyostose?*

En résumé, et pour appeler les choses par leur nom, le professeur Abel nous montre ainsi *une véritable « série de formes »* (*Formenreihe*) *pathologique, partant de Eotherium et passant par Eosiren, Halitherium, Metaxytherium, Felsinotherium, pour aboutir enfin à Halicore* (*Dugong*). — *Série Contre-Évolutive démontrant l'Hérédité pathologique d'une Dysostose acromégalique ou Dégénérative, c'est-à-dire progressive, se transmettant à plusieurs espèces successivement disparues, jusqu'à une espèce actuelle elle-même en voie de disparaître.*

Tel est le premier exemple d'une Série de formes ou Formenreihe Contre-Évolutive, qui soit publié dans un ouvrage de paléontologie. C'est, du même coup — ainsi qu'on voudra bien le reconnaître, je l'espère, du moins — la démonstration éclatante de la thèse soutenue pour la première fois par moi.

### 2° Anomalies dentaires apparentes et réelles. Elles sont normales en majorité.

*Chez l'Homme, les anomalies dentaires de toute nature, dès l'instant qu'elles sont héréditaires, deviennent des stigmates de Dégénérescence.* Les régressions vers la forme rudimentaire ou conique, avec perte plus ou moins complète de l'émail, sont par conséquent dans ce cas.

« Le Cône, dit Magitot[1], est la forme rudimentaire primi-« tive du système dentaire... C'est le type conoïde vers lequel

1. E. Magitot. — Traité des Anomalies du Système dentaire chez l'Homme et les Mammifères. Paris, 1877.

« s'observent les tendances de régression de la part des formes « supérieures lorsqu'elles sont frappées d'*aberrations térato-* « *logiques.* »

Cela est vrai, ainsi que le remarque le regretté MAGITOT, chez l'Homme et chez les Mammifères. — A quoi il faut ajouter cette restriction : *chez les Mammifères terrestres seulement.* Car chez les Mammifères marins, ces régressions dentaires ne sont nullement dégénératives, étant la conséquence même de la Régression ichthyoïde. Cette dernière, répétons-le, est normale dans son but, mais ne devient anormale que par le fait d'adaptations insuffisantes. Or, le Thalassothérien que les simplifications dentaires rapprochent de plus en plus du Poisson — dont les dents sont normalement préhensives, nombreuses, coniques et dépourvues d'émail, — ne subit donc, de ce fait, que des mutations régressives parfaitement normales. Et c'est précisément chez le *Dauphin*, où la régression dentaire est maxima, que l'adaptation marine devient maxima également. Par contre, *on note chez le même Dauphin le minimum de stigmates dégénératifs de tous les Cétacés. Il est le plus « ichthyoïde » des Thalassothériens-Mammifères, de même que l'Ichthyosaure est le plus « ichthyoïde » des Thalassothériens-Reptiles. C'est ce qui explique la convergence de leurs dentures.*

Chez les *Cétacés denticètes*, en général, on constate la régression ichthyoïde insensible de la dentition. Il y a simplification et augmentation du nombre des dents. Les molaires du fond sont réduites, et dans les Mandibules qui se prolongent de plus en plus, se multiplient de nouvelles dents. Chez les *Archeocètes*, chez *Squalodon* notamment, les dents primitivement à 2 et à 3 racines, n'en ont plus qu'une seule. Vers la fin de la régression ichthyoïde, les dents cessent complètement d'être différenciées. Il n'y a plus d'abord que deux types et, vers le terme de la Régression, plus qu'un seul, de dents coniques et uniformes, comme chez le *Dauphin*.

Chez les *Pinnipèdes*, s'observe également la transformation des molaires en dents préhensives, conoïdes, simplifiées, la canine seule restant développée. Mais la régression est bien moins accusée que chez les Cétacés denticètes.

Enfin chez les *Siréniens, Dugong* conserve, outre les défenses, 6 molaires à chaque mâchoire; il est vrai que le rôle fonctionnel de ces molaires a cessé d'exister, dévolu qu'il est à des plaques cornées. Chez *Felsinotherium*, *Miosiren* et *Halitherium*, les molaires étaient encore fonctionnelles (Abel). Enfin *Rhytina* n'avait plus de dents du tout. Donc ici la Régression ichthyoïde dentaire a été pour ainsi dire nulle. L'adaptation a suivi simplement le changement du régime alimentaire.

Il est arrivé, en effet, que, dans le cours de la Régression ichthyoïde, certains Thalassothériens aient été amenés à adapter leur dentition à un autre genre de nourriture que celui pour lequel ils s'étaient adaptés tout d'abord. Lorsque, par exemple, d'*Ichthyophages*, les Cétacés sont devenus *Molluscophages*. Alors leurs dents préhensives nombreuses deviennent broyantes et se réduisent de plus en plus, comme chez les *Zyphiidés*. On a noté également des transitions des denticètes aux mysticètes, chez *Mesoplodon bidens* principalement (Abel). Mais cette transition n'a pas été brusque et s'est opérée insensiblement jusqu'à la *Baleine*.

Les anomalies dentaires franchement dégénératives constituent en somme le petit nombre, chez les Thalassothériens. Elles s'observent principalement dans le groupe des *Physéthérides* (*Cachalot*, *Narval*) d'ailleurs parfaitement caractérisés, en tant que Dégénérescence, par leur Gigantisme acromégalique, non moins que par leur énorme asymétrie cranio-faciale.

Quant à leur dent offensive (toujours maxima chez le mâle, ainsi qu'il en est de toutes les dystrophies dégénératives), elle est, de même que le museau des *Zyphiidés* dont nous venons de parler, les défenses des *Morses*, des *Proboscidiens*, etc... une simple adaptation de fortune d'une hypertrophie avant tout pathologique.

Nous démontrons plus loin la nature tératologique des défenses des Mastodontes et des Éléphants. (Voir 5e Partie.) Quant à celle des *Morses*, elle est prouvée par leur stucture histologique, bien étudiée par mon distingué ami H. Neuville. *Ce dernier a fait voir, en effet, que les défenses des Morses recélaient à l'état ordinaire dans l'intimité de leur tissu de dentine, lui-même hyperplasique, un noyau axial calcifié d'ostéo-dentine, bien évidemment tératologique*[1], *ainsi que le reconnaît l'auteur.*

### 3° Asymétrie cranio-faciale des Cétacés.

L'asymétrie cranio-faciale, que les Cétacés présentent tous à un degré plus ou moins accusé (maximum : Physeter) est leur stigmate de Dégénérescence à la fois le plus caractéristique et le plus évident. En effet, si l'on s'en rapporte à ce que nous observons chez l'homme actuel — et ce nous doit toujours être le prototype, en matière de Dégénérescence — l'Asymétrie cranio-faciale est un stigmate dégénératif grave, incontestable et incontesté. La capsule osseuse cranienne n'étant, chez les animaux quels qu'ils soient, que le reflet de son contenu : l'encéphale, toute anomalie du *contenant* telle que l'asymétrie, doit trouver sa raison d'être dans le *contenu*. C'est, en effet, ce qu'on observe invariablement chez l'homme où toute asymétrie cranio-faciale révèle une tare cérébrale toujours grave, quoique variable, telle que : atrophie ou arrêt de développement, hypertrophie, épilepsie, vésanies diverses, etc...

*Donc, à un crâne anormal correspond toujours un cerveau anormal.* Mais la réciproque n'est pas vraie. Et telle a été

1. H. Neuville. — *Sur une dent d'origine énigmatique.* Paris, 1907, Schleicher, p. 56, fig. 31.

l'erreur de Lombroso et de son école qui ont prétendu à tort que toute anomalie cérébrale (la folie criminelle notamment) avait nécessairement pour reflet extérieur une anomalie cranienne. Mais ce côté de la question n'offre aucun intérêt pour nous et il n'y a pas lieu de s'y arrêter. L'essentiel est que nous sachions que *l'asymétrie cranienne prouve certainement l'existence, soit d'une anomalie, soit d'une lésion encéphalique quelconque.* Sans doute, en vertu de la « *loi d'atténuation* », déjà relatée et dont la détermination se fera plus loin (Voir 2e Partie), la gravité des stigmates en général diminue en passant de l'homme aux animaux ; mais il n'en reste pas moins que le stigmate existe : ce qui assure le diagnostic de Dégénérescence.

*C'est pourquoi je crois pouvoir conclure de la manière la plus affirmative que l'Asymétrie cranio-faciale des Cétacés est un stigmate de Dégénérescence.*

Il ne faudrait pas cependant, à l'exemple de Haeckel et d'autres, la confondre avec les asymétries des *Pleuronectes* ou des *Pagures*. Car l'asymétrie oculaire des premiers est purement fonctionnelle et adaptative, c'est-à-dire normale; celle des seconds est encore une simple adaptation à la vie parasitaire. Elles ne sont donc ni l'une ni l'autre, des stigmates dégénératifs; tandis que l'asymétrie cranio-faciale des Cétacés est, je le répète, un stigmate tout à fait incontestable. Et voilà pourquoi nous nous voyons obligé de rejeter *de plano* et de la manière la plus complète — ici du moins — toutes les théories purement mécaniques de morphogénèse quelles qu'elles soient et si ingénieuses qu'on puisse les trouver par ailleurs, théories invoquées par Kückenthal, Houssay et Abel.

La raison pour laquelle, contrairement à ce qu'on observe en général, chez tous les autres animaux, la Dégénérescence des Cétacés affecte, comme chez l'homme, le cerveau lui-même, provient uniquement de ce fait que l'encéphale de ces animaux marins étant relativement très évolué, si on le compare à celui de la plupart des autres, la Dégénérescence se porte de préférence — toujours, comme chez l'homme — sur l'organe le plus différencié. [Voir page 90 : Loi d'Atténuation.]

Or l'étude du cerveau des Cétacés reste encore à faire, au point de vue normal même, et cela, malgré les importants travaux de Et.-G. Saint-Hilaire et Cuvier, Guldberg, Kückenthal, Van Beneden et Gervais, Pouchet et Beauregard, Max Weber, etc...

Cette insuffisance de données anatomiques résulte de ce fait que le cerveau des *Cétacés* que l'on a pu autopsier, est le plus généralement dans un état de décomposition tellement avancé que maint détail important échappe à l'examen complet. Malgré cela, tous les Zoologistes ont été frappés de la grande différenciation qu'offre le cerveau de ces Thalassothériens. Et déjà Serres et Gratiolet disaient, à propos de l'autopsie d'un jeune *Rorqual*[1] :

« Les Cétacés sont le groupe le plus inférieur des Mammi-
« fères... ce qui est en contradiction avec le développement
« remarquable de l'Encéphale... L'union paradoxale d'une
« forme inférieure dégradée avec un Encéphale si parfait,
« mérite l'attention. »

Le professeur Abel, alors qu'il était l'assistant du professeur Dollo, a fait une étude spéciale de l'espèce *Choneziphius planirostris*, Cuvier ; *espèce disparue* (l'asymétrie cranio-faciale, nous explique pourquoi) au Boldérien d'Anvers (Miocène supérieur). Cette étude est basée principalement sur la belle série des quinze crânes du musée de Bruxelles. Étant exclusivement paléontologiste, Abel explique — cela va de soi — *l'asymétrie cranio-faciale avec agénésie unilatérale*, que ces pièces offrent toutes au maximum et avec la plus parfaite

1. Serres et Gratiolet. — C. R. A. S., 1861, p. 622-625.

netteté, les explique, dis-je, par des théories mécaniques plus ou moins analogues à celles de Kückenthal.

Or, je propose à quiconque sait la valeur dégénérative de l'asymétrie cranio-faciale humaine (surtout accompagnée d'agénésie unilatérale), d'aller au Musée d'histoire naturelle de Bruxelles ; je n'hésite pas à le dire : comme moi, il en reviendra absolument convaincu !

Enfin le même Abel fait remarquer que chez *Monodon Monoceros* (*Narval*), « *l'asymétrie du crâne est commune à* « *toute l'espèce*[1], de telle sorte que le déplacement des os, « notamment dans la région frontale, se fait *vers la gauche* ».

Or, ce déplacement, avec atrophie crânienne, qui constitue ce qu'en tératologie on appelle l' « *agénésie unilatérale du crâne* », s'opère également *à gauche*, chez *Choneziphius planirostris et chez les autres Cétacés en général*.

Il en est de même chez l'*Homme actuel*, où l'altération dystrophique cranio-faciale existe aussi le plus généralement *à gauche*.

On le voit : *l'identité des lésions anatomo-pathologiques est complète, absolue chez les Cétacés et chez l'Homme actuel.*

1. O. Abel. — *Les Dauphins longirostes du Boldérien des environs d'Anvers*. Mém. Musée Roy. d'Hist. Nat. Belgique, 1901, p. 32 et suivantes. — Cette constatation du professeur O. Abel, à savoir que chez le *Narval*, « *l'asymétrie cranio-faciale est commune à toute l'espèce* », nous est infiniment précieuse. *Elle prouve, en effet, qu'il existe des espèces entières dont le caractere spécifique, soi-disant normal, est purement et simplement un stigmate à la fois tératologique et névropathique de Dégénérescence !*

# DEUXIÈME PARTIE

## PRINCIPES FONDAMENTAUX DE LA PALÉOPATHOLOGIE GÉNÉRALE COMPARÉE. DÉGÉNÉRESCENCE OU CONTRE-ÉVOLUTION

---

## CHAPITRE III

### DE LA DÉGÉNÉRESCENCE EN GÉNÉRAL

Nous étudierons la Dégénérescence en général, chez l'Homme actuel d'abord, pris individuellement, comme dans ce chapitre et le suivant ; nous l'examinerons ensuite chez le même, réuni en collectivités sous le nom de Races. Nous prenons nécessairement l'homme actuel pour base de nos descriptions. Car, étant l'être le plus évolué de tous — du moins au point de vue cérébral — la Dégénérescence, dont le développement est directement en rapport avec celui du système nerveux, se manifeste chez lui avec ses stigmates les plus complets et les plus variés. C'est aussi, parce qu'elle y a été incomparablement le mieux étudiée et observée. Ce n'est qu'ensuite que nous pourrons entreprendre l'étude de la Dégénérescence des animaux actuels et fossiles. Quant à l'Homme fossile ancien (*Neanderthalien*), son étude spéciale fera l'objet d'un chapitre commun à celle du *gorille* avec lequel il présente des caractères frappants de ressemblance, au double point de vue de l'Anatomie normale et surtout pathologique.

## § 1. — De la Dégénérescence en général chez l'homme actuel

Chez l'homme actuel, la Dégénérescence se manifeste par les altérations les plus diverses, soit du ψυχή, soit du σῶμα, soit des deux à la fois, d'où les deux grandes divisions établies par Magnan des *Anomalies*, *Tares* ou *Stigmates de Dégénérescence* ; à savoir :

1° *Stigmates moraux*, divisés en stigmates *psychiques* et stigmates *névropathiques*, suivant que les altérations portent principalement sur le cerveau seul ou sur la moelle et les nerfs.

2° *Stigmates physiques*, *somatiques*, *morphologiques*, ou *tératologiques*, comme on les a encore appelés et comprenant à la fois les lésions du squelette et celles des parties molles.

A ces deux divisions principales, Ch. Féré en ajoute une autre :

3° *Stigmates fonctionnels* où l'on considère surtout les troubles des diverses fonctions dont ceux de la génération sont de beaucoup les plus importants, ainsi que je me suis efforcé de le faire ressortir. C'est pourquoi j'ai proposé de créer une catégorie spéciale de stigmates : « les *Stigmates obstétricaux* », comprenant avec toutes les anomalies de la conception, de la grossesse et de l'accouchement, la stérilité, la diminution de la natalité, la mortinatalité, la gémellité, la grossesse ectopique, les présentations anormales, etc.

J'y rattachai de plus certaines affections puerpérales dont j'ai démontré la nature dégénérative et spéciales à l'espèce humaine, mais que l'on doit évidemment éliminer du groupe, en passant aux animaux. Il faut donc donner à ces stigmates la seule appellation qui leur convienne en Biologie générale, à savoir : celle de « *Stigmates de la génération* » [1].

1. Je crois devoir maintenir cette catégorie de stigmates, n'en déplaise à certains accoucheurs qui ont plus ou moins pris parti, à la suite de

## Loi de solidarité ou de corrélation des Stigmates.

Les divisions que nous venons d'établir dans les Stigmates de la Dégénérescence — comme toutes les classifications biologiques — ne sont que des moyens de l'esprit aidant l'étude des faits. En réalité, les Stigmates n'étant que des manifestations d'une seule et même cause, se trouvent le plus souvent confondus dans les cas de Dégénérescence.

Pajot principalement — *dans les théories mécaniques des présentations anormales* où l'on se borne à mesurer au compas les dimensions relatives du bassin féminin et de la tête fœtale. Les miennes venaient porter un coup mortel à ces dernières en démontrant l'*hérédité dégénérative des présentations anormales, même par les mâles,* dont nous donnions des preuves absolument incontestables [Voir (pp. 38 à 46 et *Appendice historique*, pp. 185 et suiv.) la thèse citée de H. Larger].

Au premier rang des accoucheurs se trouvant dans ce cas fâcheux, marquait précisément mon ami d'alors, M. le professeur Pinard, le grand maître de l'Obstétrique française. Ce dernier venait de produire son *Traité du palper abdominal*, justement renommé d'ailleurs. Or, dans les 70 pages de Préface du même ouvrage, Pinard avait ardemment défendu les théories mécaniques. — *Inde iræ !*

Aussi me fit-il, dès l'abord, une opposition acharnée. — Oh ! dans le privé seulement, où il faisait valoir des objections dénotant une ignorance à peu près complète des lois les plus élémentaires de la Dégénérescence, objections, aussi bien, que mon fils n'eut pas de peine à réfuter (voir pp. 12 et suiv. thèse citée). Certes, je ne pensais pas, à cette époque, que j'avais affaire au futur *Vice-Président de la Société eugénique* (sic) !...

Dans l'espoir d'amener M. Pinard à une discussion publique jusque-là prudemment éludée par lui, je le suivis au *Congrès de Gynécologie et d'Obstétrique* de Nantes en septembre 1901. Ce fut, hélas, en vain et le même Pinard ne m'y combattit que... dans les couloirs ! — Ce qui lui valut de la part du professeur Hervouet, un article de mercuriale (déjà cité) dont je me garderai bien de reproduire les termes à la fois beaucoup trop flatteurs pour moi et... pas assez, peut-être, pour mon adversaire ! La dernière phrase suffira pour donner une idée du ton général : « ....Enfin, il y a autre chose et il importe de tenir compte du caractère humain, et nos savants et chers obstétriciens (lisez : Pinard), après tout, sont des hommes. Si l'idée de M. Larger leur était venue, à eux, ils l'auraient probablement trouvée très bonne... Ça, c'est une supposition. » — Signé : « Hervouet, professeur de Pathologie interne à l'École de Médecine ».

Enfin, pour clore la série : on m'a montré un article du *Bulletin Médical* reproduisant une leçon clinique du même professeur Pinard sur la *Pathogénie dégénérative* (sic) *de la Gémellité* — c'est précisément ce que j'ai démontré, — leçon où, bien entendu, il n'est pas plus question de son adversaire de 1901, que s'il n'avait jamais existé !

Mais s'ils sont généralement plus ou moins solidaires les uns des autres, ce serait exagéré de dire qu'ils le soient invariablement. Telle a été précisément, ainsi que nous l'avons vu, l'erreur de Lombroso dont l'opinion fut réfutée d'ailleurs par tous les psychiâtres, erreur consistant à affirmer que les tares cérébrales trouvent *toujours* leur reflet tératologique sur la boîte osseuse cranienne ; d'où sa description fameuse du « *crâne du criminel-né* ».

Cette loi de solidarité ou de corrélation des Stigmates de la Dégénérescence n'est, par le fait, que l'application à la pathologie, de « la loi de Corrélation des caractères (normaux) de Cuvier ».

Dans la Dégénérescence, les Stigmates physiques ou tératologiques quels qu'ils soient, — et ce sont ceux qui intéressent presque exclusivement le paléopathologiste — *les stigmates physiques, dis-je, ne sont que des manifestations extériorisées de la maladie générale qu'est la Dégénérescence.* Il suffira donc de constater la présence d'un seul de ces Stigmates, pour avoir le droit de conclure à l'existence certaine de la maladie et même parfois jusqu'à son degré de gravité.

### Différence de gravité des Stigmates. Les « indices de Dégénérescence » des Prédisposés ou Semi-Dégénérés. — L'œuvre de Ch. Féré.

Or la gravité des Stigmates peut être fort variable. S'ils suffisent parfois à déterminer, soit la mort, soit la stérilité des individus, soit l'extinction presque immédiate de leur descendance, *très souvent chez l'homme — et bien plus souvent encore chez les animaux — ces résultats ne sont obtenus qu'après un long, ou même, un très long espace de temps et après de très nombreuses générations successives.*

C'est ce qu'on peut appeler : « *la manière large* » de concevoir la Dégénérescence, manière inaugurée par Charles Féré, continuée par GALIPPE et quelques autres, dont nous-mêmes, par opposition à celle qui a cours le plus généralement et qu'on peut dénommer : « *la manière étroite* », c'est-à-dire celle où l'on exige les Stigmates les plus graves pour affirmer l'existence de la Dégénérescence. En un mot, nous cherchons à dépister la Dégénérescence dès ses premiers prodromes et n'attendons pas, pour faire le diagnostic, que la maladie en soit arrivée à la période d'état où l'évidence « nous crèvera les yeux », comme l'on dit. On ne contestera pas que notre façon d'agir ne soit infiniment plus scientifique que ne l'est celle du camp opposé !

Dans certains cas, en effet, la défense de l'organisme est si faiblement diminuée, que la natalité n'en paraît nullement affectée tout d'abord. Mais les générations subséquentes n'en portent pas moins la marque de la Dégénérescence par le léger Stigmate héréditaire dont elles sont porteuses et auquel elles ajoutent successivement leurs Stigmates acquis.

Si dans cette occurrence, les conditions intérieures ou extérieures viennent à être changées par une cause quelconque, ces mêmes individus ne pourront faire les frais de ces changements aussi bien que d'autres qui sont restés parfaitement normaux ; dans ce cas, dis-je, la Dégénérescence aura atteint son but fatal et toute la descendance disparaîtra.

Il y a bien à tenir compte des chances de Régénération ; mais nous verrons qu'elles sont minimes, pour ne pas dire nulles !

Les individus si légèrement touchés par la Dégénérescence, ont été appelés : « *les Prédisposés* ». Et cette « *semi-Dégénérescence* » à forme très retardée, sans doute fréquente chez l'Homme, l'est infiniment plus encore chez les animaux vivants et fossiles. — Nous en verrons la raison sans plus tarder — Mais la grande importance du sujet nous oblige d'y insister de suite.

Chez les Prédisposés humains, ces Stigmates sont parfois tellement légers, qu'ils en paraissent négligeables, à un examen superficiel. Ch. Féré, avec la minutie extrême du parfait observateur — minutie que certains mandarins à courte vue ont même lourdement plaisantée! — Ch. Féré, dont le nom mérite d'être retenu par les paléontologistes, car c'est lui surtout qui nous a révélé l'importance souvent négligée de cette forme atténuée de la Dégénérescence, et à laquelle nous verrons jouer le rôle le plus considérable en paléopathologie; Ch. Féré enfin a relevé un grand nombre de ces petits Stigmates, que l'on pourrait appeler des « *Indices de Dégénérescence* » et qui n'avaient été que peu ou pas soupçonnés avant lui.

Je renvoie à son travail pour la description de ces divers « Indices de Dégénérescence ».

Je signalerai cependant *certaines asymétries cranio-faciales ou autres* — je ne parle pas, bien entendu, des asymétries très légères que l'on considère, à juste titre, comme normales; mais des asymétries suffisamment accusées pour être franchement tératologiques, quoique perceptibles seulement à l'œil exercé du médecin. Tels sont encore : *une voûte palatine ogivale, une fissure palatine à peine marquée, une luette bifide, un os intermaxillaire légèrement procident, etc.* Ce sont autant de caractères qui, pour des esprits non informés, passeront pour des ressemblances dues à l'Hérédité normale ; mais qui n'en sont pas moins, sans contestations possibles, *des rudiments du bec-de-lièvre*. Citons encore : *certaines défectuosités à peine apparentes de l'oreille externe, telles que : ourlet mal dessiné, aplatissement des cartilages, saillie du pavillon, atrophie ou hypertrophie de son lobe, etc.* Innombrables, je le répète, sont ces signes révélateurs de la Dégénérescence et qui vont jusqu'au moindre *nævus* (*tache de vin*) et au plus petit « *grain de beauté* » faisant, il est vrai, la gloire de certaines personnes, lesquelles cependant, pour peu qu'on y regarde de près, n'en ont pas moins une hérédité dégénérative plus ou moins chargée !

Je discerne déjà ce reproche que j'ai souvent entendu résonner à mes oreilles : « *Mais alors tout le monde est dégénéré !* » — Mais parfaitement ! Dans les races trop civilisées du moins, ou trop spécialisées, comme on dit en Paléontologie — peu de familles, en effet, sont absolument normales. Et plus ces familles sont cultivées et plus elles comptent de dégénérés ! Et voilà pourquoi, étant toutes plus ou moins « *prédisposées* », elles finissent par disparaître pour faire place à des Races *indemnes de Dégénérescence.*

N'est-ce pas ce que l'Histoire, d'une part et la Paléontologie, de l'autre, démontrent de la manière la plus incontestable ?

C'est surtout par l'étude de la Paléontologie spécialement approfondie par nous, au point de vue de la Dégénérescence, que s'est assise définitivement notre conviction. Nous y voyons, en effet, des groupes entiers d'animaux débuter par *la Prédisposition* et atteindre insensiblement ensuite la *Dégénérescence avérée*, pour finir enfin dans la *Dégénérescence complète* et disparaître définitivement.

Les Romains, on le sait, avaient l'habitude de gratifier chaque lignée de citoyens d'un surnom tiré de son caractère physique ou moral. Parmi eux l'on peut citer les *Lentulus,* les *Pisons,* les *Cicérons*, tous porteurs de « signes » qui n'étaient certainement que des *signes de Dégénérescence*. Mais les plus curieux de tous sont certainement les *Agrippas*.

« Chez les Romains, dit Henri Larger (*loc. cit.*, p. 185), le « surnom d'Agrippa était décerné à ceux qui naissaient par « les pieds. Tel naquit Marcus Vipsanius Agrippa, le gendre « d'Auguste, et sans doute aussi Menenius Agrippa, le tribun « de la République.

« Ils avaient remarqué, de plus, que ceux qui naissent

« ainsi, c'est-à-dire « *contre nature* », *sont voués à un mauvais* « *destin, tant par eux-mêmes que par leur descendance.* Cela ne « revient-il pas à dire, dans un langage moins imagé, que « ce sont des dégénérés ? »

— Suit un passage de PLINE L'ANCIEN disant que : « toute la « race d'AGRIPPA fut fatale à la terre, surtout par les deux « AGRIPPINE, qui mirent au monde CALIGULA et NÉRON, *nés* « *comme lui par les pieds, ces fléaux du genre humain* », ajoute-il. Et plus loin : « AGRIPPINE, mère de NÉRON, a écrit que son « fils *naquit les pieds les premiers* ». Enfin un autre passage d'AULU-GÈLE, révèle que « *les enfants nés par les pieds ont été* « *appelés Agrippa, mot formé de aegritudo (maladie) et pes (pied).* « *D'autres disent de : aegre partus, né péniblement.* »

C'est en même temps, nous l'avons déjà souligné, une preuve éclatante de l'hérédité des présentations anormales, même par les mâles, et, partant, de la réalité des « Stigmates « obstétricaux de la Dégénérescence ».

Cet usage romain du surnom tiré d'un caractère dégénératif s'est continué jusqu'à nos jours et j'ai connu personnellement deux familles appelées, l'une du nom de « X... *petit-pied* » et l'autre, celui de « Y... *six pouces* », à cause de la *transmission héréditaire homologue du pied-bot ou d'un pouce supplémentaire, depuis de nombreuses générations.*

Parfois même des familles se sont rencontrées pour tirer littéralement jusqu'à leur nom patronymique lui-même, de celui d'un indice de dégénérescence — que je ne puis préciser ici sans nommer par le fait même la famille dont il est question. J'ai sous les yeux le tableau généalogique complet de cette même famille. Tableau qu'a bien voulu dresser pour moi mon cher neveu H. DE LAGUÉRENNE, rompu à ce genre de recherches.

Elle est de noblesse de robe assez ancienne et remonte fort avant dans le XIV$^{e}$ siècle.

Elle a même été illustrée, peut-on dire, par plusieurs de ses membres (Dégénérés supérieurs) et s'est multipliée jadis en de nombreux rameaux disparus successivement. Aujourd'hui ces rameaux en sont réduits à *un seul*, lequel marque évidemment la dernière étape de la Contre-Évolution de cette souche.

Rappelons enfin les *familles royales*, toutes généralement composées de Prédisposés, comme nous le verrons plus loin, et parmi lesquelles se transmet souvent, par hérédité homologue un même signe de Dégénérescence, comme la *lippe et le prognatisme* des Habsbourg. GALIPPE a relevé, sur tous les portraits anciens de cette famille, l'existence de ce même indice dégénératif lequel remonte jusqu'à MARGUERITE DE BOURGOGNE et jusqu'aux VALOIS ! De temps immémorial donc, la « lippe » se confond avec les caractères morphologiques normaux de cette race qui a compté à des époques diverses, comme l'on sait, de nombreux dégénérés de toute nature, tant supérieurs tels que CHARLES-QUINT, ou inférieurs, tels l'empereur actuel FRANÇOIS-JOSEPH, le prince impérial RODOLPHE, JEAN ORTH, etc.. — Des épileptiques, des aliénés, etc.

Car il faut bien appuyer sur ce fait que dans toutes ces familles, sans exception, dites de « Prédisposés », se remarquent toujours des cas plus ou moins nombreux de « Dégénérés graves » : des fous, des épileptiques, des anomalies nombreuses de la génération, etc., etc.. Ces cas sporadiques de Dégénérescence grave, on a le plus grand tort de les considérer, le plus souvent comme étant l'effet du hasard, des « *explosions* », des « *mutations brusques* », etc., ainsi qu'on les appelle en zoologie, alors qu'ils ne sont que la conséquence logique et l'expression même du caractère dégénératif que présente l'ensemble de la famille.

Nous n'en finirions plus si nous passions, pour les relever, aux « *indices de Dégénérescence morale* (*psycho-névropathique*) tels que *tics*, *manies*, *bizarreries de caractère*, etc., etc., qui se transmettent également par hérédité dans les familles, en apparence les plus normales. Tout le monde en connaît certainement des exemples et cela nous entraînerait trop loin de notre but exclusivement paléopathologique

Quant aux Stigmates tératologiques homologues dont nous venons de signaler la longue transmission héréditaire dans les familles de prédisposés, si nous avons jugé à propos de nous y appesantir c'est uniquement dans le but de fixer à cet égard l'opinion des Zoologistes et des Paléontologistes et pour nous efforcer de leur démontrer, ce sur quoi nous nous permettons d'attirer plus particulièrement leur attention, à savoir :

1° Qu'à côté de la Dégénérescence brusque, c'est à dire, plus ou moins immédiatement grave; à côté même de la Dégénérescence lente telle qu'elle se rencontre dans les formes moyennes, il existe une Dégénérescence à forme très retardée, bénigne — du moins à ses débuts — appelée : « *Semi-Dégénérescence* » ou « *Prédisposition.* »

2° Que cette Semi Dégénérescence peut conserver son caractère bénin, avec ou sans bouffées aiguës plus ou moins fréquentes, à travers des générations en apparence infinies. Le tout, sans diminution sensible des forces vitales. parfois même, sans retentissement appréciable sur la natalité *Ce qui caractérise souvent la Dégénérescence, c'est l'*ABSENCE DE RÈGLE FIXE Et l'on voit indifféremment, dans la même famille, des cas de *stérilité* ou de *gemellité, parfois même, des poussées de fécondités inattendues alternant avec des cas de stérilité, des morts prématurées ou des longévités extraordinaires, etc...* TOUT, EN UN MOT, Y EST ANORMAL.

3° Que les caractères Indices ou Stigmates) de cette forme légère de Dégénérescence peuvent se confondre intimement avec les caractères de l'Évolution normale.

4° Enfin que cette Dégénérescence bénigne étant essentiellement *progressive* comme l'est toute Dégénérescence [voir la Définition, p. 16], devient, avec le temps, forcément grave, par l'acquisition successive de nouveaux Stigmates se surajoutant par l'hérédité aux Stigmates légers primitifs et finissant par déterminer, à une époque plus ou moins éloignée, selon les cas, mais fatalement, l'extinction complète et définitive de la descendance.

### § 2. — De la Dégénérescence en général chez les animaux actuels et fossiles. — « Loi d'atténuation des Stigmates » comparés a ceux de l'homme.

Dans toute machine, les troubles déterminés par une défectuosité partielle affectent l'ensemble du travail fonctionnel, d'autant plus sérieusement, que cette même machine est plus compliquée. Ce qui est vrai en Mécanique, l'est *à fortiori* en Biologie. Dans un organisme animal, en effet, si peu élevé soit-il, les parties sont infiniment plus solidaires les unes des autres, non seulement que dans la machine la plus complexe, mais encore, que dans les organismes très inférieurs à système nerveux peu ou pas différencié, et encore plus dans ceux des Végétaux qui en sont totalement dépourvus. *Car, ce qui, jusqu'à présent du moins,* [1] *constitue le caractère hautement distinctif de l'animal, c'est la présence d'un système nerveux multipliant d'une façon incomparable cette solidarité des différents éléments entre eux.*

Et plus le système nerveux sera développé et centralisé, plus cette solidarité deviendra étroite. Plus en un mot, l'animal sera évolué, plus la moindre altération d'une de ses parties impressionnera fâcheusement l'organisme tout entier.

Inversement, moins l'Evolution sera avancée et moins s'ac-

1. Dans ces derniers temps, il est vrai, on a avancé que certaines plantes elles-mêmes étaient douées de nerfs ; mais il ne semble pas que le fait ait pû être encore définitivement établi.

cusera cette impressionnabilité. Si bien que les lésions les plus graves d'un ou même de plusieurs organes pourront exister parfois, sans retentissement général appréciable chez un animal inférieur à Système nerveux de plus en plus décentralisé et alors qu'une tare locale presque insignifiante, d'un animal à cerveau centralisé au maximum, tel que l'est celui de l'homme, provoquera la formation d'autres tares concomitantes et entraînera de suite sa propre perte ou celle de sa descendance.

Ces vérités auront certainement l'évidence d'axiomes pour tous les biologistes quels qu'ils soient. Il m'a paru indispensable cependant de les remémorer devant eux, afin de leur faire saisir, au premier abord, la différence qui doit nécessairement exister dans le nombre et la gravité des tares dégénératives, selon le degré d'évolution de l'animal chez lequel elles se manifestent.

Ils ne devront faire que peu de cas relativement du degré de l'Évolution du *corps* de l'animal dans ses organes autres que le *cerveau* : l'Évolution de l'un étant parfois indépendante de celui de l'autre. Si bien que l'intelligence des animaux est loin d'être toujours proportionnelle au degré élevé qu'ils occupent dans l'Échelle.

Nous en avons déjà signalé un exemple chez la *Baleine et l'Éléphant*. Nous rappellerons encore *le cerveau très différencié, avec circonvolutions* de l'*Abeille*. Le *Mouton* par contre, quoique le dernier venu des Ruminants et le plus différencié d'entre eux, est certainement le plus stupide de tout le groupe! etc...

Les Pathologistes, médecins et vétérinaires, savent en outre que les symptômes et la gravité des maladies varient souvent du tout au tout, non seulement suivant l'espèce de l'animal, mais encore, selon sa variété ou sa race, son âge ou son sexe, son milieu, etc... Nous verrons en effet, que les Nègres d'Afrique jouissent d'une immunité à peu près complète pour certaines maladies qui affectent les Blancs. Est-il besoin de rappeler que les maladies de l'enfance ne sont pas celles de la jeunesse, de l'âge mûr ou de la vieillesse? Que celles des pays chauds ne sont pas celles des pays froids ou tempérés? etc., etc... Tout cela est si parfaitement établi qu'il est à peine besoin d'y insister. L'on sait d'autre part que, s'il est une loi de Biologie générale bien démontrée, c'est celle de la *variabilité de la signification fonctionnelle d'un même organe.* Ce qui est vrai à l'état normal, l'est non moins à l'état pathologique.

Ce serait donc une erreur complète que de prétendre appliquer rigoureusement à tous les animaux, la description des Stigmates de la Dégénérescence de l'homme. Au regard de tous les autres animaux, en effet, les stigmates humains ne constituent qu'un *type maximum* dont les degrés de gravité, aussitôt qu'on descend l'échelle, s'abaissent brusquement d'abord, comme chez les *Anthropoïdes*, plus graduellement ensuite, jusqu'à se réduire presque à zéro, dès les Vertébrés les plus inférieurs. Quant aux Invertébrés, où, d'une part, le système nerveux et la vie en général se localisent de plus en plus et où, d'autre part, la plasticité s'accuse progressivement en remontant vers l'origine du phylum ; l'on comprend du reste que, dans ces conditions, les manifestations de la Dégénérescence soient, dans l'état actuel de la Science, presque impossibles à suivre — du moins avec la même précision que chez les Mammifères supérieurs. — C'est, aussi bien, la raison pour laquelle nous avons choisi ces derniers principalement pour objectif.

Ce qui ajoute encore à la difficulté, c'est que, chez les animaux inférieurs : vertébrés et, par-dessus tout, invertébrés, telle mutation qui est dégénérative chez un mammifère supérieur, peut être le plus facilement du monde confondue avec une mutation normale. Nous avons déjà rencontré ce cas, à propos des dégradations déterminées par la fixation ou l parasitisme Mais alors il reste, comme nous l'avons vu, défaut de tout Stigmate physique évident, il reste, dis-je, l présence ou l'absence des *Stigmates de la génération*. La fécon dité extraordinaire des parasites nous a servi, en effet, d criterium pour dénier, à ces animaux, la qualité de *dégénéré francs*.

De tout ce que nous venons de dire — et de ce qui s'affir mera de plus en plus par la suite, — nous pouvons déduire la loi générale suivante, s'appliquant à la Dégénérescence de tous les animaux sans exception :

**Loi d'Atténuation.**

« *La complexité et la gravité des Stigmates de Dégénérescence* « *dans toute la Série animale, sont fonctions du degré d'Evolu-* « *tion du Système nerveux de l'être que l'on ne considère.* »

Aux remarques précédentes. nous pouvons encore ajouter celles-ci :

Le Système nerveux, en effet, est le grand régulateur, non seulement du fonctionnement de tous les organes, mais encore du *trophisme* de tous les tissus. La moindre altération de ce même régulateur doit donc se traduire, dans tous les sens et à la fois, par des troubles fonctionnels et trophiques les plus variés. Et plus les fonctions seront différenciées, plus les altérations — lesquelles sont le plus généralement, nous le verrons, des *Dystrophies*, [exemples : LE GIGANTISME ET L'ACROMÉGALIE] — plus, dis-je, les altérations, c'est-à-dire, les Stigmates acquerront d'importance et de solidarité. D'où résulte une augmentation de gravité et de complexité des « *Stigmates concomitants* ». *D'où il vient aussi que l'homme présente un maximum de Stigmates, à la fois comme nombre et comme gravité.*

Au contraire, chez les animaux pluri ou multicentraux, la

dispersion et aussi la simplicité de ces *Régulateurs*, détermineront forcément la diminution de leur entière vulnérabilité et, par conséquent, de l'importance de celle-ci vis à vis de l'organisme général. Ces mêmes particularités anatomiques expliquent la faiblesse de leur retentissement pathologique sur ce dernier.

Peut-on, en harmonie avec ces faits, admettre l'existence de « *Dégénérescences partielles* » chez certains animaux inférieurs, c'est-à-dire, celles où les lésions restent localisées à un organe ou à un système, sans retentissement fâcheux sur les organes essentiels à la vie? — Cela me paraît fort probable et pourra se vérifier surtout chez les Invertébrés. Déjà, en effet, chez les Vertébrés inférieurs eux-mêmes, il existe quelque chose de semblable. C'est ainsi que certains *Elasmobranches géants*, tels que *Lamna* et *Carcharodon*, sont doués d'un système nerveux assez peu concentré. Or, contrairement à ce qui se voit d'habitude où les animaux atteints de GIGANTISME s'éteignent rapidement, ces deux espèces se sont conservées à l'état de *géants* jusqu'à ce jour même : les premiers, depuis le Crétacé supérieur et les seconds, depuis le Miocène.

### Application de la loi d'Atténuation aux Mammifères inférieurs Pourquoi ces derniers ne dégénèrent que peu ou pas.

La loi d'atténuation ne porte pas seulement sur les caractères des Stigmates, mais encore, sur la production ou non de la Dégénérescence générale elle-même. L'on peut se demander, en effet, pourquoi les Mammifères inférieurs (*Cheiroptères*, *Insectivores*, *Rongeurs*, *Hyrax capensis*, etc...) ne dégénèrent que peu ou pas? Les raisons suivantes l'expliquent, je crois, suffisamment :

1° Leur organisme est resté *primitif*, c'est-à-dire, qu'il a gardé son caractère général, sans *excès de spécialisation portant sur les organes essentiels à la vie.*

2° Il a été constitué, dès le début, par des *organes suffisamm* *bien construits et résistants.* — Ceux qui ont manqué de vi lité, ayant rapidement dégénéré et, partant, ayant disparu. Tels les Mammifères primitifs du Tertiaire éclipsés dès les p miers temps de leur existence; de même que succombent l enfants *débiles-nés* [tous dégénérés, comme je l'ai démontr

3° Généralement *omnivores*, ou se nourrissant d'animaux de plantes existant en toutes saisons, ils sont adaptés à to les climats, à toutes les circonstances extérieures. En outr ils se terrent ou se cachent durant la saison défavorable, ta dis que leur *nutrition est suspendue, en sommeil hibernal.*

4° *Capables dès lors de subvenir à leurs besoins, en dehors d* *changements de milieu,* ou n'en changeant pas, leur facul adaptative n'a pour ainsi dire jamais lieu de s'exercer. C'e pourquoi ils n'évoluent point. C'est même une preuve plus que l'Évolution ne trouve sa raison d'être que da l'adaptation, ainsi que nous l'avons soutenu plus haut.

*N'évoluant point, ils ne contre-évoluent pas non plus.* C'est- dire, qu'ils ne dégénèrent pas davantage.

5° Enfin, — et cette dernière raison n'est pas la moins fort — *ne présentant aucun Stigmate de Dégénérescence*, ils con servent *intactes leurs fonctions de Reproduction* lesquelles pe mettent à l'espèce de remplacer les pertes accidentelle (maladies, traumatismes, action du struggle for live, etc...) e assurer de la sorte sa durée quasi-indéfinie.

Ces différentes espèces sont généralement petites. Et l'on prétendu trouver dans leur petitesse même, la raison de leu fécondité.

Or la petitesse de la taille est un fait qui n'explique absolu ment rien : c'est ce que nous venons de dire et par-dessu tout, l'absence de traces de Dégénérescence, qui rend au con traire parfaitement intelligible la fécondité extrême de ce animaux !

### Valeurs comparées des types de Stigmates.

L'incomparable développement du cerveau de l'homme actuel nous rend parfaitement compte de la profondeur du fossé qui le sépare nettement, au point de vue de la Dégénérescence, non seulement des Mammifères qui lui sont le plus voisins, tels que les *Anthropoïdes*, mais encore de l'*homme fossile ancien* du type Neanderthal que nous étudions plus loin. Et tel Stigmate, presque négligeable en tant que fréquence au point de vue de la Dégénérescence de l'espèce humaine actuelle devient au contraire capital dans celle de toutes les espèces animales.

C'est ainsi que le Gigantisme qui n'est, dans le fait qu'une exception individuelle chez l'homme actuel, quand il y est simple, et même, un phénomène rare, quand il y est compliqué d'Acromégalie, devient au contraire de beaucoup le Stigmate le plus important par sa fréquence chez les animaux. Il se rencontre, en effet, chez tous, quels qu'ils soient : Vertébrés ou Invertébrés, depuis le Gorille jusqu'aux Foraminifères. Sa constance à la fin de presque toutes les espèces, tous les genres, familles, classes et embranchements, est même telle, que le Gigantisme des animaux actuels et fossiles est devenu incontestablement la question capitale de la Paléopathologie générale comparée et, partant, dans la recherche des causes de l'Extinction des groupes quels qu'ils soient. Et cette circonstance est d'autant plus heureuse pour nous, que cette dystrophie affectant principalement le squelette, la richesse des documents paléo-anatomo-pathologiques compense largement la pénurie que nous rencontrons par ailleurs.

On ne sera donc nullement surpris de la place prépondérante, c'est-à-dire proportionnée à son extrême importance, que nous avons accordée, dans ce travail — où elle occupera toutes les deux dernières parties — à l'étude du Gigantisme et des dystrophies qui s'y rattachent, telles que les Acron galies Et l'on verra comment il se fait que cette même qu tion domine toute la Paléopathologie comparée, toute Dégénérescence animale. puisque nous la retrouverons à ti de complication invariable, pour ainsi dire, dans la descr tion des Stigmates dégénératifs des groupes principaleme étudiés par nous.

Enfin, il va de soi qu'en Paléopathologie — voire souvent Pathologie comparée — nous ne pouvons évidemment av affaire qu'à des Stigmates physiques ou tératologiques, encore, en ce qui concerne la première, qu'à des Stigmat osseux. Mais par simple déduction, il nous est possible, da certains cas, de conclure de là à l'existence des Stigmat psycho-névropathiques eux-mêmes, ainsi que nous en avo vu un bel exemple chez les Cétacés.

### Importance des « Stigmates de la Génération ».

Quant aux « Stigmates de la Génération », leur présenc non moins que leur absence pourra souvent nous fournir d précieux renseignements pour affirmer qu'il y a ou qu'il n'y pas Dégénérescence. Cette constatation nous rendra grande ment service dans les cas surtout où, à défaut de Stigmat physique appréciable, la Dégénérescence se dissimule à l'éta latent, notamment chez certains Vertébrés inférieurs et le Invertébrés. On se rappelle que nous y avons eu recours déjà avec succès à propos des régressions des Parasites.

Mais il importe de mettre en garde les Zoologistes et les Paléozoologistes contre l'emploi inconsidéré de ce moyen adjuvant de diagnostic de la Dégénérescence. L'on doit, en effet, y apporter une certaine discrétion, autrement il pourrait conduire à l'erreur, notamment dans les cas où il s'agit non encore de Dégénérescence avérée, mais seulement de Semi-

Dégénérescence commençante où les fonctions génératrices peuvent n'être au début, que peu ou pas atteintes.

L'importance de certains Stigmates de la génération est, en effet, assez variable. Si d'un côté, la stérilité sous toutes ses formes : stérilité directe, immédiate ou d'emblée; stérilité indirecte, médiate ou retardée (comprenant toutes les dystocies) si, dis-je, la stérilité est, par définition même, — à la fois chez l'homme et chez les animaux jusqu'aux derniers — le signe pathognomonique par excellence, c'est-à-dire le stigmate décisif de la Dégénérescence avérée ; d'un autre côté, il n'en est pas de même de la diminution de la Natalité chez l'homme, et de celle de la Variabilité en plus, chez les animaux. Ces Stigmates, en effet, peuvent plus ou moins faire défaut parfois dans la Semi-Dégénérescence ou Prédisposition.

Nous avons vu notamment, en ce qui concerne l'homme, la longue durée relative des familles de Prédisposés et même parfois celle d'une certaine pluralité de leurs rameaux. Nous observons également, chez certains groupes d'animaux que nous considérons comme des Prédisposés, une longue durée d'existence et le maintien d'un certain degré de Variabilité relative.

Néanmoins quand, dans une espèce, on voit la Natalité diminuer, et aussi parallèlement, la Variabilité, c'est toujours un indice fâcheux de Dégénérescence plus ou moins prononcée et de disparition plus ou moins prochaine. C'est d'ailleurs ce qu'ont remarqué certains Paléontologistes comme Rosa, lequel a eu le tort de prendre l'effet pour la cause, ainsi que nous en reparlerons lors de la Critique des théories de l'extinction.

## CHAPITRE IV

### NATURE ET CARACTÈRES GÉNÉRAUX DE LA DÉGÉNÉRESCENCE

La Dégénérescence n'a été, jusqu'à ces derniers temp qu'une entité pathologique assez vague et même, contesté que certains médecins, plus ou moins attardés aux idées d Morel (dont nous avons signalé l'influence dans le domain de l'Histoire Naturelle) désignaient et désignent encor aujourd'hui même, d'un terme non moins vague : « l'Héré dité ».

D'autres, plus avisés, emploient le terme moins incomple « d'Hérédité pathologique ou morbide ». Mais celui de « Dégé nérescence » que nous avons adopté, à la suite de Charcot Magnan, Féré, Galippe et d'autres, paraît préférable parce que plus précis. Il consacre, en effet, l'existence intégrale de liens unissant les diverses hérédités morbides entre elles Et la réalité de ces liens est prouvée par des Stigmates com muns à ces mêmes hérédités pathologiques.

La Dégénérescence, en effet, n'est que la synthèse de toutes les maladies héréditaires dont les tares, quelles qu'elles soient, se traduisent toujours finalement par ce qu'on est con venu d'appeler les « Stigmates dégénératifs », Stigmates dans lesquels elle trouve sa caractéristique invariable.

Ce qui est incontestable, c'est qu'elle désigne une maladie constitutionnelle, c'est-à-dire générale, dont la cause intime est encore indéterminée : ce qui explique certaines divergences. Et s'il est permis d'émettre, à cet égard, une hypothèse, il semblerait qu'elle soit due à une *altération protoplasmique*. Mais la chimie seule pourra faire de cette hypothèse une réalité, le jour où elle se trouvera en mesure d'analyser et de synthétiser les albuminoïdes. Une infinité de phémomènes tant physiologiques que pathologiques s'expliqueront sans doute ainsi. Les travaux d'ARMAND GAUTHIER semblent y conduire, et le même auteur incline à faire l'application de ces idées à la détermination des Espèces. Enfin, YVES DELAGE [1] suit le mouvement et entrevoit la possibilité de les introduire dans la théorie de l'Hérédité. Or, de l'Hérédité normale à l'Hérédité pathologique, il n'y a même aucun pas à franchir.

L'hypothèse est d'autant plus séduisante, à mon avis, qu'elle explique parfaitement toute l'évolution de la Dégénérescence. Et l'on conçoit très bien pourquoi le protoplasma s'altère chimiquement par suite des intoxications microbiennes ou chimiques dont nous allons parler dans un instant ; pourquoi ensuite, de plus en plus altéré dans sa composition chimique, il perd progressivement toutes ses propriétés jusqu'à la plus essentielle de toutes : la faculté de reproduction. Pourquoi l'altération se porte principalement sur le protoplasma des cellules nerveuses, le plus différencié de tous les protoplasmas. Pourquoi aussi la Dégénérescence se déploie dans ses manifestations les plus complexes et atteint le maximum de fréquence chez l'homme, lui-même, le plus différencié des organismes, au point de vue du système nerveux. Pourquoi enfin les plus différenciés parmi ces mêmes différenciés, les *hommes de génie*, sont tous, sans exception, des dégénérés On les a appelés les « *dégénérés supérieurs* ».

Quoi qu'il en soit, la Dégénérescence est constituée, comme

1. YVES DELAGE. — La Structure du Protoplasma et les Théories sur l'Hérédité, etc... 1re édition, 1895 ; 2e édition, 1903.

l'indique le regretté professeur JOFFROY[1] : « Par l'ensemble « des défectuosités organiques, d'origine héréditaire ou « acquise, qui crée des aptitudes morbides nouvelles. » *On peut dire, en effet, du dégénéré qu'il est constamment en état d'imminence morbide*, c'est-à-dire, qu'il possède une prédisposition maxima à contracter toutes les maladies et à subir toutes les intoxications. D'une part, en effet, le dégénéré s'alcoolise, se morphinise, etc..., plus facilement que l'individu normal. D'autre part, ses tissus deviennent un terrain — un bouillon de culture, si l'on veut — favorable au développement des microbes pathogènes, son système nerveux, un réactif d'une extrême sensibilité à tous les poisons microbiens ou chimiques.

*C'est, en effet,* LA MAUVAISE QUALITÉ DU TERRAIN — *il faut y insister — qui caractérise le dégénéré.*

Tout être organisé, quelqu'il soit, vit sans cesse au milieu d'une infinité de microbes saprophytes et pathogènes. Ils pullulent à la fois dans l'atmosphère qui l'entoure, à la surface de son corps et dans toutes ses cavités naturelles en contact avec le milieu extérieur. Les épithéliums de la peau et des muqueuses ont pour fonction principale de lutter sans cesse contre la pénétration de ces microbes et de leurs toxines dans les tissus. Ceux-ci sont envahis dès l'instant où ces épithéliums, altérés dans leur nutrition, opposent un obstacle insuffisant à l'invasion, laquelle devient complète au moment de la mort. Mais les moyens de défense de l'organisme vont plus loin encore et le sang renferme les *phagocytes*, ou fabrique par les glandes endocrines, les *anticorps* et autres antitoxines pour détruire les microbes ou neutraliser les poisons qui ont franchi en fraude les barrières de l'octroi.

Il est donc permis d'énoncer ceci : que *vivre c'est lutter*. Et

1. A. JOFFROY. — Leçon faite à Sainte-Anne, novembre 1899 (*in-Gazette Hebdomadaire*, 11 février 1900).

tel est le sens même que certains pathologistes — nous avons vu que dans sa définition de la Dégénérescence, MAGNAN est de ce nombre — ont donné à « la lutte pour la vie. » Mais il ne faudrait pas confondre cette dernière avec la « lutte pour la vie » (*struggle for live*) des individus entre eux-mêmes, telle qu'on l'entend depuis DARWIN. C'est même la raison pour laquelle je n'en ai pas employé les termes dans ma définition de la Dégénérescence, afin d'éviter toute confusion.

Mais loin que ces deux « *luttes* » s'excluent, il est certain, au contraire, qu'elles viennent souvent se surajouter l'une à l'autre. Cela est vrai, surtout chez les individus habitant les grandes villes, les localités infectées, etc. C'est ainsi, par exemple, que mon très regretté ami et camarade, le professeur Is. STRAUS, a pu constater la présence du bacille tuberculeux, entre autres, dans le mucus nasal de presque tous les élèves de son service.

L'individu normal, bien adapté au milieu, résiste parce que ses moyens de défense sont intacts, qu'en un mot, son terrain est rebelle aux infections. Le dégénéré, non adapté, au contraire, succombe pour des raisons tout opposées. De même que le grain de blé ne lève pas s'il est semé sur un roc dur et impénétrable, mais germe et se développe parfaitement dans un sol bien approprié.

Chez le dégénéré, toutes les fonctions de nutrition et de relation s'altèrent. La respiration et la circulation sont défectueuses. Il en résulte une hématose insuffisante, d'où : propension aux affections pulmonaires et vasculaires, à l'anémie et à l'artério-sclérose notamment. La digestion devient la *dyspepsie* ; la sensibilité, le *nervosisme*. Le système musculaire, mal nourri, mal innervé, s'atrophie. La fonction de génération surtout subit les atteintes les plus graves. Chez l'homme, ce sont des troubles génitaux variés, le conduisant à l'impuissance et à la stérilité. Chez la femme, la menstruation devient la *dysménorrhée*, amenant à sa suite, soit la stérilité immédiate, soit la stérilité médiate, par : *avortements, présentations vicieuses, mortinatalité, débilité infantile, lactation insuffisante*, etc...[1].

La conséquense de tout cela, surtout chez le *dégénéré héréditaire*, c'est-à-dire, le dégénéré par excellence, celui que nous rencontrons en paléontologie, la conséquence, dis-je, est *une diminution progressive des moyens de défense de l'organisme* — nous le démontrerons plus loin — contre tous les agents de destruction, tant intérieurs qu'extérieurs, une altération générale de toutes les fonctions portant sur la plus importante de toutes — surtout au point de vue où nous nous plaçons, — celle de la génération. Il en résulte ce fait à retenir, que *l'aboutissement forcé de la Dégénérescence est la stérilité.*

### § 1. — Dégénérescence acquise. — Ses facteurs étiologiques. — « Maladies dégénératrices et maladies dégénératives ». — La sélection artificielle, facteur occasionnel de dégénérescence.

La Dégénérescence est la maladie héréditaire par excellence. Mais avant que de s'établir, avec ses différents stigmates, dans la descendance d'un individu primitivement normal, elle frappe ce dernier tout d'abord, en altérant probablement son protoplasma. Il devient ainsi un *dégénéré acquis* et, désormais, fera souche de dégénérés.

Chez l'homme et les animaux, la Dégénérescence s'acquiert, d'une manière générale, par l'action de tous les agents perturbateurs de l'évolution normale.

1. Il faut entendre par *stérilité immédiate* ou *directe*, l'inaptitude à féconder ou à concevoir, et par *stérilité médiate* ou *indirecte*, celle à produire un être viable ou vivant ; c'est ce que j'ai appelé, chez l'homme : « *les stigmates obstétricaux de la Dégénérescence* », et chez les animaux : « *les stigmates dégénératifs de la génération* ».

« *Toute action*, dit MAGNAN (*loc. cit.*, p. 80), *assez énergique et « assez durable pour retarder et surtout arrêter le mouvement « évolutif de l'espèce, est une cause dégénératrice.* » La Dégénérescence atteint d'emblée son maximum, lorsque cette action s'exerce sur l'embryon lui-même, ainsi que Is. GEOFFROY SAINT-HILAIRE l'a démontré le premier, par des preuves expérimentales complétées depuis par DARESTE [1] et par CH. FÉRÉ [2].

### FACTEURS ÉTIOLOGIQUES DE LA DÉGÉNÉRESCENCE

Les Facteurs étiologiques de la Dégénérescence sont de deux ordres :

1° Les Facteurs *primaires* ou *biologiques* [*Circumfusa* [3]] ;

2° Les Facteurs *secondaires* ou *pathologiques*.

La Dégénérescence étant moins une affection vraiment autonome, qu'une maladie résiduelle d'autres maladies, il en résulte qu'elle ne saurait naître directement, sauf exceptions, des conditions primaires ou biologiques que nous allons voir ; mais plutôt indirectement, et en passant par l'intermédiaire d'une ou de plusieurs maladies dont la Dégénérescence ne vient que recueillir les déchets.

*C'est donc, en définitive, la pathologie qui joue, quoique d'une manière indirecte ou secondaire, il est vrai, le* RÔLE DÉCISIF *dans l'étiologie de la Dégénérescence*. C'est pourquoi nous insisterons plus spécialement sur cette deuxième catégorie de sources dégénératrices. On peut les considérer, à la rigueur,

1. CAMILLE DARESTE. — *Recherches sur la production artificielle des monstruosités*, etc., 2e édition, 1891, p. 129.

2. CH. FÉRÉ, *loc. cit.* et Société de Biologie : passim.

3. On les a appelés encore *facteurs éthologiques* (GIARD) ou *œcologiques* (HAECKEL). C'est Is. GEOFFROY SAINT-HILAIRE qui a employé le premier le terme d'*éthologie*, en biologie générale. Mais, comme d'autre part, les Économistes et les Psychologistes tels que STUART MILL, l'ont distrait de son sens biologique, le terme y a perdu de sa précision. Mieux vaudrait, peut-être, se servir de celui qui a cours en médecine : « *les Circumfusa* », appellation s'appliquant, sans ambiguïté possible, à tout ce qui embrasse le milieu extérieur.

comme rentrant dans : « la Variation individuelle par l'action des causes internes » de DARWIN ; mais, causes que nous pouvons plus nettement préciser, au lieu de n'en faire qu'une affirmation, il faut en convenir, assez vague !

*A*. FACTEURS PRIMAIRES OU BIOLOGIQUES [CIRCUMFUSA]. — Ce sont principalement :

1° *Le changement de milieu*, de *climat*, de *régime* ou d'*habitudes* (ETIENNE GEOFFROY SAINT-HILAIRE et LAMARCK) ;

2° *Le surmenage physique, intellectuel ou moral*. — C'est la non-adaptation ou *inadaptation* de COPE et de la plupart des biologistes actuels, lesquels ont adopté, de plus, la manière de voir des deux précédents ;

3° Quant à la *sélection naturelle, artificielle* et *sexuelle* de DARWIN et de WALLACE, nous déterminerons successivement, dans ce travail, leurs rapports avec la Dégénérescence.

*L'on ne manquera pas de remarquer que ces Facteurs primaires de la Dégénérescence sont exactement identiques — mais en sens contraire — à ceux que les biologistes assignent à l'Évolution normale elle-même*. Et il devait nécessairement en être ainsi : la Dégénérescence, comme nous venons de le rappeler, n'étant, d'après MAGNAN, que « *l'antithèse* » de l'Évolution normale, devait avoir le même point de départ que cette dernière. C'est ce que nous précisons plus complètement encore, en appelant la Dégénérescence : « *la Contre-évolution* ». Par là, en effet, nous ne faisons qu'exprimer jusqu'au bout l'idée tout entière de MAGNAN et en élargissons, je crois, considérablement l'importance et la valeur, au point de vue de la biologie transcendantale.

*B*. FACTEURS SECONDAIRES OU PATHOLOGIQUES. — Ce sont les *Maladies infectieuses* diverses et les *Intoxications* de toute nature. Ces deux causes sont inséparables l'une de l'autre :

les Maladies infectieuses n'étant autre chose, par le fait, qu'autant d'Intoxications par les poisons microbiens.

Ensemble elles jouent vis-à-vis de la Dégénérescence, tour à tour le rôle de cause et d'effet. Mais ce rôle est loin d'avoir toujours la même action et la même importance. Car il est de ces affections que l'on trouve de préférence au rang des *causes* et d'autres, à celui des *effets*.

Les unes, comme l'Alcoolisme et la Syphilis jouent les grands premiers rôles dès le prélude de la Pièce, et, pour achever la comparaison, la Tuberculose, par exemple, ne vient remplir le sien qu'à la fin du dernier acte de la Dégénérescence. C'est ce qui a fait dire à CHARCOT que l'Alcoolique était l'*ancêtre* des dégénérés humains et nous a permis d'ajouter, en le prouvant, que le Tuberculeux en est l'*héritier*.

Dans le but de préciser le mode d'action des Maladies infectieuses vis-à-vis de la Dégénérescence, nous proposons de les diviser, suivant leur *moment*, en :

1° MALADIES DÉGÉNÉRATRICES, *ou maladies étiologiques, ou du début ;*

2° MALADIES DÉGÉNÉRATIVES, *ou maladies consécutives, ou de la fin.*

Nous ne parlerons pas, quant à présent — nous réservant d'y revenir en détail par la suite — d'une autre Catégorie de maladies en rapport immédiat avec la Dégénérescence, à savoir : certaines Dystrophies osseuses ou Dysostoses (Gigantisme et Acromégalie) que nous montrerons confondues avec les Stigmates dégénératifs eux-mêmes.

### 1° MALADIES DÉGÉNÉRATRICES

Elles peuvent être des Maladies infectieuses ou toxiques quelconques mais *héréditaires*. Exemples, chez l'Homme : la Syphilis, l'Alcoolisme, etc. Leur qualité dégénératrice est maxima, car, hérédité morbide et hérédité dégénératrice ne sont, pour ainsi dire, qu'une seule et même chose. Leur Anatomie pathologique, en effet, se confond de suite, dès la première génération, avec celle de la Dégénérescence et se traduit immédiatement par des lésions constituant elles-mêmes des Stigmates de cette dernière.

Il peut en être également ainsi des Maladies infectieuses *non héréditaires* qui ne deviennent dégénératrices qu'occasionnellement, comme la Variole par exemple, laquelle engendre assez souvent la Tuberculose ; la Typhoïde, qui laisse d'autres déchets, etc., etc.

Quoi qu'il en soit, nous n'aurons, en général, pas plus à nous occuper des unes que des autres, en ce qui concerne la paléopathologie. Il nous suffira de relever les traces de leur passage, par les Stigmates de Dégénérescence du squelette où elles trouvent leur expression. Le rôle du Paléopathologiste est, dans une certaine mesure, comparable à celui de l'Inspecteur d'Assurances après un sinistre : il se borne à constater et à estimer les dégâts produits, sans remonter toujours aux causes spéciales de l'Incendie.

### 2° Maladies dégénératives

Toutes les Maladies infectieuses, nous l'avons vu, se développent plus aisément sur un terrain dégénéré que sur un terrain normal. Mais il en est parmi elles qui affectent une préférence marquée pour le premier. C'est leur *substratum* de beaucoup le plus habituel, on peut presque dire : exclusif. Elles constituent les *Maladies dégénératives* proprement dites. La *Tuberculose*, le *Cancer*, l'*Arthritis*, la *Goutte*, etc... sont de ce nombre. Nous avons démontré que chez la femme, l'*Éclampsie* et la *Phlegmatia* de la puerpéralité faisaient également partie de ce groupe de Maladies dégénératives, dans l'espèce humaine, constituant ainsi autant de *Stigmates obstétricaux* de la Dégénérescence. Mais parmi toutes ces affections, je le répète, la *Tuberculose est certainement hors de pair : elle est la maladie dégénérative par excellence.* Elle s'attaque aux organismes usés, comme les Moisissures aux vieux troncs. C'est par elle principalement que disparaissent ou qu'ont disparu les Races humaines actuelles ou fossiles et certaines Espèces animales actuelles : les *Singes* notamment, ainsi que nous le démontrerons plus loin. C'est par elle aussi, ou par des affections analogues, qu'ont disparu très probablement, beaucoup d'animaux fossiles, car les Microbes, êtres très primitifs, sont vieux comme le Monde lui-même !

Nous démontrerons dans la 5e Partie, que *l'homme fossile en général, principalement celui de l'époque glaciaire et, celui de la Chapelle-aux-Saints, en particulier, ont succombé vraisemblablement à la tuberculose*, ainsi que certains animaux fossiles leurs contemporains : *Ursus Spelaeus*, par exemple.

Mais s'il est entendu que *la Tuberculose est le plus souvent l'agent exécutif de la Dégénérescence*, elle n'en est certainement pas le seul. Car cet office d' « exécuteur » peut être rempli par n'importe quelle Maladie infectieuse qui trouve toujours dans la Dégénérescence son terrain d'élection. Nous l'avons, je crois, suffisamment fait comprendre, sans qu'il soit besoin d'y insister davantage.

Donc, ici encore, comme pour les Maladies *dégénératrices*, il n'est guère indispensable de rechercher la nature des Maladies *dégénératives* dont la variété peut être infinie, car elle englobe le cadre nosologique presque tout entier ! Cette investigation, — nous l'avons déjà fait ressortir dans l'Avant-propos, — ne saurait conduire à aucun résultat précis, au point de vue de l'Extinction des groupes et n'offre, la plupart du temps, qu'un simple intérêt de curiosité. Car si d'un côté, la nature des Nosologies peut être variable, suivant les individus, suivant les circonstances de lieux, de temps, etc., de l'autre, les Stigmates de la Dégénérescence sont généralement *uns* pour tous les individus d'un même groupe animal, où qu'on les rencontre; leur constatation seulement nous importe. Pour nous résumer dans une formule concise, nous dirons *qu'en Paléo-anatomie pathologique, dans le diagnostic rétrospectif de la Dégénérescence : la nosologie n'est rien, le stigmate est tout !*

Toutefois, dans certains cas seulement, et à défaut de stigmates dégénératifs bien apparents, des traces de tuberculose osseuse pourront en tenir lieu, en quelque sorte et autoriser une sérieuse présomption de dégénérescence.

### La sélection artificielle, facteur occasionnel de dégénérescence

La Sélection artificielle est généralement, et à juste titre, considérée comme favorisant les adaptations dans l'Évolution normale. Mais elle peut occasionnellement devenir un facteur de Dégénérescence, c'est-à-dire de Contre-Évolution. Et cela résulte de ce que nous venons de dire, à savoir que les facteurs primaires ou biologiques sont exactement les mêmes, mais en sens contraire, pour l'Évolution comme pour la Contre-Évolution. Les faits suivants viennent démontrer qu'il y a, dans ce fait, plus qu'une coïncidence et que la Dégénérescence s'insinue partout, même là où l'on pouvait le moins s'y attendre.

On sait, en effet, que les conditions les plus parfaites de la Sélection artificielle sont réalisées en zootechnie où l'on s'efforce de n'employer à la reproduction que des animaux de choix Malgré les précautions les plus minutieuses — en apparence du moins — la Dégénérescence vient se glisser subrepticement, comme ailleurs, comme partout, dans l'Hérédité normale, pour la traverser et la détruire! Car tout en poursuivant uniquement, dans ces cas, « l'amélioration de la Race », on crée forcément des adaptations nouvelles par les changements de milieu et de régime, de suralimentation, etc.

On provoque intentionnellement des spécialisations unilatérales excessives : le développement exagéré du système musculaire, pour la production de la viande chez les *Bovidés*, pour favoriser la course chez les *Equidés*, etc.

C'est ainsi qu'on a singulièrement multiplié la tuberculose des Bovidés « trop améliorés » — ce qui, en langage biologique, doit se traduire par « trop spécialisés ». Et parfois des lauréats de concours agricoles ont été saisis à l'abattoir comme viande tuberculeuse. Le fait s'est produit, notamment, il y a une quinzaines d'années, pour le taureau, lauréat du grand prix du concours général de Paris. — Tant il est vrai que la Roche Tarpéienne est près du Capitole !

Dans la campagne où j'habite, j'ai assisté parfois à ce spectacle lamentable de voir abattre en totalité, des cheptels de premier ordre « trop améliorés » et devenus, pour cette raison même, tous tuberculeux. Et cela, grâce au régime intensif de l'engraissement à l'étable, c'est-à-dire, celui où les animaux sont maintenus dans l'immobilité, sans lumière et presque sans air.

Mais il arrive non moins souvent que, sans devenir tuberculeux, ces mêmes animaux, purement sélectionnés, dégénèrent néanmoins par suite du simple changement des conditions biologiques [nourriture trop substantielle, etc.] auxquelles on les soumet, et perdent plus ou moins leurs qualités reproductrices.

Chez eux, en effet, les altérations des fonctions génitales deviennent pour ainsi dire courantes. Telles, *la diminution de la natalité, la stérilité médiate par avortements spontanés, dystocies de toute nature, présentations anormales*, etc. — « On « est souvent obligé, disent les paysans, de chercher le vété- « rinaire », pour assister les parturientes. On y observe même jusqu'à la *stérilité d'emblée*, chez un certain nombre de vaches. Enfin l'on n'y compte plus les Taureaux de haut prix, dégénérés quoique non tuberculeux, et qu'on est obligé de réformer parce qu'ils se montrent inaptes à la fécondation !

Il est vrai qu'on aide puissamment à la Dégénérescence des reproducteurs mâles, par l'habitude déplorable qu'on a prise trop souvent, dans le centre de la France notamment, d'abuser de la stabulation, chez ces mêmes reproducteurs.

Aussi bien, des exemples analogues ont été observés et même signalés assez souvent, tant chez les Bovins que chez les Chevaux. Ils sont bien connus des Zootechniciens et des Éleveurs.

§ 2. — Dégénérescence héréditaire. — La régénération n'existe pas, en principe. — Non-régénération et sélection naturelle ou sexuelle. — Identité des lois héréditaires normales et pathologiques.

L'hérédité des caractères acquis a été longtemps niée en Biologie normale par les Darwinistes. Toutefois, comme nous l'avons déjà signalé, il semblerait qu'il y eût actuellement tendance générale de leur part à en admettre la réalité. C'est ainsi que Darwin en parle comme d'une chose entendue, dans la dernière édition de « *l'Origine des espèces* ». Déjà antérieurement, dans une lettre rendue publique, il avait fait amende honorable à ce sujet et confessé, en toute bonne foi, que ça avait été la grande erreur de sa vie de ne pas admettre la transmission héréditaire des caractères acquis. Weismann, quoique plus darwiniste que Darwin, — Weismann lui-même, si l'on en croit Le Dantec[1], se serait, en fin de compte, rallié à cette idée. Et cela devait arriver nécessairement, car sans l'hérédité des caractères acquis, il n'y a pas d'Évolution possible, ainsi que l'avait déjà objecté Herbert Spencer[2] à Darwin et à Weismann successivement.

1. *Revue Scientifique* (Revue Rose), 6 février 1990.

2. Herbert Spencer. — *Principes de biologie*, traduction Cazelles, 3e édit. 1888 et passim.

Il en est non moins ainsi dans la Contre-Évolution.

Du côté de la Pathologie générale, en effet, s'il est vrai que certaines hérédités morbides restent douteuses, il n'en a jamais été de même en ce qui concerne l'hérédité des caractères acquis de la Dégénérescence où l'unanimité des opinions n'a cessé d'être complète. C'est au point que pour beaucoup de pathologistes, ainsi que nous l'avons déjà dit, Dégénérescence et Hérédité sont devenus des synonymes.

L'individu primitivement normal, mais ensuite diminué dans sa vitalité par les causes ci-dessus énoncées, engendre des êtres dont la vitalité est elle-même affaiblie et cela, de plus en plus, *car l'observation démontre qu'un dégénéré produit généralement de plus dégénérés que lui. De telle sorte que la Dégénérescence devient progressive par l'hérédité.* Souvent même le dégénéré acquis, ou succombe d'emblée, ou bien est frappé de stérilité. L'action destructive de la Dégénérescence est, en effet, *brusque* ou *lente*. Dans certains cas [syphilis], elle anéantit ou stérilise, directement ou indirectement, les êtres, dès les premières générations. Mais le plus généralement, comme dans l'Évolution normale, elle a pour facteur principal le TEMPS. Et les tares s'accumulent insensiblement sur les générations successives, comme les lichens sur les vieux arbres qu'ils finissent par étouffer en épuisant la sève de plus en plus languissante de tous leurs rameaux.

Chaque génération ajoute une ou plusieurs tares nouvelles, constituant autant de stigmates de Dégénérescence, à ses tares congénitales, pour les transmettre à ses descendants et ainsi de suite, jusqu'à ce que la somme, et, plus encore, la gravité des tares dégénératives deviennent incompatibles avec la vie. De plus, les *croisements* ne tardent pas à diffuser ces mêmes tares ou stigmates, à faire tache d'huile, comme on dit, et cela d'autant plus vite et plus sûrement que les individus vivent plus près les uns des autres ou s'isolent, en petits groupes, de la masse, par *ségrégation*, ainsi que nous le verrons. Car alors la consanguinité des générateurs exalte au maximum les diverses manifestations de la Dégénérescence.

*En somme, c'est l'accumulation progressive par l'hérédité, des tares dégénératives, à travers le temps et l'espace, qui conduit fatalement à la Dégénérescence complète, c'est-à-dire, à la stérilité et à l'extinction de la descendance.*

Ce terme de toute Dégénérescence, parfaitement démontré et admis par la grande majorité des pathologistes, frappera certainement les zoologistes et les paléozoologistes eux-mêmes, par l'éclatante lumière que cette donnée vient jeter sur le problème, jusqu'à ce jour non résolu, de l'extinction des espèces.

### La Régénération n'existe pas, en principe

Y a-t-il quelque réserve à apporter à la rigueur de cette loi de l'hérédité de la Dégénérescence conduisant *fatalement* à la stérilité et à l'extinction? Existe-t-il des circonstances, en un mot, où la régénération du dégénéré et de sa descendance soit possible ? — C'est là un point encore contesté. Pour moi, je n'hésite pas à le dire, je suis résolument du côté de ceux qui penchent vers la négative, du moins en ce qui concerne la grande majorité des cas.

L'on comprend très bien que Morel et son école, qui croyaient à la pluralité des dégénérescences et à leur caractère pathologique, il est vrai, mais non moins, évolutif, aient admis que ce qui n'était, à leurs yeux, que réversions vers un type humain primitif — d'ailleurs parfaitement imaginaire ! — aient admis, dis-je, qu'une autre mutation compensatrice, heureuse ou utile, puisse se rencontrer dans la descendance des dégénérés. Et, comme il arrive toujours, des élèves ont dépassé le maître sous ce rapport, car Morel, je le tiens de l'un d'entre eux, ne croyait guère, quant à lui, à la régénération.

Mais ce qui ne s'expliquerait pas, c'est que des pathologistes tels que Magnan, dont le principal mérite, ainsi que nous l'avons reconnu, est précisément d'avoir réagi contre les idées de Morel et de ses partisans, et d'avoir démontré d'une manière péremptoire, non seulement l'unité de la Dégénérescence, mais encore sa nature extra-évolutive, — mieux que cela : *Contre-Évolutive*, car je n'ai fait pour ainsi dire que compléter la pensée de Magnan, — qui a prouvé enfin que ce rôle destructeur de la Dégénérescence est essentiellement *progressif*, que Magnan, dis-je, ait pu croire en même temps à la régénération !

Cela paraissait, encore un coup, illogique et partant inadmissible. C'est pourquoi j'ai eu l'honneur d'en conférer avec lui-même directement, et nous n'avons pas tardé à tomber complètement d'accord sur ce point. La réserve contenue dans sa définition est donc plus une réserve de forme que de fond.

Il n'existe pas, en effet, un seul pathologiste, à ma connaissance, qui admette la possibilité d'une régénération chez les descendants de deux dégénérés graves, tels que deux épileptiques par exemple. Car ce qui s'observe le plus habituellement dans des cas semblables, c'est, nous l'avons déjà dit, l'aggravation des tares dégénératives dans la descendance. Mais certains médecins inclinent à admettre la possibilité de la régénération dans les cas où l'un des générateurs est normal. Cette opinion semble être plus théorique que basée sur des faits bien observés. Elle est, dans tous les cas, fort douteuse et ne doit être admise qu'à titre exceptionnel.

Sans doute chez les sujets atteints de tares légères, chez ceux qu'on a appelé les « *Prédisposés,* » l'on voit parfois ces tares disparaître à la troisième ou à la quatrième génération. Mais l'observation n'a généralement pas été poussée plus loin et rien ne dit qu'elles ne reparaîtront plus après. Il est, en effet, de notion courante que les stigmates dégénératifs sautent très bien une ou plusieurs générations où la Dégénérescence paraît marquer plutôt un arrêt qu'une suppression définitive. C'est au surplus ce que démontrent péremptoirement les généalogies des familles dégénérées dont nous avons parlé plus haut.

Ce qui a pu motiver encore cette croyance, c'est, sans doute, l'analogie que l'on établit avec l'hérédité dite *Mendelienne*. Mais cette analogie n'est qu'apparente : les conditions de l'observation n'étant plus les mêmes ici que dans les expériences de Mendel et d'autres, *pratiquées sur les végétaux dénués de tout système nerveux;* non plus que dans celles de Hurst, de Toyama, de Davenport, etc..., sur les animaux, où l'on a hybridé des individus *exclusivement normaux*. Mais dès l'instant où l'un des générateurs est un dégénéré, les caractères de ce dernier deviennent tellement dominants dans la descendance, qu'ils finissent par devenir exclusifs, les caractères dits *récessifs* du générateur normal ne tardant pas à disparaître à peu près complètement. *C'est exactement ce que prouve l'observation humaine où l'on attend encore une seule preuve de régénération certaine, complète et définitive, dans la descendance d'un dégénéré héréditaire avéré.*

Le même reproche que l'on peut faire à la théorie de Mendel s'adapte *a fortiori* à celles de Galton, Pearson et des autres « *biomètres* » ou « *eugénistes* ».

Aussi bien, les lois de l'hérédité, comme toutes les lois en histoire naturelle, n'ont jamais la précision absolue que certains esprits, à mentalité plus mathématique que biologique, leur prêtent.

Sous ce rapport, je partage entièrement l'opinion d'Étienne Rabaud, lequel s'exprime ainsi dans un travail intitulé : *Le Mendelisme chez l'Homme*, publié dans les *Bulletins de la Société d'Anthropologie :* « Je veux bien croire, dit-il, que dans

« les formules, d'excellents Biologistes voient l'expression du « déterminisme des phénomènes... Je suis convaincu que ces « mêmes phénomènes s'enchevêtrent et qu'il n'y a pas d'effets « sans causes ; mais je suis non moins convaincu de la com- « plexité très grande de ces phénomènes et je vois un danger « sérieux à vouloir prématurément enrayer la recherche par « la rigueur de formules nécessairement inexactes. Notre « science est encore trop courte, les phénomènes nous échap- « pent trop, quant à leur essence : avant d'essayer, de prévoir « et d'intégrer, cherchons à connaître et à comprendre ; il « nous faut pour cela un langage à la fois clair et souple... « Un jour viendra peut-être où, grâce à lui, les phénomènes « de la vie, les phénomènes héréditaires en particulier, pour- « ront être soumis au calcul. Ce jour-là, n'en doutons pas, « les formules mendeliennes paraîtront à nos arrière-neveux « prodigieusement naïves. »

### Conclusions.

En résumé, *admettant même que, dans certaines conditions exceptionnelles, la régénération soit parfois possible chez l'homme, nous n'en avons pas moins le droit de conclure qu'en principe, et d'une manière générale, la régénération n'existe pas.*

C'est à dessein que nous insistons sur la non-régénération des dégénérés. La question est, en effet, d'importance; car, à chaque fois qu'il se manifestera un stigmate certain de Dégénérescence, chez un individu quelconque, homme ou animal, on pourra prédire à coup sûr l'extinction, plus ou moins prochaine, il est vrai, mais *fatale*, de sa descendance.

Déjà, un peu plus haut, dans l'Introduction, nous avons démontré par plusieurs exemples choisis dans les Classes d'animaux les plus diverses, que, non seulement cette constatation était susceptible d'être faite *sur les fossiles eux-mêmes; mais encore que, dans le cas où tous les individus d'un même groupe présentaient invariablement des traces avérées d'un ou de plusieurs Stigmates de Dégénérescence, nous y trouvions la raison certaine, incontestable de la disparition de ce même groupe animal.* Or, ce qui nous a permis d'affirmer ainsi l'extinction complète de plusieurs espèces fort différentes les unes des autres, c'est précisément la connaissance que nous possédons de la non-régénération des dégénérés.

Mais si chez l'homme et les animaux supérieurs, la régénération est à peu près impossible à réaliser, il n'en serait pas de même pour les *pigeons*, par exemple, d'après Darwin, ni surtout pour les *plantes* où des monstruosités auraient servi, à de Vries et surtout à Nilson, de point de départ à la production de variétés nouvelles capables de se reproduire. L'on peut se demander cependant si ce qu'on a appelé, dans ces cas, des monstruosités, sont réellement des *monstruosités*, c'est-à-dire, des mutations nuisibles ou *dégénératives?* Cela paraît tout à fait contestable, car autrement ces variétés seraient stériles ou finiraient par le devenir : la stérilité étant, nous le savons maintenant, le caractère *fatal* de la Dégénérescence. Enfin, nous repoussons, encore un coup, toute comparaison entre les animaux et les plantes : la Dégénérescence des premiers étant fonction du développement de leur système nerveux, lequel, rappelons-le encore, est totalement absent chez les secondes. (Voir page 87.)

### Non-régénération et sélection naturelle ou sexuelle des animaux a l'état libre

La régénération des animaux vivant à l'état libre semble plus difficile à réaliser encore que ne l'est celle des animaux domestiques soumis à la Sélection artificielle et chez lesquels nous avons vu la Dégénérescence se glisser, malgré tout, dans les tentatives d'amélioration elles-mêmes. Les difficultés de la défense de l'organisme, telle que nous l'entendons, y sont singulièrement augmentées par les privations de toute nature auxquelles ces animaux sont soumis en liberté, comme le manque de nourriture, le froid, etc..., VON SEIDLITZ[1] et les biologistes russes, tels que KROPOTKINE[2], MENZBIR et BRANDT, prouvent même, par l'observation des faits, que ce genre de *lutte pour la vie* est bien plus réel que le célèbre *struggle for live!* L'influence de la *Sélection naturelle* a été certainement exagérée par DARWIN ; or ce dernier a non moins erré en ce qui touche celle de la *Sélection sexuelle*.

Qu'il me soit permis, à ce propos, d'insister plus particulièrement sur les *croisements* qui, dans l'état de liberté, s'opèrent bien plus *au hasard* que ne le pensait l'illustre biologiste anglais, soit *entre normaux et dégénérés*, soit *entre dégénérés seuls*. Car il est d'observation courante, que ce dernier cas s'observe fréquemment chez l'homme lui-même ; si bien que c'est devenu un dicton, fort usité en médecine, que : *les dégénérés s'attirent*.

Voici donc des faits où les unions s'opèrent, non pas seulement au hasard, *mais encore dans un sens absolument contradictoire de la Sélection sexuelle!*

Dans ces cas mêmes, nous surprenons la Nature, pour ainsi dire, en flagrant délit de Contre-Évolution. Et DARWIN, en amplifiant manifestement l'influence favorable de la Sélection sexuelle, s'y est, une fois encore, laissé entraîner par *son idée fixe*, bien plus loin — si c'est possible ! — qu'il ne l'a été à l'occasion de la Sélection naturelle.

Quant à la *Sélection sexuelle*, elle ne devient une vérité que lorsqu'elle est pratiquée artificiellement en Zootechnie. Chez les animaux en liberté, elle est pour ainsi dire inexistante.

Peut-être que DARWIN s'est laissé hypnotiser par le spectacle

1. G. VON SEIDLITZ. — *Die Darwinsche Theorie*, XI Vorlesungen, 1871.

2. P. KROPOTKINE. — *L'Entr'aide, un facteur de l'Evolution*. Traduction française, 1906.

des combats de Cerfs ? Or le Cerf n'est qu'un sultan jaloux défendant avec furie les biches de son harem !

D'autre part, c'est souvent un affreux roquet, chétif et dégénéré, qui obtient les faveurs d'une chienne de race, parfois non moins dégénérée elle-même ! Pour une chienne en chaleur, les mâles se battent sans doute à l'occasion. Mais combien plus souvent les voit-on faire queue en silence, autour des maisons ou dans les appartements, et même, assister philosophiquement et sans la moindre protestation au coït de l'heureux préféré ?

En effet, dans la nature en général, la Reproduction due au hasard est au contraire la règle et la Sélection sexuelle plutôt l'exception. Il en est ainsi fort souvent de la fécondation des Plantes et, toujours, de celle des plantes dioïques. Quant aux Animaux, l'action du hasard y est un fait incontestable, à partir des Poissons et pour l'immense majorité des Invertébrés dont Darwin fait, en vérité, par trop bon marché !

Je veux bien admettre avec Wallace et lui, qu'à l'état de nature, la Sélection naturelle et même sexuelle, s'exerce jusqu'à un certain point, en faveur des *plus aptes*. — Jusqu'à ce que ces plus aptes deviennent des dégénérés, c'est-à-dire des *moins aptes* à leur tour et soient remplacés par de *plus aptes* qu'eux-mêmes, mais non moins voués à la Dégénérescence !... Et ainsi de suite jusqu'à Extinction ! Ceci est vrai à la lettre, car c'est de la sorte, c'est-à-dire, par Dégénérescence, que dans la réalité des faits, les groupes s'éteignent les uns après les autres, ainsi que nous le démontrerons.

La doctrine de Wallace et de Darwin — du moins, poussée à l'extrême, comme elle l'est en général — est véritablement indéfendable. Le succès extraordinaire qu'elle a rencontré partout doit être attribué principalement, à mon avis, à la complète ignorance dans laquelle ont vécu jusqu'à ce jour les Biologistes, de la vraie nature de la Dégénérescence. Et c'est, faute de mieux apparemment, que la Sélection naturelle a tenté les personnes qu'attirent les explications simples, sinon simplistes...

Le raisonnement des Darwinistes exclusifs qui n'admettent que la lutte pour l'existence comme cause de l'Extinction des Espèces, me paraît avoir exactement la valeur de celui qui dirait d'un arbre vermoulu qu'abat le vent : « la cause de destruction de l'arbre, c'est uniquement le vent ! »

— Non pas : le vent n'est ici qu'une cause occasionnelle. La vraie cause — la cause des causes, comme disait jadis TRÉLAT père (l'Aliéniste) — c'est la vermoulure !

Il en est de même pour les groupes animaux.

La cause véritable de leur extinction, ce n'est pas le fait brutal du coup de massue de la fin ; mais bien la Dégénérescence qui a lentement préparé le terrain — comme pour la vermoulure de l'arbre — en diminuant graduellement et PROGRESSIVEMENT *la vitalité, la natalité, la variabilité, etc...* Le Struggle for live ne vient ensuite que donner le *coup de grâce* de la fin. — Comme le vent !...

C'est tout naturellement en Allemagne, dans le pays où la Force brutale est si parfaitement adulée, que les théories Darwiniennes ont trouvé le plus de crédit... Si bien qu'il s'y est créé, comme l'on sait, sous les auspices de WEISMANN, un Darwinisme renforcé : celui des NEO-DARWINISTES !

### IDENTITÉ DES LOIS DES HÉRÉDITÉS NORMALE ET PATHOLOGIQUE

L'identité des lois étiologiques de l'Évolution normale et de la Contre-Évolution ou Dégénérescence que nous venons d'établir, se poursuit et se complète dans celles des Hérédités normale, d'une part et pathologique, de l'autre. Mais alors que dans la « Dégénérescence acquise » l'identité des conditions étiologiques se manifeste *en sens contraire* de celles de l'Évolution, dans la « Dégénérescence héréditaire », cette identité s'exerce au contraire *dans le même sens.*

Toutes deux, en effet, présentent les caractéristiques suivantes :

1° Identité de durée : Rapide ou lente — plus généralement lente que rapide.

2° Identité de marche : Progression constante.

3° Identité du mode de transmission héréditaire :

Dans l'un et l'autre cas, en effet, on observe les mêmes types de l'Hérédité, à savoir : *Hérédités dites homologues ou similaires ; hétérologues ou dissemblables ; collatérales ou par transmission ; croisées, etc.*

C'est aux Éleveurs anglais, comme l'on sait, que nous devons la claire notion de l'importance du rôle de l'Hérédité collatérale (*pedigree*). Elle permet, en effet, assez souvent de dépister la Dégénérescence dans certains cas où elle pourrait quelquefois demeurer insoupçonnée.

L'on conçoit fort bien que, nées dans les mêmes conditions étiologiques et parfois, au même moment, se développant en sens contraire l'une de l'autre, il est vrai, mais réunies et se déroulant à la fois sur le même individu, ces deux hérédités, dis-je, normale et pathologique, soient soumises toutes deux aux mêmes lois et suivent habituellement une évolution plus ou moins solidaire l'une de l'autre. C'est ainsi qu'on les voit *se confondre*, comme dans la plupart des cas, *se juxtaposer*, comme parfois chez les animaux multicentriques, ainsi que nous l'avons vu, ou même *se succéder*, comme cela s'observe dans des groupes, tant supérieurs qu'inférieurs lesquels subissent presque tous la loi « *d'Augmentation de taille* » de Depéret. Cette loi, d'abord purement évolutive, aboutit, en effet, invariablement à la loi dégénérative du gigantisme, c'est-à-dire, à la Contre-Évolution (voir 4e Partie).

Enfin, ces deux hérédités se traduisant par des caractères

morphologiques, en apparence, fort analogues, il est arrivé qu'on a généralement commis l'erreur de les confondre ensemble dans une seule et même description d'Anatomie normale. On en a pu toucher un aperçu dans l'exemple des *Ptérosauriens* et dans celui des *Thalassothériens* et nous en verrons d'autres, plus précis et plus détaillés encore, chez l'*Homme de La Chapelle-aux-Saints* (*Néanderthaliens*), chez les *Anthropoïdes* et chez les *Proboscidiens*.

Il semble qu'il existe, dans cette évolution en partie double, comme une *Symbiose* d'un mode particulier et vraiment inattendu, au premier abord, entre l'Évolution dans le sens du perfectionnement et l'Évolution dans celui de la destruction du sujet. Mais en dépit ou à cause même de cette « symbiose », le trouble ne tarde pas à se produire dans le ménage. C'est, en effet, la lutte du Bien et du Mal qui s'ouvre alors. Lutte incessante, avec des alternatives de succès et de revers de part et d'autre et cela, depuis l'état embryonnaire jusqu'à la mort de l'individu ; depuis l'apparition jusqu'à l'extinction du groupe ; mais lutte dans laquelle, nous venons de le voir, le Mal finit toujours fatalement, bien qu'à la longue, par l'emporter sur le Bien.

**Conclusions.**

*Les Stigmates de la Dégénérescence sont donc des caractères acquis pathologiquement et devenus héréditaires au même titre et de la même manière que le sont devenus les autres caractères acquis normalement.*

Ils sont tantôt séparés, tantôt plus ou moins fusionnés entre eux. Et le but principal, je le répète encore, que nous poursuivons ici n'est autre, le plus souvent, que celui de parvenir à faire exactement le départ des uns et des autres. Or c'est uniquement par le moyen des Stigmates dégénératifs concomitants que nous pouvons y atteindre.

# TROISIÈME PARTIE

## DÉGÉNÉRESCENCE PAR GROUPES

---

## CHAPITRE V

### DÉGÉNÉRESCENCE COMPARÉE DE QUELQUES GROUPES HUMAINS ET ANIMAUX ACTUELS

Nous avons étudié, dans les chapitres précédents, la Dégénérescence chez l'homme actuel considéré individuellement avec sa descendance. Nous allons poursuivre maintenant cette étude chez le même homme pris collectivement, c'est-à-dire, en groupes : dans ce qu'on a appelé les *Races humaines*.

Quant à la Race de l'Homme fossile ancien du type de *Neanderthal*, son mode de Dégénérescence différant considérablement d'avec celui de l'Homme actuel, quel qu'il soit, nous avons préféré, pour cette raison même, comparer sa description à celle de la Dégénérescence *de l'espèce Gorille* dont il présente, ainsi qu'on le verra, les mêmes stigmates dégénératifs.

Les résultats de cette double étude, à savoir : celle de l'extinction de l'Homme actuel premièrement, et bien plus encore, de celle de l'Homme fossile de Neanderthal ensuite, frapperont certainement les Biologistes en général et les Paléontologistes en particulier, par les analogies évidentes qu'ils y trouveront avec les conditions dans lesquelles s'est produite l'extinction des groupes animaux tant actuels que fossiles. Et cette identité du déterminisme ressortira plus particulièrement tout d'abord de l'étude que nous allons faire des Races humaines actuelles.

Parallèlement à ces recherches, nous mènerons celles de quelques groupes d'animaux aujourd'hui encore en vie ; mais incidemment et sans perdre de vue l'homme actuel qui restera notre prototype invariable de Dégénérescence, qu'il soit pris individuellement ou en groupes.

On sait quel rôle important ont joué en Paléontologie, les Ségrégations et les Migrations des animaux à travers toutes les périodes géologiques. L'on verra comment ces mêmes Ségrégations et Migrations ont été, ou sont encore aujourd'hui même, pour différents groupes humains actuels, des causes déterminantes de Dégénérescence et partant, de disparition.

**Résumé d'une Discussion ancienne**

C'est d'ailleurs ce qui ressort très nettement d'une discussion déjà ancienne qui a eu lieu dans le sein de la Société d'Anthropologie[1], discussion dont a été l'occasion un rapport du regretté Ulysse Trélat (plus tard devenu professeur à la Faculté), et à propos de deux Mémoires séparés de Leroy et de Michaux portant, le premier, sur : *Le dépérissement des Races indigènes de la Guyane ;* le second, sur celles de la *Polynésie*.

Les résultats de cette discussion confirment en tous points, dans l'ensemble et les détails, les idées que je vais développer moi-même. Or à cette époque (1860), les données que possédait la Science sur la Dégénérescence étaient fort rudi-

1. *Bulletin de la Société d'Anthropologie* de Paris 1860, pp. 276 et suivantes.

mentaires. Elles se bornaient exclusivement, en effet, à celles que Morel venait de fournir à une date toute récente (1857). De telle sorte que la notion de Dégénérescence n'ayant guère pénétré encore dans le domaine médical lui-même, était parfaitement ignorée de tous les orateurs. La véritable solution du problème de l'Extinction leur échappait donc forcément. Ils en eurent si bien conscience que plusieurs d'entre eux n'hésitèrent pas à en faire l'aveu. C'est ainsi qu'à propos de la stérilité des femmes, Broca père se borne à dire ceci : « *L'infécondité des femmes est un fait* ». Mais il néglige — et pour cause — d'en donner la moindre explication, alors que d'autres collègues l'attribuent invariablement au seul libertinage ! (Leroy et Michaud, entre autres.)

« Je ne nie point, dit encore, Broca, les influences fâcheuses « de ces diverses causes [variole, tuberculose, syphilis, « alcoolisme, etc.] ; mais ce sont des influences partielles qui « ne peuvent expliquer un fait malheureusement très général « (la disparition des indigènes). *Il y a une cause qui nous « échappe* ! »

— Trélat, avec Leroy et Michaud, « croit que l'influence « de l'alcool est peut-être secondaire dans les pays où le vice « de l'ivrognerie n'est pas répandu et où *les indigènes n'en « disparaissent pas moins, sans qu'on en connaisse la cause* », affirment unanimement les trois orateurs.

— Enfin Boudin dit ceci : « M. de Strzelecki a attribué le « résultat (l'extinction des Naturels) à la stérilité des femmes. « J'en ai été d'abord surpris, mais le fait paraît se confirmer. « *Quant à la cause de cette stérilité, elle est inconnue jusqu'ici* ».

— Tous les Membres de la Société sont en effet unanimes à reconnaître la *réalité de la stérilité des femmes* déjà signalée par Darwin, ainsi que le rappellent de Castelnau et de Quatrefages, et dont ils confirment l'opinion. Or *l'explication leur en échappe complètement, de leur déclaration non moins unanime* !

Et cela se comprend de reste : la stérilité étant le stigmate le plus caractéristique de la Dégénérescence dont ils ignorent tous également l'existence !

Voici au demeurant les propres paroles de de Quatrefages : « L'extinction des races indigènes de l'Amérique et de l'Océanie « dépend, en partie, de certaines causes faciles à apprécier, « telles que les épidémies, l'abus de l'alcool, la guerre à « armes inégales avec les Européens, etc... *Mais à côté de ces « causes qui n'expliquent qu'une partie du phénomène, il en est « d'autres encore occultes, dont l'action est probablement plus « générale...* » — Or ces *causes occultes* dont de Quatrefages a véritablement l'intuition, se résument en un seul mot : la Dégénérescence !

D'un autre côté, relativement aux Migrations et Ségrégations, Leroy et Michaux concluent séparément dans leurs Mémoires « à la *décroissance continue des populations indigènes « de la Guyane et de la Polynésie, dans les régions où les Euro- « péens se sont établis, même en petit nombre. Ce fait était « déjà connu au moins pour la Polynésie, et avait été diverse- « ment interprété. Mais, ajoutent-ils, les explications jusqu'à ce « jour, laissent beaucoup à désirer.* »

De Quatrefages, Martin de Moussy, de Strzelecki confirment la même opinion et, ajoute ce dernier : « Darwin insiste sur « ce fait annoncé déjà par un grand nombre de voyageurs, « c'est que, *toutes les fois qu'un équipage européen séjourne « quelque temps dans une île, il y laisse certaines maladies épi- « démiques diverses, lesquelles sévissent exclusivement chez les « indigènes*. Byron rapporte que les habitants Métis de l'île « Pitcairn connaissent parfaitement ce fait ».

Enfin, il va de soi que dans ce même débat, il est parfois question de la Sélection naturelle dont sont férus les disciples nouvellement convertis de Darwin. Au premier rang de ces néophytes se distingue Broca.

J'ai tenu à donner ici la substance de cette discussion intéressante à plus d'un titre, et dont les résultats confirment absolument ceux de mes recherches personnelles, moins encore par les conclusions positives qui s'en dégagent, que par l'aveu formel qu'on y relève de ce *quid ignotum* qu'était alors la Dégénésescence et auquel viennent se heurter, avec une frappante unanimité, tous les orateurs.

Ce n'est que tout récemment que cette Discussion m'est tombée sous les yeux, alors que le reste du chapitre qui va suivre avait déjà été publié dans mon Mémoire préliminaire [Bull. Soc. Hist. Nat., Haute-Marne 1911, pp. 33-49 du tirage à part].

La concordance parfaite existant entre les résultats de l'enquête de la Soc. d'Anthropologie dès 1860 et ceux de la mienne, n'en sera que plus frappante encore.

## § 1. — Ségrégations. — Leurs rapports avec la Dégénérescence

L'influence de l'isolement ou Ségrégation, sur l'évolution des êtres, déjà assez nettement indiquée par Wallace et Darwin, a été plus particulièrement mise au jour par les travaux de Moritz Wagner[1] et de quelques autres.

On a distingué : 1° La Ségrégation géographique, ou séparation dans l'espace, c'est-à-dire, l'isolement d'un groupe dans une contrée limitée par des barrières naturelles (Wagner, Gulick, D. Jordan) ;

2° La Ségrégation physiologique, ou l'impossibilité de croisement entre une partie du groupe et le reste de ce groupe (Romanes[2], Gulick[3], Kellog, Vernon).

1. Moritz Wagner. *Die Darwinische Theorie und das Migrationsgesetz der Organismen*, 1868.

2. J.-T. Romanes. *Physiological selection*, 1892, et *Darwin and after Darwin*, 1897.

3. Gulick. *Divergent evolution through cumulative segregation* (J. Linn. Soc. xx, pp. 189-274) et (*Ibid.* xxiii, pp. 312-380). *Intensive Segregation.*

La Ségrégation en général, est considérée comme une cause de production d'espèces ou de variétés nouvelles. Cela est parfaitement exact. Mais à une double condition cependant, c'est que : 1° *Les générateurs initiaux soient normaux;* 2° *Le milieu lui-même soit normal ou adaptatif.*

Si de ces conditions, également nécessaires, l'une ou l'autre vient à faire défaut, loin de produire des espèces nouvelles, la Ségrégation entraîne au contraire à la Dégénérescence et à l'extinction du groupe ségrégé, car alors la consanguinité multiplie rapidement les tares dégénératives qui existaient dans le principe ou qui se produisent successivement sous l'influence des causes étiologiques ordinaires de la Dégénérescence, causes que nous avons spécifiées ci-dessus (voir page 102) : milieu *inadaptatif*, climat, alimentation, etc.

### 1° Ségrégation géographique

### Pourquoi et comment l'action de la sélection naturelle y est maxima. Comment elle engendre la dégénérescence

Dans l'espèce humaine, bien plus encore que dans les espèces animales, l'influence de la Ségrégation géographique en général est assez difficile à élucider. Divers facteurs, en effet, tels que les Migrations, interviennent le plus souvent pour fausser les résultats de l'investigation.

Ce n'est que dans la *population des îles* que les effets dégénératifs de ce mode de Ségrégation peuvent en général se produire avec une netteté suffisante. Nous verrons notamment son influence se manifester d'une manière indiscutable sur la production du Nanisme, chez certains *Éléphants fossiles* et quelques autres animaux. [Voir 5e partie.]

Quant à l'homme actuel, la Ségrégation géographique a été non moins vérifiée comme cause de production de la Dégénérescence, principalement en ce qui touche les populations des îles de l'Océanie dont certaines sont plus ou moins dégénérées, comme nous venons de le voir par la discussion de la Société d'Anthropologie et ne tarderons pas à le constater par l'étude des Migrations.

C'est dans les mêmes conditions également que l'action de la Sélection naturelle [Struggle for live] peut être invoquée à juste titre comme cause *prochaine* d'extinction, tant chez l'homme que chez les animaux, soit qu'elle agisse seule, soit que, le plus souvent, elle ne vienne que *donner le coup de grâce*, dont il vient d'être question, à un groupe déjà fortement dégénéré.

C'est précisément ce qui s'est passé pour les malheureux habitants de l'île de Van Diemen ou Tasmaniens dont nous reparlerons dans le chapitre suivant. Ceux d'entre eux, en effet, que la Dégénérescence avait plus ou moins épargnés, furent exterminés jusqu'aux derniers par les envahisseurs européens.

*L'action de la Sélection naturelle seule, c'est-à-dire en dehors de toutes les conditions de Dégénérescence, peut être suffisante pour déterminer la destruction d'une collectivité animale — voire, d'une petite espèce ou variété locale — ségrégée géographiquement dans une île, par exemple; mais non pas celle d'une grande espèce entière.*

C'est ce qui s'est réalisé dans le cas rapporté par L. Cuénot[1] de la Mangouste de l'Inde (*Herpestes griseus*) introduite en 1872, dans l'île de la Jamaïque, dans le but de détruire les Rats qui l'infestaient : « Ces carnassiers tuèrent, en effet, dit « l'auteur, les *Rats;* mais avec eux : les *jeunes cochons, che-* « *vreaux, agneaux, chats, chiens, capromys indigènes, volailles,* « les *œufs des oiseaux* nichant près de terre et ceux des *tortues.* « Enfin les *serpents, lézards* et *crabes* terrestres, les *gre-* « *nouilles*, etc... DES ESPÈCES FURENT EXTERMINÉES, tel le Pétrel

1. L. Cuénot. *La genèse des espèces.* Biblioth. scient. internationale, Paris, Alcan, 1911.

« de la Jamaïque (*Estrelata caribboea*) et, corrélativement, des « *Insectes*, jusque-là rares, devinrent abondants par suite de « la destruction des oiseaux et reptiles insectivores ».

— *Je ferai remarquer de suite que l'espèce disparue était purement locale : ce qui ne prouve absolument rien en faveur de la destruction* D'UNE GRANDE ESPÈCE ENTIÈRE, *par la seule sélection naturelle.*

L'auteur en effet, a le tort grave de *généraliser* l'action exclusive de cette même sélection naturelle, *s'exerçant sur une espèce ou variété locale, à la destruction des espèces entières.* Si, en effet, cette action destructive est incontestable dans le cas particulier qu'il relate, c'est uniquement parce que les circonstances de la ségrégation géographique y étaient tout à fait exceptionnelles [barrière insulaire renfermant de simples collectivités animales ou variétés locales et non pas *des grandes espèces entières*]. Dans les conditions habituelles, nous aurons soin de l'établir, c'est la Dégénérescence qui occupe le premier rang dans les causes de destruction des véritables espèces : la Sélection naturelle ne passe qu'au second. C'est donc une erreur de la part de l'auteur, — erreur, je m'empresse de le reconnaître, qu'il partage avec la grande majorité des autres Biologistes à peu près tous acquis aux idées Darwiniennes, — erreur, dis-je, consistant à prétendre, comme le fait CUÉNOT, avec STEINMANN et SOERGEL[1] notamment, que : « *les Éléphants et les Baleines ne sont en voie d'extinction qu'à cause du concurrent Homme* ».

La vérité est que ces animaux sont en train de disparaître parce qu'étant considérablement réduits et amoindris par la Dégénérescence — démontrée par les lésions anatomo-pathologiques de l'ACROMÉGALIE-GIGANTISME, — la destruction brutale [chasse] peut s'opérer et s'accomplir efficacement. Cette

1. W. SOERGEL. (*Das Austerben diluvialer Saugethiere und die Jagd des diluvialen Menschen*. Jéna. G. Fischer, 1912).

action serait au contraire négligeable, comme elle l'est chez les lapins et les Rongeurs en général, si les Éléphants et les Baleines étaient, de même que ces derniers, des animaux *normaux*, c'est-à-dire capables de réparer leurs pertes par une extrême fécondité : ce qui n'est pas. [Voir 4e et 5e Parties.]

Pareil fait à celui qui s'est passé à la Jamaïque arriva en Australie où les conditions, en dépit de la grandeur de l'île, sont cependant comparables, au point de vue de la Ségrégation géographique, car les déserts centraux de l'Australie tiennent lieu de barrières infranchissables.

Il y a un certain nombre d'années, en effet, quelques couples de *lapins* y furent acclimatés Mais il advint que les lapins se multiplièrent à ce point qu'ils devinrent un vrai fléau pour le pays. Tous les moyens de destruction, outre la chasse, [pièges, poisons, virus pathogènes, etc.] étant épuisés, on eut recours aux *chats* qu'on acheta en grandes quantités en Europe et en Amérique. Les chats, il est vrai, détruisirent les lapins. Mais les chats, à leur tour, dévorèrent les *oiseaux* et les *poules*. Ils finirent par s'attaquer aux *agneaux* et aux *moutons* eux-mêmes.

Pour le coup, on songea aux *chiens*. Or ces derniers, devenus sauvages, dévorèrent tous les autres animaux, sauvages ou domestiques!...

**Conclusions.**

*On ne voit, dans toute cette suite de struggles for live, que destructions successives « de collectivités animales » diverses ; mais, encore une fois, sans l'ombre de disparition* « D'UNE GRANDE ESPÈCE » !

2° SÉGRÉGATION PHYSIOLOGIQUE

On ne saurait trouver, tant chez l'homme que chez les animaux, de preuves à la fois plus complètes et plus manifestes de l'influence de la Ségrégation physiologique sur la production de la Dégénérescence, que dans l'exemple des *Races souveraines* de tous les temps et de tous les pays.

Nous n'insisterons pas sur *les familles souveraines* aujourd'hui régnantes. Mais rien ne serait plus facile que de démontrer qu'elles se composent toutes, sans en excepter une seule, et en majeure partie, de *dégénérés*. C'est au point que chez quelques-unes d'entre elles, la Dégénérescence atteint son degré le plus avancé : L'ALIÉNATION MENTALE, *et cela jusque dans la personne de leur chef*[1]!...

Mais quittons ce terrain brûlant de l'ultra-actualisme, pour pour nous renfermer dans celui de l'Histoire. La liste des monarques dégénérés supérieurs ou inférieurs, aliénés ou épileptiques, etc..., serait trop longue à énumérer, depuis l'empire romain, et même bien avant, jusqu'à nos jours. L'on peut affirmer — et le fait serait facile à prouver — que c'est uniquement par Dégénérescence qu'ont disparu successivement toutes les familles souveraines, toutes les dynasties anciennes ou modernes. La même constatation pourrait se faire pour les familles dites de la « *haute noblesse* ». Le plus ancien des « ducs et pairs » authentiques, remonte, en effet, non pas « aux croisades », mais seulement jusqu'à Louis XIII : toutes les autres familles étant complètement éteintes aujourd'hui.

Et cela se conçoit de reste. Ces familles, souveraines ou nobles, constituent des groupes tout à fait distincts par Ségrégation du reste des humains, vivant toutes dans un milieu physique, intellectuel et moral spécial, et *se mariant exclusivement entre elles* : le plus souvent même, par mariages consanguins très rapprochés. Rien d'étonnant que, dans ces con-

1. Voir : JEAN FINOT. « La Revue » septembre 1914. *Le Kaiser*. — Dr RONDELET. « La Médecine internationale » février 1915. *La Folie sur les trônes. Les Hohenzollern* — Dr CABANÈS. « La Chronique médicale. Le Cabinet secret de l'Histoire » *Passim*, etc., etc.

ditions, les tares dégénératives s'accumulent rapidement dans ces mêmes familles et que celles-ci ne tardent pas à disparaître par *stérilité directe ou indirecte*. Tel est notamment le résultat auquel nous ont conduit des recherches historiques sur les stigmates de dégénérescence les plus décisifs à ce point de vue, ceux de la *génération* [1].

## § 2. — Migrations

Déjà Cuvier avait fait ressortir l'importance capitale du rôle des Migrations pendant les époques géologiques Les travaux consécutifs de Pictet, Desor, Fischer, Fontannes, Van den Broeck, Dollfus, etc..., sur les invertébrés; de Lydekker, Zittel, Gaudry, Dollo, Ameghino, Depéret [2], sur les vertébrés; enfin ceux plus récents de Lull [3], sur les Dinosauriens, pour ne citer que les plus connus, confirment de la manière la plus éclatante les vues géniales de Cuvier.

Les migrations de l'homme présentent un intérêt non moins grand que celles des animaux, et leur influence manifeste

1. R. et H. Larger. *Les stigmates obstétricaux à travers l'Histoire.* Thèse et Revue de Médecine citées.

Très peu de princesses, en effet, ont eu des gestations normales. On note chez la plupart d'entre elles de nombreux cas de stérilité directe ou indirecte par : *avortements, présentations vicieuses, mortinatalité, etc...* Enfin, un fait des plus curieux que nous avions relevé est relatif à la gémellité dont nous avons démontré péremptoirement la nature de stigmate dégénératif. « La *gémellité*, disons-nous, se voit souvent dans les « races royales dégénérées. Elle est comme la caractéristique de leur disparition prochaine. Elle se manifeste, en effet, au moment décisif, sinon « ultime, de la décadence de toutes les grandes dynasties, telles que celles « des Césars, des Antonins, des Carlovingiens, des Valois, des Bourbons. « *Gémellité est donc souvent synonyme de fin de race,* parce qu'elle est « souvent aussi le signe avant-coureur de la *stérilité*, cet aboutissement, « cette fin dernière de toute Dégénérescence. » Le tableau peut encore être complété, car, avant que d'être détrôné, ce fou sanguinaire qui s'appelle l'ex-sultan Abdul-Hamid a eu deux jumelles.

2. Ch. Depéret. Comptes-rendus Acad. des Sciences, 5 janv. et 6 nov. 1905; 12 mars et 24 déc. 1906; 27 janv. 1908.

3. Richard S. Lull. Dinosaurian distribution, in The American Journal of Science. Vol. XXIX, janvier 1910.

sur la Dégénérescence des rameaux humains[1] va jeter une vive lumière sur celle des rameaux des êtres fossiles. Elles nous donnent, en effet, par analogie, la clef de maintes disparitions brusques à travers les âges géologiques, notamment de celle des espèces dites *cryptogènes*, les *Clyménies*, par exemple, etc., etc.

La Dégénérescence peut naître dans deux cas différents, à savoir : 1° Migration d'individus sains dans un milieu infecté ; 2° Migration d'individus infectés dans un milieu sain.

### 1° Dégénérescence par Migration d'individus sains dans un milieu infecté.

C'est le fait bien connu des familles provinciales venant s'installer à Paris, — des *déracinées*, comme on les a si bien appelées — et qui disparaissent au bout de trois ou quatre générations au plus, par : alcoolisme, syphilis, cancer, tuberculose surtout, aliénation mentale, etc., et enfin, par *stérilité* directe ou indirecte. Le défaut d'adaptation au milieu est ici d'autant plus complet que les difficultés de la défense de l'organisme s'augmentent singulièrement de celles du struggle for live. Nous en avons exposé le mécanisme plus haut, ce qui nous dispensera de faire des redites.

C'est encore le cas des Européens, dans les pays tropicaux qui, outre les maladies dont ils portent les germes sur eux, contractent celles du pays, telles que : paludisme, fièvre jaune, choléra, diarrhées, etc... Aux vices moraux qu'ils peuvent avoir, ils ajoutent ceux des indigènes : l'usage de l'opium, etc... Par adaptation insuffisante au climat, ils deviennent dyspeptiques, anémiques, tuberculeux et, finalement, *stériles*.

1. On vient de voir que tel a été implicitement l'avis de l'unanimité des membres de la Société d'Anthropologie dès 1860.

Inversement, les habitants des pays chauds dégénèrent lorsqu'ils émigrent en Europe. Ils prennent, par une touchante réciprocité, nos vices d'abord (alcoolisme surtout) et nos maladies, parmi lesquelles la tuberculose joue toujours le plus grand rôle.

Des constatations analogues peuvent se faire chez les animaux qu'on essaie d'acclimater. Les Singes *importés en Europe meurent d'autant plus sûrement de la tuberculose qu'ils sont plus évolués*. On sait, en effet, que si certaines espèces de singes inférieurs, les *Lémuriens*, peuvent conserver plus ou moins l'existence dans nos ménageries et même souvent s'y reproduire, les singes plus élevés, au contraire, meurent rapidement de la tuberculose et, jusqu'à présent du moins, sont presque toujours demeurés *stériles*.

Il existait en juin 1910, au Muséum, toute une famille de *Lémuriens* (*Makis Mongoz*) et les faits de reproduction y sont fréquents parmi eux. Les Lémuriens, en effet, résistent assez bien aux atteintes de la tuberculose, alors que tous les autres singes y succombent invariablement. C'est au point que leur gardien nous disait : « Ces animaux naissent tous avec la tuberculose « qu'ils apportent de leur pays ! » Il fut très surpris d'apprendre qu'il n'en était rien et que, tout au contraire, les singes ne contractaient la maladie que dans le nôtre et par contagion humaine.

Lors de ma visite, il venait de naître un petit *Macaque Rhaesus* que sa mère allaitait. *C'était la première fois depuis quinze ans que pareil fait se produisait à la ménagerie du Muséum, chez un singe, en dehors des Lémuriens. Tous les autres singes, en effet, restent stériles ou avortent de fœtus mort-nés*. Ce qui prouve, une fois de plus, que l'avortement est un stigmate de Dégénérescence, ainsi que nous l'avons jadis démontré pour l'homme.

### 2° Dégénérescence par Migration d'individus infectés dans un milieu sain.

La réciproque est non moins vraie. Et le fait des TASMANIENS et des CEYLANDAIS autochtones nous offre un double exemple absolument remarquable de la disparition totale de deux rameaux phylétiques entiers. Exemple unique et qui s'est produit sous nos yeux mêmes. Or, le vrai facteur de cette extinction est encore la Dégénérescence dont la production a été favorisée par une Ségrégation géographique insulaire.

Cette dernière, en effet, a été déterminée par le contact des indigènes avec les Européens, qui ont importé leurs vices et leurs microbes pathogènes dans ces deux îles. Les habitants autochtones n'ont pas tardé à succomber en totalité et en fort peu de temps, toujours par les mêmes causes, à savoir : l'alcoolisme, la syphilis, la variole, la tuberculose, etc... *L'infécondité*, comme toujours, a fait le reste. Ajoutons y de plus, l'extermination radicale [notre « *Coup de Grâce* » du Struggle for live] dont les premiers surtout ont été les victimes. Et les deux races sont désormais complètement éteintes ; si bien qu'aujourd'hui, Tasmaniens et Ceylandais primitifs n'existent plus qu'à l'état de squelettes au British Museum !

Les INDIENS, DITS PEAUX-ROUGES, d'Amérique[1] sont actuellement en train de disparaître de la même manière dont disparurent les Tasmaniens et les Ceylandais, c'est-à-dire par

1. Ces appréciations et les suivantes ont pour base les documents officiels dont je dois la communication à l'obligeance de mon excellent ami, M. DANIEL BELLET, le distingué secrétaire perpétuel de la Société d'Economie politique et professeur à l'École des Sciences politiques.
1° A Century of population growth in the United states. 1790-1900 ;
2° Departement of Commerce and Labor. Mortality statistics. 1907 ;
3° Departement of Commerce and Labor. Mortality statistics. 1908.
Bien que ces statistiques soient fort défectueuses dans le détail, ainsi que le constate M. PIERRE LEROY-BEAULIEU (*Economiste Français*, 3 mai 190[illegible], p. 66[illegible]), leurs résultats globaux n'en sont pas moins utilisables pour nous. Telle est également l'opinion de mon ami BELLET.

Dégénérescence, bien plus encore que par la destruction systématique à laquelle ils ont été soumis par les premiers immigrants européens. Nous venons de voir qu'à l'exemple de LAMARCK d'autres biologistes ont invoqué cette même cause de destruction brutale, pour expliquer la disparition des Éléphants, des Baleines et autres grands cétacés, alors que ces animaux présentent tous les stigmates incontestables de Dégénérescence que nous avons décrits ou décrirons en détail. *Ces causes brutales ne sont donc qu'adjuvantes : c'est la Dégénérescence qui est la vraie cause première.*

Ce qui le prouve, c'est que le nombre des Peaux-Rouges décroît tous les jours, *par diminution de la natalité* due aux vices et aux maladies gagnés par contact des Américains civilisés[1].

Un intéressant contraste nous est d'ailleurs fourni par les NÈGRES des mêmes États Unis. Bien que placés dans des conditions identiques, ils prospèrent néanmoins et voient même leur population s'accroître dans des proportions telles que la *question Nègre* en est devenue un problème inquiétant pour l'avenir des États-Unis[2]. Et cependant ils ont été soumis,

1. Dr ALES HEDLICKA. *Congrès de la tuberculose de Washington,* 1908.
Le rédacteur de la statistique officielle (voir la note ci-dessus, année 1907) écrit, p. 59, que : « la mortalité par la tuberculose des Peaux-Rouges, est incontestablement plus forte que celle des blancs et des nègres. »
Voir encore : GEORGES GRIMAUX (*Revue Scientifique,* 29 décembre 1900).

2. *Population nègre* en 1890 ; 7,488.788.
— en 1900 : 8,840,789.
L'augmentation annuelle est de 16-5 p. 100.
*Natalité générale des Etats-Unis :* entre 27,1 et 33 p. 100.
— *des nègres :* 36,[illegible] p. 100.
(D'après P. LEROY-BEAULIEU, *loc. cit.*)
Dans la statistique officielle, nous relevons les chiffres suivants :
*Population nègre* en 1870 : 4,880,009.
— en 1900 : 8,833,994.
La courbe de l'augmentation a atteint son maximum en 1880. Depuis lors elle a légèrement baissé pour les raisons dont nous allons parler. On constate néanmoins que de 1870 à 1900, *la population nègre a sensiblement doublé, c'est-à-dire, en 30 ans !*
Les causes de la baisse qui s'est déclarée depuis lors, sont le fait des

encore un coup, aux mêmes épreuves que les Peaux-Rouges, ont subi les mêmes brutalités de leurs premiers maîtres, leurs mêmes contacts physiques et moraux, avec cette circonstance très aggravante, que, déracinés de leur pays d'origine, l'Afrique, ils ont dû s'adapter à un nouveau climat et à de nouveaux milieux.

Il y a là une contradiction apparente, mais qui s'explique très bien. Les Nègres africains, en effet, *race inférieure*, sont doués d'une vitalité extraordinaire [1], dont ils nous offrent le spectacle dans leur pays d'origine où ils résistent si étonnamment à toutes les causes de destruction telles que : guerres, esclavage, disettes, maladies. *C'est ainsi, par exemple, qu'ils jouissent d'une immunité à peu près complète pour la fièvre jaune, et, relative, pour la malaria.*

A ce propos, Boudin (*Soc. Anthrop., loc. cit.*, 1860) : « cite « l'exemple d'une expédition anglaise où les Nègres jouirent « d'une immunité remarquable pour le paludisme auquel suc- « combèrent beaucoup d'Anglais ». Chez eux, comme chez toutes les races non dégénérées, *les plaies ne suppurent que peu ou point*, tant est énergique leur phagocytose, ainsi que je l'ai déjà fait remarquer (Congrès français de chirurgie, 1899).

Nègres des Etats sudistes et nous ont été révélées récemment par Warington Lawson (*Le Nègre aux Etats-Unis*. Paris, E. Guillemoto, 1912). Elles sont dues à l'abus de l'alcool ayant déterminé une mortalité effrayante par tuberculose.

« Aux États sudistes, dit-il, une statistique du gouvernement fédéral « établit que la *Mortalité par tuberculose est quatre fois plus élevée* parmi « les Nègres que parmi les Blancs...

« Cette mortalité d'adultes, ajoutée à la *Mortalité infantile qui est très* « *élevée* chez les Nègres, constitue une formidable barrière au développe- « ment de la race. A Charleston notamment, les décès parmi les Nègres « sont *près de trois fois plus nombreux* que chez les Blancs. »

1. L'augmentation de la population nègre immigrée est maxima dans certaines Antilles où elle l'emporte de beaucoup sur la population blanche, comme à Haïti et à Saint-Domingue (Daniel Bellet, *Les grandes Antilles*, Paris, Guilmoto). Cela se comprend du reste, puisqu'il n'y a pas eu, pour ces nègres de changement de climat ou même d'habitudes et, partant, aucune adaptation nouvelle n'a été nécessaire de leur part.

Par contre, chez les dégénérés, le pus se forme avec facilité et abondance et leur phagocytose est très affaiblie. On peut dire dès lors que *la faculté d'adaptation des Nègres est maxima*[1] et l'on comprend très bien qu'elle leur ait permis de résister à toutes les conditions défectueuses nouvelles résultant de leur transplantation d'Afrique en Amérique.

Les Peaux-Rouges, au contraire, appartiennent, comme tous les peuples américains autochtones, à une race plus évoluée que ne l'est celle des Nègres. Leur race était sans doute dégénérée quelque peu, avant la conquête de l'Amérique, comme l'était certainement celle des ASTÈQUES. Les monuments anciens où ces derniers sont représentés avec des *crânes microcéphales* prouvent, même d'une manière indiscutable, un degré fort avancé de Dégénérescence. Il n'est pas étonnant dès lors que, touchés d'avance par la Dégénérescence, les Peaux-Rouges n'aient reçu, de leur contact européen, le même *coup de grâce* que les Tasmaniens et les Ceylandais dont nous venons de parler et qui, appartenant à des races noires anciennement métissées, devaient être quelque peu dégénérées déjà. Enfin les Astèques et les INCAS étaient beaucoup plus civilisés encore que les Peaux-Rouges : c'est pour cela même qu'ils ont disparu avant ces derniers.

1. En ce qui concerne cette grande faculté d'adaptation, c'est-à-dire, de défense de l'organisme, que possèdent, à un si haut degré, les nègres, comparativement aux races humaines plus avancées, on ne peut se défendre de la rapprocher de celle des Lémuriens vis-à-vis des Singes supérieurs.

Il est naturel de voir, dans ce double fait, une conséquence de la loi de Cope en vertu de laquelle certaines espèces inférieures ou primitives jouissent d'une plasticité évolutive plus grande que les espèces plus spécialisées. Cela paraît d'autant plus admissible que ces deux facultés d'*adaptation* et d'*évolution* doivent être considérées, ainsi que nous l'avons établi plus haut, comme identiques.

C'est ainsi que s'expliquerait l'étonnante persistance, depuis les temps paléozoïques les plus reculés jusqu'à nos jours, de certaines espèces inférieures, telles que les : *cidaris, lingules, cranias, nucules, mytilus,* etc... *estherias, cypridines,* parmi les invertébrés, et de certains *Sélaciens, Dipneustes, Hatterias...* parmi les vertébrés.

Georges Grimaux[1] a examiné en particulier une peuplade de Peaux-Rouges du Rio Colorado, les Concapahs. Cette peuplade est en voie d'extinction complète « *par contact avec les Blancs, dit-il, et grâce à la syphilis et aux maladies de poitrine* ».

Aussi bien, le fait de l'extinction, par immigration des Européens, des races autochtones, moins armées que ne l'est celle des Nègres, est une loi générale qui trouve son application ailleurs encore.

C'est ainsi qu'aux îles Hawaï[2], la population canaque est en train de disparaître dans une proportion énorme (de 300.000 à 34.000). Les canaques de la Nouvelle-Calédonie[3] sont dans la même voie de décroissance (réduction de 50 p. 100). Si bien que le gouvernement a dû prendre récemment (1911) des mesures pour remédier à cette extinction de plus en plus accusée. Il en est de même pour les naturels des îles Marquises, etc.

Partout nous trouvons les mêmes facteurs dégénératifs comme cause de l'extinction. Ce sont principalement la syphilis, avec l'alcoolisme et la tuberculose dont cette dernière est l'héritage habituel, comme nous l'avons indiqué précédemment. Partout aussi la variole exerce ses ravages.

### Influence du Métissage.

Il y a cependant des exceptions à cette loi. Elles paraissent dues à des causes locales diverses, à la race plus ou moins armée pour la défense, etc... Elles s'expliquent, en partie, par le *Métissage* que l'on a tour à tour prôné ou vilipendé, parce

1. Georges Grimaux. Revue scientifique. (R. Rose) 29 décembre 1900.

2. G. Sauvin. *Statistique des îles Hawaï* (Revue scientifique, 1893. p. 85. t. LII et t. LI, pp. 445 et 766).
Population Canaque (Havaï) ; en 1778 — 300,000.
» » en 1872 — 49,044.
» » en 18[illegible]0 — 34,436.

3. Ch. Rabot. (Bull. Soc. de Géographie, 1906, p. 228).

qu'on a généralement négligé d'en établir le déterminisme exact. Or il en est du Métissage comme de la *Consanguinité* à laquelle il est comparable à ce point de vue.

De même que dans la consanguinité, les conditions du Métissage se subordonnent, en effet, aux lois de la Dégénérescence elle-même. C'est ainsi qu'il produit, en général, de bons résultats lorsque les deux générateurs sont normaux et, de mauvais au contraire, quand l'un des deux, ou, à plus forte raison, quand les deux sont dégénérés. Par là s'expliquent tout naturellement, à mon avis, les divergences d'opinion qui se sont produites au sujet des métis. Le métissage — toujours comme la consanguinité, — n'est, en effet, pas nuisible en lui-même, mais dépend exclusivement des conditions dans lesquelles il se produit. Au surplus, les Anthropologistes admettent que toutes les races humaines actuelles sont métissées, qu'en un mot, il n'existe pas de *race pure*. D'un autre côté, les Zootechniciens pensent qu'il en est de même pour la plupart de nos animaux domestiques. C'est pourquoi il est permis de se demander si le métissage n'a pas joué, chez les êtres de tous les temps géologiques, un rôle plus important que ne le croient peut-être les paléontologistes ?

Quoi qu'il en soit, la population *Maori* de la NOUVELLE-ZÉLANDE[1], où s'observent de nombreux métis, est en légère augmentation, d'après les Statistiques officielles.

Dans les GRANDES ANTILLES (D. BELLET)[2], il y a augmentation générale de la population de la JAMAÏQUE. C'est que les Nègres y sont en immense majorité (311,000 sur 371,000 habitants et que l'avantage du climat leur permet de se défendre mieux encore qu'aux États Unis. L'auteur constate, qu'en général, la population augmente là où les Nègres sont en très

1. E. J. VON DADELSZEN. Census of New-Zealand, 1906. (Registrar-general's Report.)

2. DANIEL BELLET, *loc. cit.*

grande majorité : ce qui s'explique par l'extrême vitalité de ces derniers.

A CUBA (D. BELLET, HARRY JONHSTON)[1], les Indiens autochtones ont disparu entièrement. Les métis pullulent à Cuba ; mais sont moins nombreux à PORTO-RICO. Les Nègres ont diminué de 56 à 32 p. 100 à Cuba et de 1/8 à 1/14 à Porto-Rico. C'est manifestement le produit d'un métissage défectueux.

En effet, DIXON[2] a fait une constatation fort intéressante sur les familles de mulâtres des Antilles. Il établit que ces familles s'arrêtent à la quatrième génération, à moins de croisement avec une race pure, blanche ou noire, qui les régénère momentanément.

Ce fait est en harmonie parfaite avec les résultats du métissage pratiqué sur les animaux. Il est acquis, en effet, que ces mêmes résultats ne sont satisfaisants qu'autant que le métissage s'opère sur des animaux *voisins* les uns des autres. L'observation de DIXON tendrait donc à prouver la grande distance qui sépare le Nègre du Blanc.

### Conclusions.

De ce qui précède, nous pouvons conclure en toute rigueur, que : *la vraie cause de l'extinction des races humaines actuelles réside effectivement dans la Dégénérescence. La Sélection naturelle n'est qu'une cause adjuvante et secondaire.*

Le rôle de la Sélection naturelle n'acquiert une certaine importance que lorsqu'elle s'exerce sur des groupes déjà dégénérés et chez lesquels la natalité est par conséquent très affaiblie, tels que les Eléphants, les Grands Cétacés, etc. Mais pour les races à prolifération normale — à plus forte raison, pour celles à prolifération exubérante —, elle n'est, il faut le

1. HARRY JONHSTON. Les noirs à Cuba. (La France de demain, octobre 1909).
2. DIXON. Journal of Americ. med. Association. 1893, t. XX, p. 1.

redire, qu'un simple accident le plus souvent même négligeable, comme chez les *Lapins* et les *Rongeurs* en général. Nous n'allons pas tarder du reste à revenir sur ce point.

Enfin les lois étiologiques étant *unes,* les choses ont dû se passer ainsi non seulement chez l'homme et tous les animaux actuels, mais encore chez tous les animaux fossiles, sans exception. C'est ce que nous allons nous efforcer de déterminer dans le chapitre suivant.

---

## CHAPITRE VI

### EXTINCTION DES GROUPES ANIMAUX FOSSILES PAR LA DÉGÉNÉRESCENCE CRITIQUE DES THÉORIES DE L'EXTINCTION

Tenant pour acquis les résultats de l'étude d'*Actualisme* à laquelle nous venons de nous livrer dans le chapitre précédent, nous passons à la détermination des causes de l'Extinction des groupes animaux fossiles. Et s'il est vrai, comme le pensait Constant Prévost et comme le croient beaucoup d'autres encore depuis ce dernier et même, depuis Lamarck auquel remonte la première idée de l'*Actualisme*, si, dis-je, il est vrai que les lois naturelles sont les mêmes à travers tous les temps, nous devrons retrouver ici la même cause principale d'extinction que pour les groupes actuels : la Dégénérescence.

C'est, en effet, ce que nous espérons démontrer, en inférant successivement de l'examen critique des théories que nous allons exposer, avec le plus de concision possible, la part exacte de vérité qu'elles peuvent renfermer les unes et les autres. Nous suivrons ces théories à travers les phases diverses parcourues par elles, nous bornant à en marquer les étapes successives. Et c'est ainsi que nous arriverons à montrer comment il se fait que leur aboutissement forcé est la Dégénérescence elle-même.

On peut distribuer l'Histoire de ces théories en trois phases distinctes, à savoir :

1° Théories Évolutives : anciennes, récentes.

2° Théories Pathologiques : Épidémiques, Climatiques : glaciation, chaleur, sécheresse, inondations, etc.

3° Théorie Contre-Évolutive ou dégénérative.

Avant que de procéder à cet examen, relatons ici l'opinion du professeur Steinmann, lequel a contesté jusqu'à la réalité même de l'Extinction des espèces fossiles, prétendant que, loin de *s'éteindre*, elles ne faisaient que *se transformer*. Ce serait alors la continuité, sans répit aucun, de l'Évolution?...

Mais il n'y a vraiment pas lieu d'insister sur ce qu'on a justement considéré en Allemagne même — où j'ai entendu émettre cette critique, — comme la simple utopie d'un éminent Paléontologue.

Et cependant, dans le cours de mes discussions avec certains biologistes et non des moins distingués, j'ai cru discerner comme un reflet de l'opinion de Steinmann : avec cette restriction toutefois que, sans contester la réalité de l'extinction des espèces fossiles, ils mettaient en doute l'imminence de la disparition *spontanée* de certaines espèces actuelles telles que les Grands Cétacés et l'Eléphant, par exemple. Je leur opposai de suite — non le consensus universel, car il est, en vérité, trop souvent sujet à l'erreur — mais bien l'Anatomie pathologique, laquelle ne trompe jamais! Les espèces actuelles en question présentent, en effet, tous les signes pathognomoniques du gigantisme acromégalique, c'est-à-dire, de la Dégénérescence la plus avancée. Et telle est la preuve certaine de leur disparition plus ou moins prochaine, sans doute, selon que ces animaux seront plus ou moins pourchassés ; mais, de toute façon, la preuve absolument incontestable parce que cette terminaison est *fatale* !

## § 1. — Théories Évolutives anciennes

Arrêtons-nous tout d'abord à Cuvier, à l'immortel fondateur de l'anatomie comparée et de la paléontologie. Bien que défenseur passionné de l'immutabilité des espèces, il n'en a pas moins, par une de ces contradictions singulières dont les plus grands esprits ne sont pas exempts, Cuvier, dis-je, n'en a pas moins, — inconsciemment, il est vrai, — fourni les premières assises scientifiques de la théorie de l'Evolution.

On sait qu'à ses yeux, les espèces étaient supprimées brutalement dans les « Révolutions du globe », par les fameux « Cataclysmes ». Ses disciples, tels que d'Orbigny, d'Archiac, Agassiz, Barrande, etc..., exagérant, comme d'habitude, les erreurs du maître, attribueront ensuite à ces mêmes cataclysmes, les extinctions complètes, réglées et successives, suivies chaque fois de *Recréations totales*, des faunes de 27 époques géologiques différentes! [d'Orbigny].

Il est à peine croyable qu'une doctrine aussi manifestement en contradiction avec les faits et qui, on peut le dire, heurte jusqu'au bon sens lui-même, ait pu, d'un côté, être conçue par des paléontologistes de la valeur de ceux que nous venons de citer et, de l'autre, s'imposer à plusieurs générations de naturalistes!... Tant il est vrai que la tyrannie des grands maîtres est le plus souvent néfaste à ceux qui s'engagent aveuglément dans le sillon qu'ils ont tracé!

Voyons maintenant comment les deux principaux protagonistes de la théorie de l'Évolution : Lamarck et Darwin, considèrent l'extinction des espèces? — En réalité, ils n'en ont cure ni l'un ni l'autre : aussi ne nous occuperont-ils pas longtemps.

Lamarck, précurseur de génie, sait observer de haut et regarder de loin. Si par certains côtés, il rappelle un peu la manière de Buffon et des autres savants du XVIIIe siècle, il n'en a pas moins établi le premier, avec les deux Geoffroy Saint-Hilaire et Serres, les lois générales de l'Évolution, avec une netteté toute française et une rigueur scientifique toute moderne. On a pu en retrancher ce qui a trait à l'insuffisance des connaissances de son époque; mais y ajouter : non pas!

A l'origine des espèces, il ne connaît que la génération spontanée qu'il explique avec les données défectueuses de son temps. En ce qui concerne leur extinction, il ne l'admet pas, à proprement parler, si ce n'est pour les grands animaux que l'homme pourchasse. Nous avons vu plus haut que telle est encore aujourd'hui l'opinion attardée de STEINMANN, de SOERGEL et de quelques autres.

DARWIN, observateur parfois avisé et pénétrant, « regardait trop, comme on l'a dit, la nature avec son cerveau », c'est-à-dire, à travers son *idée fixe*. En tant que généralisateur, il est souvent hasardé, voire nébuleux — pas autant toutefois que ne le sont devenus certains de ses continuateurs! En dépit du titre de son ouvrage principal, il ne s'occupe pas plus, au fond, de l'origine que de la fin des espèces. C'est le transformisme qui est son objectif et il l'établit, on doit le reconnaître, sur des bases inébranlables. L'extinction n'y est mentionnée qu'incidemment et dans ces deux lignes seulement, pour constater[1] « *qu'elle ne paraît dépendre d'aucune loi fixe* » et, qu'au surplus, d'après la Sélection naturelle, « *l'extinction des formes anciennes et la production des formes nouvelles sont deux faits intimement connexes* ». — Dans ce cas, l'origine des espèces étant, d'après lui, le fait d'un pur effet du hasard, il en résulterait que leur extinction l'est de même ?... Quoi qu'il en soit, nous avons vu à quel point DARWIN et les Darwinistes se sont mépris sur l'importance du rôle de la Sélection naturelle en général et dans l'extinction des espèces en particulier.

## § 2. — THÉORIES ÉVOLUTIVES RÉCENTES

C'est précisément cette évidente insuffisance des théories Darwiniennes qui a déterminé les paléontologistes qui ont

1. CH. DARWIN. *De l'origine des espèces*, p. 393.

suivi, tels que : Cope, Dollo, Depéret, Rosa, Abel à imaginer des théories nouvelles pour expliquer l'extinction des groupes. Mais ces différents auteurs ont cherché la vérité dans une voie où il ne pouvaient pas la rencontrer : celle de l'Evolution normale, alors qu'elle réside entièrement dans celle de la Contre-évolution. De là découle nécessairement l'insuccès de leurs efforts, insuccès dont certains d'entre eux nous ont fait d'ailleurs l'aveu sans ambages.

En effet, après avoir énuméré les causes qui, d'après lui, produiraient l'extinction, Depéret[1] dit ceci : « Beaucoup de « paléontologistes frappés à juste titre, par les faits inexpli- « cables d'extinction brusque de groupes entiers, comme les « Trilobites, les Ammonites, les Dinosauriens, etc..., *voudront « sans doute ajouter à ces causes plutôt extérieures de varia- « tion, une autre force inconnue d'ordre plus intérieur, qui limite « la variation des groupes, comme si chacun d'eux ne possé- « dait dès son origine, qu'une certaine quantité de sève dont « l'épuisement se produit plus ou moins vite et entraîne l'extinc- « tion fatale du rameau.* »

Et ailleurs encore il ajoute, en complétant sa pensée : « *S'il « est difficile, à l'heure actuelle, de remonter aux causes même « de l'extinction des rameaux, nous commençons au moins à « pouvoir préciser le mécanisme de ces extinctions, ou, si l'on « veut: les conditions habituelles dans lesquelles se produit le « phénomène.* »

Cette *force inconnue d'ordre intérieur*, dont parle Depéret, qu'est-ce autre chose si ce n'est la Dégénérescence ? Dans le reste du passage que nous avons souligné, il donne nettement le caractère synthétique de cette dernière, mais sans pouvoir en prononcer le nom lui-même. Ainsi, il décrit la Dégénérescence, il la touche du doigt pour ainsi dire, mais ne la voit pas !

1. Ch. Depéret. *Loc. cit.*, p. 274.

Il la connaît fort bien cependant, car il est médecin ; mais il n'y a évidemment pas pensé ! Chez l'éminent doyen de la Faculté des Sciences de Lyon, le paléontologiste égare le pathologiste. Tel est l'effet d'un phénomène psychologique singulier, déjà signalé plus haut ! Cet exemple ne montre-t-il pas au surplus jusqu'à quel point les paléontologistes font fausse route ?

D'autre part, le professeur ABEL, de Vienne[1], termine son intéressant mémoire par cette conclusion à la fois prudente et réservée, que : « *le facteur interne de l'organisme a certai-* « *nement un mot très important à dire et qu'enfin, un vaste* « *champ de recherches demeure encore ouvert* ».

Le « *facteur interne* » d'ABEL est évidemment l'équivalent de la « *force inconnue d'ordre intérieur* » de DEPÉRET. C'est toujours de la Dégénérescence qu'il s'agit implicitement ! — A moins de tomber dans la métaphysique, avec KOBELT, et d'admettre, avec ce dernier, *la prédestination des espèces ?!...*

Désespérant donc de trouver la vraie cause de l'extinction des espèces qu'ils sentent leur échapper, DEPÉRET, ABEL et les autres paléontologistes se contentent d'en étudier *le mécanisme extérieur*. C'est à ce résultat incomplet que tous les auteurs ci-dessus bornent modestement leur ambition. Ils s'y trouvent réduits, aussi bien, pour n'avoir cherché la solution du problème que dans les seules lois de l'Évolution et de la Zoologie normales. Il est certain que ces dernières ont été par eux fort judicieusement établies et renferment incontestablement, les unes et les autres, une part de vérité. Mais si elles rendent peut être compte de certains mécanismes, elles sont, soit isolément, soit dans leur ensemble, tout à fait insuffisantes, ainsi qu'on le reconnaît d'ailleurs, pour remonter jusqu'aux *causes* elles-mêmes. En réalité, les théories de ces

1. O. ABEL. *Uber das Aussterben der Arten* (Comptes rendus du IXe Congrès géologique international de Vienne, 1903), p. 748.

auteurs ne vont guère plus loin qu'à préciser, selon l'expression ci-dessus relatée de l'un d'eux : *les conditions extérieures des phénomènes.* Cela ne revient-il pas à dire qu'elles se réduisent purement et simplement à des constatations de faits ?

Quoi qu'il en soit, les lois qui, d'après la plupart des paléontologistes actuels, présideraient à l'extinction des espèces, sont, en résumé, les suivantes :

1° Loi de l'augmentation de taille [ou du gigantisme].

2° Loi de spécialisation progressive, ou d'excès de spécialisation unilatérale.

3° Loi de Réduction progressive de la variabilité.

4°, 5°, 6° Lois de la Régression nécessaire, de l'Irréversibilité et de la Limitation.

Il est aisé de voir, après ce que nous venons de dire, que toutes ces lois rentrent tout uniment dans le cadre de la Dégénérescence dont chacune n'est qu'un cas particulier ou même un simple corollaire.

En effet, les deux premières ont été invoquées par l'unanimité des paléontologistes et, surtout, développées par Depéret. Or nous avons vu, au chapitre de la « Dégénérescence acquise », qu'elles constituent précisément les facteurs les plus importants et les plus habituels de production de la Dégénérescence elle-même !

Quant à la troisième loi, imaginée par Rosa : *la réduction progressive de la variabilité*, Depéret[1] fait remarquer avec raison « qu'elle constitue en un certain sens un cercle vicieux, « car il serait tout aussi facile de prétendre que si les rameaux « parvenus vers la fin de leur durée géologique varient très « peu, c'est parce qu'ils sont justement en voie de s'éteindre ». — C'est la vérité même ; car au fur et à mesure que les groupes avancent dans la Dégénérescence, leur vitalité et leur natalité

1. Ch. Depéret. *Loc. cit.*, p. 245.

diminuent ; rien d'étonnant, dès lors, que leur variabilité n'en subisse un déchet à l'avenant. La réduction progressive de la variabilité n'est donc, j'avais raison de le dire, qu'un simple corollaire de la dégénérescence elle-même progressive.

Enfin les trois dernières lois : de la *régression nécessaire*, de l'*irréversibilité* et de la *limitation* ont été formulées et défendues par Dollo. Les idées de ce très remarquable paléontologiste se trouvant un peu éparses dans différents mémoires, M. le professeur Dollo a bien voulu, avec une bonne grâce parfaite, nous en tracer lui-même le schéma suivant que nous reproduisons textuellement, avec ses mots soulignés[1].

« Voici mon point de vue :

« 1° Loi de la Régression nécessaire (1895) : toute évolution « est accompagnée de la perte de quelque chose. »

— Nous avons suffisamment établi que « Régression » n'était pas nécessairement synonyme de « Dégénérescence ». Or Dollo lui donne le même sens *exclusivement évolutif* que Cope ; alors que nous avons démontré que cette même Dégénérescence était au contraire *exclusivement contre-évolutive !* Les deux lois suivantes, par exemple, sont presque exactes :

« 2° Loi de l'Irréversibilité (1893) : Ce qui est perdu ne peut être retrouvé. »

— C'est très vrai ; mais il eût fallu ajouter ceci :

... *Sans que le cas ne devienne tératologique (c'est-à-dire un stigmate de Dégénérescence)*. Exemple : le cheval actuel lorsqu'il subit la Réversion tridactyle ! [comme le cheval célèbre de César].

« 3° Loi de la Limitation (1893). Donc, après une évolution « suffisamment prolongée dans la même direction, tout ayant « été sacrifié à cette adaptation unilatérale — les matériaux

1. L. Dollo. *Lettre du 5 mai 1910.*

« (organes ou structures) répondant à d'autres adaptations « ayant été perdus et ne pouvant être retrouvés — si les con- « ditions d'existence viennent à changer, *l'extinction est une* « *conséquence nécessaire*, car ce qui aurait pu servir à l'éviter « a disparu sans retour. Exemple : les baleines deviendront « de plus en plus baleines ou s'éteindront. Car elles ne pour- « raient plus devenir ni cheval, ni chauve-souris, etc... En « fait, c'est au moment de leur *perfectionnement* maximum que « disparaissent brusquement, dans les terrains, les divers ani- « maux... Et, sauf cas absolument exceptionnels (qui ont leur « explication spéciale), toutes ces formes qui s'éteignent sont « des formes *gigantesques*. »

— C'est toujours au même point de vue de l'Évolution morphologique normale que se place le distingué professeur de Bruxelles, et les lois qu'il pose ne valent qu'à ce seul titre. Elles expriment, je le répète, des faits très exacts, mais ne fournissent que peu ou pas de données sur leur déterminisme. En somme il s'agit là principalement d'inadaptation par excès de spécialisation unilatérale et de gigantisme. Ce n'est donc, d'une part, qu'un retour à la loi de non-spécialisation de Cope dont nous avons déjà montré les relations avec la Dégénérescence ; et de l'autre, que la mention d'une Dystrophie dégénérative [Voir 4e Partie.]

Mais il n'en reste pas moins vrai que, de tous les auteurs de ces lois zoologiques, c'est incontestablement Dollo qui, dans celles de la *limitation* et de l'*irréversibilité*, paraît avoir eu l'intuition la plus rapprochée de la vraie Dégénérescence. Seul entre tous, il marque l'état d'infériorité atteint par une descendance chez laquelle, à la suite d'une série d'adaptations successives, des parties ont disparu qui auraient pu devenir indispensables à des adaptations futures. Dollo ne peut évidemment pas spécifier quelle est l'importance relative de ces parties ou organes. Il le faudrait cependant, car il en est dont la perte est insignifiante et négligeable, alors que celle d'autres organes est réellement néfaste. Mais alors nous retombons dans la question, longuement traitée plus haut, des Mutations utiles ou nuisibles et c'est toujours le critérium de la Dégénérescence qui fait défaut au savant Bruxellois, comme il manque à tous les biologistes actuels !

On ne comprend pas, en effet, pourquoi *l'extinction serait une conséquence nécessaire* de la perte de certains organes, si cette perte ne déterminait, *ipso facto*, une diminution corrélative des moyens de défense de l'organisme. C'est là, je ne cesserai de le répéter, le point important et même capital, sous le rapport de la recherche des causes de l'extinction des groupes. Pourquoi, en effet, les *Baleines* s'éteindraient-elles, si elles ne présentaient des stigmates évidents de Dégénérescence? Pourquoi enfin tous les animaux géants disparaîtraient-ils brusquement, si le gigantisme n'était autre chose qu'un syndrome morbide marquant le terme ultime de la Dégénérescence ? Ce n'est pas — on ne saurait se lasser de le dire ! — parce que tous ces animaux présentent des mutations progressives ou régressives, qu'ils disparaissent plus ou moins rapidement ; mais bien parce que les changements qui se sont opérés dans leurs formes ou leurs organes sont des *stigmates de dégénérescence, c'est-à-dire, des symptômes, des signes certains ou pathognomoniques d'une maladie qui signifie stérilité et extinction de la descendance.*

Sans doute, le terme de cette maladie peut être parfois plus ou moins éloigné ; mais il n'en demeure pas moins que, tôt ou tard, cet aboutissement est toujours fatal, inéluctable.

Ainsi que nous l'avons dit, la Dégénérescence n'est, dans le fond, qu'une maladie d'usure. Or, avec le temps, tout ce qui vit finit par s'user, conséquemment, par dégénérer ! *Et tempus ferrum ipsum consumit !*

## § 3. — Théories pathologiques

### 1° Théories Épidémiques.

Certains Paléontologistes — et non des moindres ! tels que Quenstedt[1], Neumayr[2] et plus récemment, Osborn[3], convaincus sans doute que les partisans des théories basées exclusivement sur l'Évolution normale faisaient, en vérité, fausse route, ces paléontologistes, dis-je, pensèrent à invoquer la *Pathologie*. Mais n'étant pathologistes ni les uns ni les autres, ils ne pouvaient que se méprendre sur la valeur réelle de l'élément épidémique au point de vue de l'extinction des espèces. C'est assurément la raison pour laquelle ils eurent l'illusion de croire que cette même extinction devait être *exclusivement fonction d'Épizooties.*

Or, présentée sous cette forme absolue, la proposition est d'autant moins acceptable, qu'*il n'existe pas, jusqu'à ce jour — on peut l'affirmer — un seul exemple de la disparition totale d'un groupe spécifique entier, soit humain, soit animal, par le fait unique d'une épidémie quelconque* Tout au plus doit-on admettre, comme pour la sélection naturelle, la possibilité de la disparition, sous cette seule influence, d'une variété très localisée d'espèce. [*Voir page 126 : Ségrégation géographique.*]

Nous démontrerons au contraire, qu'en général, le rôle important et réel appartient à la Dégénérescence, sans méconnaître toutefois celui que joue, mais indirectement et d'une manière secondaire, le facteur épidémique.

Tout le monde, en effet, connaît les effroyables ravages exercés par les « *Pestes Noires* » du Moyen Age et les innom-

1. F. A. Quenstedt. *Handbuch der Petrefaktenkunde,* III, Aufl. 1885. Tübingen.

2. Melchior Neumayr. *Erdgeschichte,* I, Aufl. Bd., I, 1887. Leipzig.

3. F. Osborn. *The Age of Mammals,* 1910. New-York. Encore : *The causes of Extinction of Mammalia.* American Naturalist, XL, 477, p. 784-785.

brables victimes qu'elles ont laissées derrière elles, sans réussir cependant à faire disparaître le moins du monde, ni l'Espèce, ni même la moindre Race humaine !

Ce qui est vrai des Épidémies chez l'Homme, l'est non moins des Épizooties qui attaquent souvent certains animaux dont elles dépeuplent, parfois même définitivement, des contrées entières. Il suffit de rappeler à ce propos les destructions que produisent actuellement en Afrique, aussi bien dans la population animale qu'humaine, les différents Trypanosomes pathogènes, par l'intermédiaire de la mouche *tsé-tsé* (*Glossina*) et autres insectes piquants.

S'inspirant sans doute de ce fait, Osborn a proposé d'invoquer quelque Épizootie du genre du *Surra* ou du *Nagana*, pour expliquer la disparition complète du *Cheval*, du *Chameau* et du *Tapir*, dans les deux Amériques, où ces animaux existaient en abondance au début du Pleistocène.

J'accorde volontiers que cela est non seulement vraisemblable, mais paraît même être une probabilité fort admissible.

Certains Trypanosomes sont, en effet, particulièrement dangereux pour des animaux déterminés, pour le Cheval notamment. Dans l'épidémie de *Surra* de l'île Maurice étudiée par mon éminent camarade et ami, le professeur Laveran avec le regretté professeur Nocard[1], la mortalité chevaline a été de 100 p. 100, contre 25 p. 100 seulement de mortalité bovine. C'est même ce qui explique pourquoi tous les Chevaux de l'Amérique du Sud ont disparu, alors que les Bœufs y ont persisté. Enfin ce qui vient donner plus de poids encore à l'opinion d'Osborn, c'est que l'Amérique du Sud est ravagée aujourd'hui même par des Épizooties (*Mal de Caderas*) dues à un trypanosome très voisin de celui du *Nagana*. Je ne puis

1. *Bull. Acad. de Médecine*, 28 octobre 1902.

donc qu'admettre la réalité des épidémies invoquées par l'éminent paléontologiste américain.

Mais de ce que les Espèces : *Camelus*, *Tapirus* et *Equus Caballus* aient entièrement disparu des deux Amériques, à un moment donné, sous l'influence d'Épizooties générales, ces mêmes groupes en ont-ils été éteints définitivement *en tant qu'especes?* Assurément non! Tout au plus serat-il permis de dire que l'épidémie a fait disparaître *les variétés ou races americaines du Cheval, du Chameau et du Tapir !*

1re Objection. — « *Aurait-il suffi. pour déterminer l'extinction « complète de ces mêmes espèces, que les épizooties se produisis- « sent simultanément sur toute la surface du globe* ? »

— Cela même n'eut pas été satisfaisant, et pour bien des raisons.

D'abord, cette « *Pandémie* » eut été sans doute possible aux époques géologiques où les conditions biologiques étaient parfaitement uniformes — s'il est vrai qu'elles l'aient été jamais aussi absolument qu'on l'a prétendu : ce qui a été contesté, à juste titre. peut-être. Mais depuis la différenciation manifeste des Climats, c'est-à-dire. au moins depuis le début du Tertiaire, l'hypothèse est tout à fait inadmissible.

2e Objection. — L'on dira peut-être : « *que des épidémies « variées peuvent éclater successivement dans les diverses parties « du monde et amener ainsi petit à petit la destruction complète « d'une espèce entière.* »

— Il faut reconnaître qu'une pareille éventualité serait difficilement réalisable *pour tous les individus d'une même espèce indistinctement*. Elle le serait d'abord *matériellement*, à cause des barrières géographiques, et encore *physiologiquement*, à cause de la variété extrême des conditions biologiques.

Au surplus, d'autres raisons encore viennent militer puissamment contre cette hypothèse subsidiaire elle-même. On peut, en effet, opposer un argument capital à toute la théorie épidémique, et qui est le suivant : *C'est que les maladies épidémiques atteignent exclusivement les individus et ne sont que très exceptionnellement héréditaires* (comme l'est la syphilis par exemple). Sans doute elles peuvent, dans une certaine mesure, engendrer la Dégénérescence en affaiblissant les organismes qu'elles frappent, sans les tuer. Sous ce rapport, elles deviennent incontestablement une cause, sinon d'extinction, du moins de *diminution* de l'Espèce. Mais si beaucoup de sujets meurent ou dégénèrent par suite des épidémies, il en est aussi un certain nombre qui, grâce à l'*immunité*, échappent complètement à leur atteinte et restent pour perpétuer normalement l'espèce.

Tandis que la Dégénérescence, avec les diverses affections qui lui font cortège (la tuberculose par exemple et toutes les maladies dites *dégénératives*), s'attaquant encore — outre les individus — à la descendance, son caractère essentiel, son aboutissement fatal est précisément l'extinction de cette même descendance! Il existe cependant une relation très intime entre la Dégénérescence, d'une part, et les maladies infectieuses, sporadiques ou épidémiques, d'autre part, relation que, pour la compréhension de leur influence réciproque, il importe de nettement préciser.

Dans le Processus de l'Extinction, nous trouvons souvent, il est vrai, la maladie infectieuse, *à la fois au début et à la fin* (maladies *dégénératrices* dans le premier cas et Maladies *dégénératives*, dans le second). Mais l'intermédiaire obligé, nécessaire, c'est la Dégénérescence, c'est-à-dire l'*Hérédité morbide*. N'est-il pas, en effet, de toute évidence que, sans ce facteur indispensable, l'Hérédité, l'action nocive des maladies infectieuses sur la descendance ne peut même se concevoir ?

A l'origine, en effet, la maladie infectieuse est, non l'agent exclusif sans doute, mais l'un des agents les plus habituels de production de la Dégénérescence (Maladie dégénératrice). Mais il importe de considérer que cette Dégénérescence elle-même, à moins de Monstruosités incompatibles avec la vie ou bien de lésions produisant la mort ou la stérilité immédiates, que cette Dégénérescence, dis-je, est le plus souvent la *cause éloignée* que la *cause prochaine* de l'Extinction.

La *cause déterminante* de cette dernière est généralement une maladie infectieuse : de celles que j'ai appelées les « Maladies dégénératives », telles que le cancer et la tuberculose surtout. On ne doit pas oublier, en effet, que le dégénéré est toujours, et avant tout, *en état d'imminence morbide*. D'où il résulte qu'il succombe le plus fréquemment par l'action directe des maladies infectieuses, sporadiques ou épidémiques auxquelles, nous l'avons dit, tout être vivant est sans cesse exposé et dont la Dégénérescence prépare et favorise l'établissement du *terrain* d'évolution.

L'on saisit très bien par là pourquoi, dans les épidémies elles-mêmes, ce sont les dégénérés principalement qui, doués d'une réceptivité maxima, sont les premiers atteints par le mal et en deviennent aussi les premières victimes. Ceux qui résistent, ce sont les non-dégénérés, les *normaux*, en un mot, ceux chez lesquels toutes les défenses vitales sont demeurées intactes et ont conservé par conséquent toute leur vigueur et toute leur efficacité.

De sorte que si, d'un côté, l'épidémie, en tant que maladie infectieuse, engendre parfois la Dégénérescence, d'un autre côté, et bien plus souvent encore, celle-ci favorise étonnamment l'action de celle-là. Mais pour que l'extinction du groupe entier se produise, *il est nécessaire que tous les individus de ce même groupe soient à l'avance des dégénérés ;* autrement la destruction ne pourra atteindre jamais qu'une partie restreinte de ce groupe. Et il restera toujours, comme nous venons de le remarquer, des survivants pour continuer la reproduction du type spécifique.

Les choses se passent ainsi, dans le cas d'une épidémie unique. Mais, avec le *temps* — et c'est, je ne me lasserai pas de le dire, un facteur qu'on doit sans cesse invoquer, qu'il s'agisse d'Évolution ou de Contre-Évolution — avec le temps, dis-je, d'autres épidémies variées peuvent se produire. Et l'espèce en sortira chaque fois diminuée d'autant, comme *quantité* et même, à la longue, comme *qualité*. Puis, d'épidémies en épidémies et de diminutions en diminutions, la même espèce se réduira insensiblement, jusqu'à ne plus former qu'un petit groupe très restreint d'individus.

En fin de compte, interviennent au maximum les inconvénients déjà signalés de la *Ségrégation*. Et pour faire disparaître définitivement l'espèce, les épidémies elles-mêmes ne seront plus nécessaires : les *maladies individuelles quelconques — principalement, il est vrai*, les *maladies dégénératives* — pourront suffire. Maladies, bien entendu, toujours aidées, favorisées et complétées par l'action de la *Dégénérescence*, *essentiellement progressive*, et dont les stigmates, les manifestations ultimes sont : *la diminution de la Natalité et la Stérilité !*

C'est alors — mais alors seulement ! — quand l'espèce sera ainsi concentrée, réduite et ségrégée au maximum, c'est alors, dis-je, qu'arrivera *le moment* de l'action du Struggle for live. Mais ce ne sera, comme nous l'avons dit et répété, que pour lui porter *le coup de grâce :* ce sera, si l'on veut, *le coup de vent* qui abattra le tronc depuis longtemps vermoulu par la Dégénérescence !

N'est-ce pas là, je le demande, ce qu'on observe chez la plupart des espèces fossiles disparues et beaucoup d'espèces actuelles en voie de disparaître ? [*Éléphants divers, grands Cétacés*].

### Conclusions.

*Pour nous résumer, nous dirons que : tous les faits connus tant chez l'homme que chez les animaux actuels et fossiles, prouvent indubitablement qu'une ou plusieurs épidémies peuvent, à la rigueur, faire disparaître une ou plusieurs collectivités très localisées d'individus ; mais si meurtrières soient-elles, les Épidémies ou Épizooties n'ont pu réussir à elles seules à déterminer jamais l'*EXTINCTION D'UN RAMEAU PHYLÉTIQUE OU D'UN GROUPE SPÉCIFIQUE TOUT ENTIER. — *De ce fait on ne saurait citer un seul exemple !*

### 2° Théories climatiques : Glaciation, chaleur, sécheresse, inondations, etc.

Les théories basées sur l'effet brutal de ces divers agents extérieurs, non moins, et plus encore que les théories épidémiques, résonnent, à tout prendre, comme un écho lointain du Cuvierisme ! Et quoique définitivement abandonnée par tous les Géologues, l'idée des « Cataclysmes » semble hanter encore — par un reste d'*atavisme scientifique* sans doute — les cerveaux de quelques paléontologistes ! OSBORN lui-même ne paraît pas avoir échappé entièrement à cette influence quasi ancestrale.

Qu'est-ce autre chose, en effet, que l'invention de ces grandes épidémies, de ces grands refroidissements, de ces grandes sécheresses, de ces grandes inondations, etc., si ce n'est une réminiscence et une tentative d'explication, par le détail, des catastrophes que CUVIER et son école avaient eu au moins le bon esprit de laisser dans le vague de prudentes généralités. Sans oser « *remonter jusqu'au Déluge* » de NOÉ, certains se sont arrêtés avec quelque complaisance à celui de DEUCALION ; non tant pour expliquer — ce qui peut être vrai — les accumulations locales des fossiles de Pikermi, par exemple, que pour en tirer des conséquences beaucoup plus générales !

Mais c'est principalement le *Glaciaire Plio-Pleistocène* qui paraît avoir fixé l'attention de quelques paléontologues. Parmi ces derniers nous rencontrons de rechef OSBORN dont personne assurément ne contestera la haute valeur scientifique ; mais qui ne semble pas avoir davantage atteint son but par cette deuxième théorie que par la première. Le fait d'avoir imaginé les théories les plus *brutales* de l'Extinction est même de nature à surprendre, de la part de l'auteur de tant de travaux basés au contraire sur la *lenteur* de l'Évolution normale !

Toutes les objections que nous venons d'adresser à la théorie épidémique, nous pourrions les reproduire, peut-être même avec plus de raison encore, à l'occasion de la *Théorie glaciaire*.

Les périodes glaciaires Plio-Pleistocènes, en effet, ont été essentiellement limitées, même dans leur maximum d'extension, à des parties considérables sans doute, mais nettement déterminées, du Nord de l'Europe et de l'Amérique. Le froid n'a donc pu détruire que des portions de groupes spéciaux à ces régions. Encore que SCUDDER[1] ait démontré que les *Coléoptères* ont actuellement la même distribution géographique qu'avant les périodes glaciaires, et cela, non seulement comme espèces, mais comme variétés ! Ces variétés d'espèces n'ont donc nullement disparu : elles n'ont été que *chassées provisoirement* de leur habitat originel.

OSBORN[2] signale d'autres espéces, comme le *Lama*, qui ont abandonné définitivement l'Amérique du Nord, mais ont continué de vivre dans l'Amérique du Sud.

1. S. H. SCUDDER. *The Tertiary Insects of North America*. Rep. V. S. Geol. Surv. of the Territ., XIII, 734, p. 29, 1890.

2. H. F. OSBORN. *The Age of Mammals in Europa, Asia and Nord America*. New-York, 1910.

C'est là une simple Migration d'un milieu devenu inadaptatif par l'effet du froid, comme on en trouve infiniment d'exemples dans toutes les périodes géologiques. Ce fait appartient donc à l'Évolution normale. Sans doute il est arrivé qu'un grand nombre d'individus de l'espèce *Lama* ont dégénéré par le froid et ont disparu; mais encore un coup : *nullement l'espèce entière!* Elle n'a été que *réduite*, comme elle continue de l'être, dans certaines contrées de son nouvel habitat présent.

Prichard, en effet, a observé des mortalités exceptionnelles chez le *Lama de Patagonie*, mortalité qu'il attribue à la *soif*, par congélation des nappes d'eau. Cela prouve que l'espèce *Lama* se réduit de plus en plus par le froid, comme elle pourra se réduire par d'autres causes secondaires encore, les épidémies par exemple, etc... jusqu'à l'Extinction complète dont la cause première sera toujours, quoi qu'il arrive, l'Hérédité pathologique ou Dégénérescence!

Quant aux *Eléphants*, *Mastodontes* et *Megatheriums* [*Fourmiliers géants*], ils présentaient déjà, avant même l'époque glaciaire Plio-Pleistocène, les Stigmates avérés du Gigantisme acromégalique, ainsi que nous le démontrerons. De telle sorte qu'une cause seconde, telle que l'influence du froid, n'a pu que leur donner ce que j'ai appelé : le *coup de grâce décisif de l'extinction*. Les deux premiers animaux ont d'ailleurs disparu, vers la même époque, de l'Amérique du Sud où cette cause déterminante du froid de la période glaciaire ne saurait être invoquée.

Enfin si les *Coléoptères* dont parle Scudder ont pu s'adapter à de nouvelles conditions extérieures, c'est parce qu'ils étaient *normaux*. Les *Eléphants* et les *Mastodontes, dégénérés par avance*, c'est-à-dire diminués dans leur résistance vitale, n'ont pas été capables de faire les frais de cette réadaptation et ont succombé pour cette raison même.

**Conclusions.**

En résumé, il est de toute évidence qu'il a pu y avoir jadis et qu'il y a aujourd'hui encore, des destructions étendues de troupeaux d'animaux de toutes les espèces, soit par le froid, la chaleur, la sécheresse, l'inondation, etc., soit par toute autre cause analogue provenant du milieu extérieur [*les circumfusa*]. Mais des *Troupeaux*, si nombreux soient-ils, ne constituent pas un *Rameau phylétique* tout entier. Or l'on ne produit pas la moindre preuve de l'Extinction complète de l'un de ces derniers par les causes climatiques seules !

## § 4. — Théorie contre-évolutive ou dégénérative

**Conclusions générales.**

*La théorie contre-évolutive ou dégénérative*, ainsi qu'on a pu s'en rendre compte par tout ce qui précède, offre ceci de particulier que, non seulement elle s'accorde avec toutes les autres théories de l'Extinction que nous venons de passer en revue, mais encore qu'elle est leur complément nécessaire à toutes, sans en excepter une seule ! Cela est indéniable surtout pour les théories qui ont pour base l'Évolution normale.

Nous avons vu, de plus, qu'en ce qui concerne les théories pathologiques [*épidémiques ou climatiques*], elles sont toutes, de même que les théories évolutives, également incomplètes et ne renferment chacune qu'une partie de la vérité, sans qu'elles soient capables, tant par elles-mêmes que par leur ensemble, de fournir la preuve de l'extinction d'une seule espèce entière. *Le défaut capital qui leur est commun à toutes, en effet, c'est de faire abstraction complète de l'*Hérédité pathologique *sans laquelle l'extinction de toute une descendance spécifique est absolument impossible.*

Quant aux théories fondées exclusivement sur *l'Évolution*

*normale : elles pèchent par leur point de départ même.* Les Paléontologistes qui se sont pour la plupart engagés dans cette voie, ont fait, — ainsi que nous l'avons dit dès l'Avant-propos, — complètement fausse route, en voulant expliquer par les lois de l'Évolution normale ce qui est au contraire exclusivement du ressort de l'Évolution pathologique. Ces mêmes auteurs qui appartiennent tous, on peut le dire, à l'élite de la science paléontologique : tous, observateurs de premier ordre par conséquent, ont certainement dégagé de l'étude des faits, quelques vérités érigées par eux en lois. Malheureusement il ne manque à ces lois de *physiologie normale,* qu'une seule chose essentielle : leur application nécessaire à la *physiologie pathologique !*

C'est ce que nous avons tenté de faire, en les interprétant aux lumières des lois de la Dégénérescence ou Contre-Évolution. Moyennant cela nous avons pu les introduire dans notre cadre même, en complétant leur sens trop limité. C'est ainsi que nous avons pu leur restituer à chacune sa véritable valeur, au point de vue des causes de l'Extinction des espèces.

Enfin notre théorie diffère encore de toutes les autres par l'inébranlable solidité de sa base anatomique. Et, de même que celle de la théorie de l'Évolution normale, est *triple* (voir page 1), à savoir : 1° l'Anatomie comparée ; 2° la Paléontologie ; 3° l'Embryologie ; de même, la théoirie de la Contre-Évolution s'appuie également sur les trois séries de preuves suivantes, exactement en parallélisme avec ces dernières. Ce sont : 1° l'Anatomie pathologique et 2° la Paléo-Anatomie pathologique générales comparées ; 3° l'Embryologie tératologique comparée.

Les deux premières ont été, l'une en partie, l'autre en totalité, pour ainsi dire inaugurées par ce travail.

Quant à la troisième, l'Embryologie tératologique comparée : elle est l'œuvre de tous les embryologistes qui ont étudié, décrit et produit expérimentalement les Monstruosités, et dont nous avons successivement cité les principaux noms.

Pour tout esprit impartial, les preuves de notre théorie paraîtront peut-être, suffisantes. Ce qui, on le verra encore par la suite, assure — il nous est du moins permis de l'espérer — sa certitude définitive.

Nous ne pourrions, sans devenir fastidieux, exposer à nouveau la Théorie de la Contre-Évolution : elle est contenue en détail dans tout le cours de ce travail même. Mais il n'est que juste de signaler ici les rares auteurs qui nous ont précédé, plus ou moins, dans l'étude de la vraie Dégénérescence.

Depuis Hyatt, on a appelé « *Sénilité* » ou « *Gérontisme* » le déroulement des *Nautiles* et des *Ammonites*, de même que les simplifications de l'ornementation et du cloisonnement de la coquille de ces animaux. Depéret et d'autres ont relevé aussi des « *Stades séniles* » chez les Vertébrés.

Certains enfin, tels que Steinmann [1], Mojsisovics [2], Tornquist [3], Pompeckj, ont été jusqu'à prononcer le nom même de « *Dégénérescence* » pour qualifier ces diverses modifications de structure. Mais, comme nous l'avons établi ci-dessus, le terme de Dégénérescence n'a eu, jusqu'à ce jour, qu'un sens exclusivement morphologique et normal, en Paléontologie, non moins que dans toutes les Sciences naturelles. Il semble cependant que l'idée de *Dégénérescence-Maladie* commence à germer dans l'esprit de certains Paléontologistes. C'est ce qu'exprime clai-

1. G. Steinmann. *Organ. der Ammoniten.* Nat. gesel. Freiburg, 1888. Encore. *Elem. der Palaeontologie*, p. 452-454.

2. E. von Mojsisovics. *Das gebirge um Hallstadt*, I, Abt., II, Bd. (Abhandlung des geol. Reichs Anstalt, VI, Bd. 2te Half. Wien, 1893.

3. Tornquist. *Die degenerierten Perisphinctes, etc.* (Mém. Soc. Paleont. Suisse. Vol. XXIII. Zurich, 1896.)

rement un jeune savant français prématurément disparu. Félix Bernard[1] :

« En général, dit-il, les formes ainsi modifiées sont frap« pées d'une sorte de *débilité congénitale qui les rend moins* « *aptes à la lutte pour la vie et ne donnent pas une longue série* « *de descendants* : c'est ce qui arrive pour les *Céphalopodes* « *déroulés* qui atteignent une assez grande taille et disparais« sent ensuite brusquement ; ce fait se produit à diverses « époques et aux dépens de groupes distincts. Il est accentué « surtout pendant la période Crétacée. *Il semble, à la fin de* « *cette époque, que le groupe entier soit malade.* »

— Ceci est, à n'en pas douter, de la Dégénérescence dans le sens pathologique et contre-évolutif du terme ; mais Bernard n'a eu l'intuition de la vraie Dégénérescence qu'en ce qui concerne exclusivement les cas spéciaux sus-visés.

A ces considérations, nous pouvons ajouter encore la vague ressemblance que Barnard Davis aurait trouvée, au dire du professeur Keith, entre le crâne de Gibraltar (Neanderthalien) et celui du géant humain actuel. Mais il faut en arriver jusqu'à Keith lui-même pour avoir les raisons anatomo-pathologiques de cette ressemblance. C'est ce dernier, en effet, qui a nettement démontré qu'elles n'étaient autres que celles de l'Acromégalie dont, ni la chose, ni le nom, pouvaient être connus de Barnard Davis (1867). Alors que le premier travail de Pierre Marie sur l'Acromégalie, maladie trouvée et ainsi dénommée par lui, est de 1886 ! Enfin c'est aussi Keith qui décrivit le premier les caractères acromégaliques que présente le *Gorille vieux*[2].

Tel est le bilan exact de ce qui a été avancé, jusqu'à ce jour, sur l'action de la vraie Dégénérescence, en Anatomie

1. Félix Bernard. *Eléments de Paléontologie*, p. 45. Paris, Baillère, 1895.

2. Arthur Keith. *An inquiry into the nature of the Skeletal changes in Acromegaly* (The Lancet, April 15, 1911).

pathologique comparée, soit actuelle, soit paléontologique.

Quant à l'idée même de rattacher la cause de l'Extinction des groupes animaux en général, à la Pathologie et spécialement à la Dégénérescence, on nous permettra de prendre acte qu'elle n'est venue à l'esprit de personne jusqu'à présent.

---

# QUATRIÈME PARTIE

## DYSTROPHIES GIGANTIQUE, NANIQUE ET ACROMÉGALIQUE AU POINT DE VUE DE LA PALÉOPATHOLOGIE COMPARÉE

---

## CHAPITRE VII

### GIGANTISME COMPARÉ

#### § 1. — GIGANTISME COMPARÉ EN GÉNÉRAL OU DYSTROPHIE [DYSOSTOSE] GIGANTIQUE

Le Gigantisme ne joue dans la Pathologie humaine qu'un rôle assez secondaire, quand il est simple, ou tout à fait exceptionnel, quand il est compliqué d'Acromégalie. Il en résulte que son étude est quelque peu négligée, faute d'intérêt suffisant, dans le premier cas, ou fort incomplète, dans le second, en raison même du très petit nombre de faits observés.

Dans la Paléopathologie générale comparée, au contraire, ce rôle grandit démesurément au point de devenir capital. On peut même dire que cette question du Gigantisme la domine entièrement.

Nous avons vu, en effet, que CH. DEPÉRET, considérant l'évolution des groupes animaux fossiles à travers les étages successifs des formations géologiques, a attiré l'attention sur une particularité dont l'importance a été à peine entrevue avant lui, à savoir l'agrandissement insensible de la taille de ces mêmes groupes, remarque qui l'a conduit à établir sa loi « *d'Augmentation de taille dans les rameaux phylétiques* ».

Cette loi est vraie d'une manière générale, bien qu'elle comporte — en loi biologique qu'elle est — certaines exceptions : le Nanisme, par exemple. Mais le Nanisme n'étant vis-à-vis du Gigantisme qu'une *Monstruosité* ou *Dystrophie homologue en moins* et les deux appartenant également à la Dégénérescence, cette exception n'est qu'apparente. Sous cette légère réserve, l'on peut dire que la loi de Depéret a été justement admise par la majorité des Paléontologistes.

Or, Depéret n'a fait qu'entrevoir, peu ou point, la Dégénérescence à travers sa loi qu'on pourrait plus exactement appeler la « *loi du gigantisme* », car elle y aboutit fatalement. De telle sorte que d'Évolutive, c'est-à-dire, de normale, qu'est cette même loi dans le principe, elle tend progressivement à devenir Contre-Évolutive, c'est-à-dire pathologique. Au vrai, Depéret n'explique aucunement les raisons d'existence de sa loi : il se borne à en constater la réalité, ainsi que nous l'avons fait remarquer précédemment.

Dans un travail récent, très court, mais fort substantiel, Yves Delage[1], reprenant pour la développer et l'étendre, une idée antérieurement exprimée par Herbert Spencer et basée sur des considérations purement géométriques, essaie, dis-je, d'interpréter la loi de Depéret par « la Dégradation progres-« sive de la Richesse physiologique proportionnellement à « l'accroissement de la taille ». Par « *Richesse physiologique* » Delage entend : « le rapport de la production des substances « utiles et de l'élimination des déchets à la fabrication de « ceux-ci et à l'utilisation de celles-là ». — C'est proprement ce que j'ai résumé dans cette formule : « *la Défense de l'orga-*

1. Yves Delage. *La dégradation progressive de la Richesse physiologique* (Revue Scientifique (Rev. Rose), 19 juillet 1913).

*nisme* ». Et la « *Dégradation progressive de la Richesse physiologique* » ressemble singulièrement, il faut le reconnaître, à la « *Diminution ou* « *Dégradation progressive de la Défense de l'organisme* » dont j'ai parlé ci-dessus — à la *Dégénérescence*, en un mot !

La tentative de M. Y. DELAGE est, je le répète, fort intéressante, encore qu'elle ne réussisse, — au dire même de l'auteur — à expliquer les faits que partiellement. L'éminent professeur de la Sorbonne est non seulement médecin, mais n'a pas entièrement rompu avec la médecine [contrairement à la plupart des zoologistes-médecins]. Il ne serait pas le biologiste complet qu'il est devenu, grâce à cela, s'il se contentait de preuves « *géométriques* » pour expliquer des phénomènes essentiellement « *vitaux* ». Aussi a-t-il soin d'ajouter ceci : « D'autres causes interviennent, telles que : la réduction du « nombre des petits, la durée de la gestation, etc... » — Autrement dit : la *Dégénérescence*... [Voir les Stigmates de la Génération].

D'une part, en effet, nous allons démontrer que le Gigantisme appartient tout entier à la Dégénérescence. D'autre part, prenant acte de ce fait admis par le plus grand nombre des paléontologistes, à savoir : que la majorité des groupes animaux atteignent, avant que de disparaître, à une taille géante, j'ai pensé, dis-je, qu'il fallait y voir un cas morbide relevant de leur Dégénérescence ou Contre-Évolution et partant, la cause même de leur anéantissement.

Or toute Évolution — répétons-le encore un coup — quel que soit le sens, normal ou anormal, dans lequel elle s'exerce, est constituée par une succession de phénomènes essentiellement lents. Rappelons encore que ce qu'on a nommé les « *explosions,* » dans l'Évolution normale, forment l'exception, non moins dans l'Évolution pathologique que dans la première. Il suit de là que nous devrons étudier, non seulement le Gigantisme terminal des groupes, mais encore toute la Contre-Évolution qui les y aura conduits et dont le Gigantisme n'est autre chose que l'aboutissement et la résultante.

Pour toutes ces diverses raisons, l'on comprendra aisément que notre guide précieux jusqu'ici, — la Dégénérescence humaine — nous fera souvent gravement défaut et qu'il faudra avancer à pas prudents dans cette voie encore complètement inexplorée...

C'est ce que j'avais tenté de faire, malgré cela, pour le groupe des *Proboscidiens*. Mais dès le début de mes recherches, je n'ai pas tardé à m'apercevoir que nos connaissances actuelles relatives au Gigantisme humain et aux diverses affections satellites qui gravitent autour de lui [Nanisme, Acromégalie, etc.] loin de m'aider à découvrir le vrai, m'induisaient au contraire souvent en erreur.

C'est pourquoi, oubliant un peu les descriptions et surtout les commentaires des nombreux Pathologistes dont j'ai pénétré les travaux, pour ne garder que l'impression globale des Observations recueillies par eux, j'ai patiemment exploré des régions entièrement inconnues, avec, pour seuls guides, l'observation et, aussi, l'expérience assez longue déjà que j'ai acquise de la Dégénérescence.

Enfin, ce travail n'étant pas didactique, on ne trouvera ici ni historiques, ni controverses d'érudition ; mais des faits, rien que des faits. Les uns observés par autrui, en dehors de mon objectif — ce qui leur donne plus de valeur encore — les autres, recueillis et coordonnés par moi-même uniquement en vue de la démonstration.

## § 2. — Dystrophie (dysostose) gigantique simple

Comment doit-on définir le Gigantisme simple ? Où, c'est-à-dire, à partir de quel degré d'augmentation de taille, commence-t-il ?

On a beaucoup discuté sur ce point; mais le plus généralement, il faut le dire, sous une forme plus littéraire que vraiment scientifique. Parfois même en employant des arguties de scholastiques, voire de grammairiens!

Au point de vue de l'Homme non seulement, mais encore à celui de la Biologie générale, le Gigantisme peut, je crois, se définir de la manière suivante :

*C'est le* Syndrôme *ou l'ensemble des Stigmates de Dégénérescence, soit d'un individu, soit d'un groupe, dont la taille est notablement supérieure à celle des individus du groupe auquel appartient l'un ou dont dérive l'autre.*

Quant aux limites du Gigantisme, elles se renferment tout uniment dans celles de la Dégénérescence elle-même. C'est pourquoi, à la question souvent posée en vain : « *Où commence le Gigantisme?* » nous répondons sans hésiter : « *Le Gigantisme commence à la Dégénérescence* ».

Dès lors, pour différencier l'individu de *grande taille* d'avec le *géant*, il suffit de dire ceci : « Est un *normal* l'individu de grande taille qui n'offre aucun antécédent, stigmate ou indice de Dégénérescence. Est, au contraire, un *géant*, celui qui en présente. » Il va de soi que ce qui est vrai des individus, l'est aussi des groupes.

Je m'empresse de reconnaître, qu'en ce qui concerne l'espèce humaine, les hommes de grande taille ou *géants simples*, ne sont, en général, que des dégénérés peu accusés, des *Prédisposés* même. Un fossé profond les sépare du type du géant acromégalique de Brissaud, Launois, Cunningham, Sternberg, Taruffi etc... de la majorité des auteurs en un mot. Ce dernier type est *une exception très rare*, un vrai phénomène qu'on montre dans les foires, un être enfin qui, parvenu rapidement à la période extrême de la Dégénérescence, est non seulement *stérile*, mais encore voué à la cachexie mortelle.

C'est pourquoi Brissaud a pu dire que le Géant acromégalique humain actuel était à la fois *un monstre et un malade* [malade étant pris dans le sens de *cachectique*]. Or, grâce à la « Loi d'Atténuation » établie par nous, le même Géant acromégalique *animal, n'est plus qu'un monstre simple* — plus ou moins, il est vrai, « en état d'imminence morbide », en sa qualité de dégénéré grave ; mais non pas au propre, *un malade*. C'est ce qui explique comment il se fait que l'animal acromégalique géant soit encore capable, quoique faiblement, de procréer [exemples : Éléphants, Baleines, etc.].

Quant au type léger ou moyen du géant simple humain, il est infiniment plus répandu que ne se l'imaginent en général les auteurs. A telles enseignes que l'homme de grande taille *normal* est pour ainsi dire une exception, non certes, aussi grande que celle du géant acromégalique, mais cependant peu commune. C'est du moins ce qui résulte de mes observations personnelles, lesquelles remontent déjà assez loin, c'est-à-dire, depuis que la question du Gigantisme est entrée dans la phase scientifique.

Chaque fois, en effet, que j'ai eu l'occasion de rencontrer, soit dans la clientèle médicale, soit dans l'armée, soit même simplement dans les relations mondaines, de rencontrer, dis-je, un individu ou une famille de taille au-dessus ou au-dessous de l'ordinaire, j'ai recherché leurs antécédents ou leurs stigmates de Dégénérescence. Or le résultat de cette enquête a été presque toujours positif.

Sous ce rapport mon opinion se rapproche beaucoup de celle d'Apert[1] qui pense que, d'une manière générale, « les « variations extrêmes de la taille relèvent toujours de causes « pathologiques. Qu'il s'agisse, dit-il, de taille exagérément « grande ou de taille exagérément petite, c'est par des mala-

1. Apert. *Séméiologie de la Taille*, in : Gilbert et Thoinot. Nouveau Traité de Médecine, T. XXXIX (39 ; p. 747). Paris, Baillière, 1912.

« dies graves, congénitales ou acquises, que s'explique l'anomalie. »

Ma manière de voir tend à se confondre encore avec celle de Marcel Garnier[1] : « Quand, dit ce dernier, la taille se développe « beaucoup plus qu'il n'est habituel, c'est qu'une cause est « intervenue qui a troublé la croissance et exagéré son processus normal. »

« On ne connaît pas de procédé physiologique, dit encore « M. Garnier, pour augmenter la croissance, et pour que « celle-ci s'exagère, il faut bien admettre que la cause est de « nature pathologique. Aussi *qu'il y ait ou qu'il n'y ait pas « d'autres anomalies*, le fait lui-même intéresse le médecin, et « en revendiquant pour la pathologie l'étude du Gigantisme, « il n'y a pas intérêt à restreindre le sens qui lui est si communément attribué. »

Ici cependant je me vois forcé de m'écarter de M. Garnier par ce fait qu'il envisage la croissance anormale en dehors de toutes les autres anomalies, tout en admettant qu'elle en est une elle-même. — J'avoue ne pas saisir la raison de cette distinction et lui objecterai ceci : qu'est-ce donc qu'une *anomalie héréditaire* si ce n'est de la Dégénérescence ? Cet auteur admet que la cause de l'élévation exagérée de la taille est sans doute pathologique; mais cela n'est en somme qu'une pure hypothèse de sa part ne permettant aucun diagnostic précis. La comparaison d'un homme de grande taille avec ceux qui sont de taille ordinaire ne suffit pas : « comparaison n'est pas raison ». C'est ici le cas de le dire.

Aussi, contrairement à ce que pense M. Garnier, *il importe beaucoup au médecin qu'il y ait ou qu'il n'y ait pas d'autres anomalies*, car ces anomalies concomitantes, soit chez l'individu lui-même, soit dans ses antécédents héréditaires, sont

1. Marcel Garnier. *Gigantisme*, in : Gilbert et Thoinot. T. XXXIX ; p. 622, 623).

précisément des stigmates de Dégénérescence, c'est-à-dire des signes pathognomoniques permettant d'affirmer avec certitude ce que M. Garnier se contente simplement de soupçonner.

Mais si M. Garnier et moi ne différons, en somme, que par des nuances, il n'en est plus de même pour Henry Meige[1] et pour beaucoup d'autres dont une distance bien plus grande me sépare.

Henry Meige, en effet, n'admet que deux catégories extrêmes d'hommes de grande taille : 1° les *normaux*, 2° les *géants*. Or avec son défunt maître Brissaud, il définit le géant : « *Un acromégalique de grande taille* ». Et tous deux, pour préciser encore plus leur pensée, s'accordent à dire : « *qu'un homme* « *de grande taille, s'il n'est pas un acromégalique, n'est qu'un* « *homme grand* » [c'est-à-dire, un normal]. Et encore : « *l'Acromégalie est le Gigantisme de l'adulte et le Gigantisme est* « *l'Acromégalie de l'adolescent* ». Enfin Launois et Roy renchérissent sur cette formule, en la précisant et affirment que « *le* « *gigantisme est l'acromégalie des sujets aux cartilages épiphysaires non ossifiés, quel que soit leur âge.* » Faisons remarquer, « pour finir, que dès 1892, Massalongo[2] avait soutenu que l'acromégalie n'était autre chose qu'un gigantisme tardif anormal. Etc., etc.

En résumé, pour tous ces auteurs suivis, je le répète, de la grande majorité des médecins, le Gigantisme n'est pathologique que lorsqu'il se confond avec le type d'Acromégalie de l'homme actuel décrit par Pierre Marie. Ils sont donc tous « *unicistes* » comme on dit.

Pour Pierre Marie seulement, resté obtinément *dualiste* et auquel s'est rallié son collègue de la Faculté, le professeur

1. Nouvelle Iconographie de la Salpêtrière, 1897, etc.
2. Massalongo. *Sull' acromagalia Riforma medica,* juillet 1892.

Hutinel, l'Acromégalie est une maladie et le Gigantisme en est une autre. — Je suis aussi de cet avis. On est même autorisé, je le crois, à admettre l'existence de deux virus distincts. Il est incontestable néanmoins que les deux maladies ont une affinité l'une pour l'autre et marquent une tendance constante à se compliquer mutuellement. Tel est du moins mon sentiment étayé d'une part, sur l'observation que nous relatons plus loin de Hahn et, de l'autre, puissamment corroboré par tous les faits de la Paléopathologie, ainsi que nous le verrons.

La seule différence qu'il y ait, avec la Pathologie humaine, c'est que dans la Paléopathologie comparée, l'Acromégalie précède le Gigantisme, alors que c'est le contraire qui se voit dans la première. La raison de cette dissemblance me paraît résider dans ce fait, que chez l'homme, de même que chez les animaux, l'union du Gigantisme et de l'Acromégalie étant stérilisante et mortelle, [en tenant compte, bien entendu, de la loi d'Atténuation, en ce qui concerne les animaux ainsi que nous venons de le rappeler] cette union, dis-je, ne pouvait s'opérer au début des Phylums, mais seulement à leur fin, c'est-à-dire, au moment même où ils s'éteignent définitivement. A ces motifs vient s'ajouter encore la loi d'Augmentation de taille des Rameaux phylétiques de Depéret [ou loi du Gigantisme, en réalité], démontrée chez les animaux, mais inexistante dans les groupes humains.

Mais revenons au type du *géant simple humain* dont cette digression nécessaire nous a momentanément écarté. Ces géants simples sont, je le répète, de beaucoup les plus répandus dans l'espèce humaine. Un fort petit nombre d'entre eux finissent sans doute exceptionnellement par devenir acromégaliques ; mais combien peu !

Non pas qu'ils ne soient exposés à finir comme de vrais dégénérés qu'ils sont, et par contracter les diverses maladies dégénératives que nous savons, telles que : goutte, rhumatisme, diabète, artériosclérose, cancer, etc... et principalement la tuberculose pour laquelle ils marquent même, parmi les autres dégénérés, une prédisposition particulière.

Les stigmates psychiques et névropathiques les plus variés s'observent également chez ces hommes de grande taille qui sont très souvent mélancoliques. On les voit parfois bien proportionnés, mais d'habitude, ils offrent tous les caractères de l'infantilisme : de légères asymétries ; des dysharmonies de diverses parties du corps. Beaucoup, surtout dans leur jeunesse, répondent au type d'échassiers bien décrits par MANOUVRIER sous le nom de *Macroskélie*. Chez la *femme Macroskèle*, le bassin est étroit, les épaules carrées, le duvet à la lèvre, etc. Bref, elle présente tous les attributs et même les goûts masculins. Avec cela : retard de la formation, dysménorrhée, stérilité directe ou indirecte, etc. Alors que chez l'*homme Macroskèle*, au contraire, le bassin et le reste du squelette, les goûts deviennent féminins.

Par ailleurs, les individus de grande taille accusent un *développement précoce*. « Mais il ne faut pas croire, comme « le dit avec raison G. DELAUNAY[1], que la précocité soit un « caractère négatif de la Dégénérescence ; c'est au contraire « souvent l'indice d'une évolution défectueuse, rapide, mais incomplète ». On verra que le cas décrit plus loin, de HAHN, nous en offre un bel exemple, chez la grenouille géante.

« Dans les familles qui dégénèrent, ajoute encore CH. FÉRÉ[2], « on observe souvent le dénivellement de la taille : la stature « commune de la famille subit des variations en plus ou « en moins ; souvent les garçons tendent au Nanisme et les « filles au Gigantisme. » — Ou, inversement, peut-on dire, car

1. GAETAN DELAUNAY. *Sur la marche de l'Evolution*. Bull. Soc. Biologie. 1880, p. 15.

2. CH. FÉRÉ. *Loc. cit.*, p. 313.

j'ai vu non moins souvent le contraire, quant aux sexes. Mais cela n'est d'aucune importance : le fait lui-même de la dystrophie en plus ou en moins demeurant toujours constant.

Faut-il rappeler les cas, souvent cités, prouvant, à mon sens, la nature dégénérative des hommes de grande taille? L'insuccès complet des tentatives de sélection des grenadiers-géants de PIERRE LE GRAND, de FRÉDÉRIC GUILLAUME I, etc ? Mais si ces géants ont été, en général, stériles, à qui fera-t-on croire que tous ces « beaux hommes », auxquels on peut ajouter encore les Tambours-majors, les Carabiniers, les Cent-gardes et tous les gardes du corps géants dont se plaisent à s'entourer certains monarques encore aujourd'hui, Guillaume II par exemple ; à qui, dis-je, fera-t-on croire que tous ces hommes sélectionnés soient tous des géants acromégaliques dont l'habitus extérieur est généralement plutôt laid et repoussant? Sans doute, ils peuvent devenir acromégaliques. LOEPER a publié l'observation du tambour-major K.[1], lequel, géant simple, dans le principe, ne tarda pas à mourir jeune, en cachexie acromégalique ; mais de tels cas ne sont pas des plus fréquents. J'ai fait, à la fin de la guerre de 1870, du service en qualité de médecin militaire, dans un régiment de cuirassiers formé par les anciens Cent-gardes et les Carabiniers de la garde impériale. J'en ai suivi un certain nombre depuis, sans avoir rencontré jamais parmi eux un seul géant acromégalique.

### Conclusions.

Il est donc parfaitement incontestable qu'il existe, chez l'homme actuel, un type de *géant simple*, toujours plus ou moins dégénéré, il est vrai, quoique ne répondant en aucune autre façon au type du *géant acromégalique* des auteurs.

C'est une vérité qu'il importait d'établir clairement, car nous devons forcément retrouver ces deux mêmes types du

1. Voir : LAUNOIS et ROY, p. 380.

Gigantisme de la Pathologie humaine, dans la Pathologie comparée et dans la Paléopathologie. Mais une différence considérable s'observe dans la fréquence relative des deux formes du Gigantisme. Alors que le Gigantisme acromégalique est la règle dans la Pathologie comparée et la Paléopathologie: le Gigantisme simple, dans ces deux dernières, devient au contraire l'exception. Or nous venons de voir que les rapports de fréquence sont exactement renversés dans la Pathologie humaine actuelle.

En effet, chez les Vertébrés géants les plus supérieurs, tant actuels que fossiles, on ne constate que rarement l'absence des lésions anatomo-pathologiques de la Dystrophie acromégalique. Il n'y a guère, parmi les Mammifères, que chez les *Cervulidés*, tels que *Cervus Megaceros*, [fossile] et *Cervus Wapiti*, [actuellement en voie de disparition au Canada], chez lesquels cette absence de lésions acromégaliques paraisse plus ou moins établie[1].

Parmi les Oiseaux géants (*Ratites*), je n'ai pas observé un seul cas de Gigantisme simple. Parmi les *Reptiles géants*, autres que les Dinosauriens et les Ptérosauriens, totalement acromégaliques, les faits de Gigantisme simple semblent être *en apparence*, plus nombreux. Et a-t-on le droit de rapporter à cette même forme simple, le Gigantisme des *Sauroptérygiens*: *Ichthyosaures et Plésiosaures*, des *Théromorphes*, des *Lepidosauriens*, des *Pythonomorphes*, des *Crocodiliens*, etc.? Je n'oserais l'affirmer, car en raison de l'éloignement de plus en plus accusé du prototype humain, il paraît difficile, quant à présent du moins, de distinguer les formes diverses du Gigantisme sur les squelettes fossiles de certains Reptiles.

Il semble donc résulter de ce que nous venons de dire, que

1. ... Ces réserves me paraissent d'autant plus nécessaires, que l'on peut constater l'existence de la SINUSOMÉGALIE CRANIENNE, signe pathognomonique de l'Acromégalie, sur les squelettes de certaines *Girafes* du Muséum.

la forme du *Gigantisme simple caractérise plutôt le type ordinaire de la Dysostose de l'Homme actuel.*

Tandis que les formes du Gigantisme acromégalique et de l'Acromégalie, simple, ou accompagnée de Nanisme, sont au contraire des types de dysostoses appartenant pour ainsi dire exclusivement *à la Dégénérescence animale actuelle et fossile.*

La raison de cette disparité doit être cherchée évidemment dans l'énorme différenciation cérébrale de l'Homme, comparée à celle des animaux. Si bien qu'on peut dire, en manière de formule, que « *le Gigantisme simple est celui des Dégénérés* « *supérieurs et le Gigantisme acromégalique, celui des Dégénérés inférieurs* », — en donnant même à cette dernière appellation le sens de *bestialité.* Il n'existe pas, en effet, de Races humaines *actuelles*, si inférieures soient-elles, de Géants acromégaliques, ni même d'Acromégaliques simple. On n'y observe que de rares cas sporadiques. Seul l'Homme fossible du type Néanderthal paraît constituer une Race humaine acromégalique, en totalité, comme nous le verrons.

Le Gigantisme simple a souvent pour stigmates concomitants des stigmates psychiques et névropathiques : le Gigantisme acromégalique est plutôt caractérisé par des stigmates tératologiques. Non pas que les premiers fassent défaut complètement chez le géant acromégalique humain actuel qui, outre ses tares physiques graves, possède des stigmates psychiques et névropathiques par surcroît. Il est un dégénéré complet; mais toujours, dans la note la plus inférieure, tant au point de vue intellectuel que moral.

### L'EXISTENCE D'UN GIGANTISME SPÉCIFIQUE DES RACES HUMAINES ACTUELLES N'EST PAS PROUVÉE

Il découle de l'étude que nous avons faite (Voir chap. VI, 3e partie), non moins que des recherches bibliographiques pratiquées à la Bibliothèque de la Société d'Anthropologie, que le Gigantisme ne joue qu'un rôle très effacé, pour ne pas dire nul, dans l'extinction des races humaines actuelles. Les variations des races d'hommes, sous le rapport de la taille, sont évidemment assez grandes, ainsi que l'ont établi les Anthropologistes. Mais il n'apparaît pas que, dans les nombreux travaux parus sur ce sujet, des recherches analogues à celles que j'ai pratiquées à propos des antécédents de Dégénérescence de l'homme de grande taille actuel, soit isolé, soit en famille, aient été faites sur l'homme considéré en groupes plus étendus, tels que les Races.

Or, s'il semble à peu près démontré que les dystrophies osseuses, sous leurs diverses formes (Gigantisme, Nanisme, Acromégalie), n'ont joué aucun rôle nettement appréciable dans la dégénérescence par groupes et, partant, dans l'extinction des races humaines actuelles ou simplement anciennes — telles que *Cro-Magnon, Aurignac, Solutré*, etc., — il ne paraît pas, dis-je, qu'il en soit de même pour certaines races humaines plus primitives encore, telles que celles de *Néanderthal* et spécialement, de *La Chapelle-aux-Saints* ; encore de *Mauer ;* peut-être même de *Piltdown*, etc... Nous démontrerons que les Néanderthaliens, par exemple, sont tous des Acromégaliques simples. (Voir chap. XI, 5e partie.)

Ici l'animalité reprend tous ses droits, peut-on dire, et nous retombons dans les conditions ordinaires de l'extinction des groupes animaux où le Gigantisme et l'Acromégalie dominent toutes les causes de Dégénérescenee spécifique. Cette identité entre la Dégénérescence acromégalique des *Néanderthaliens* et celle des *Anthropoïdes* est même telle que j'ai dû, ainsi qu'on le verra, réunir leur description dans un seul et même chapitre. Tant sont convergents les caractères incontestablement acromégaliques que présentent les uns et les autres.

---

## CHAPITRE VIII

### NANISME COMPARÉ OU DYSTROPHIE (DYSOSTOSE) NANIQUE

#### § 1. — NANISME EN GÉNÉRAL

L'importance du Nanisme, en Paléopathologie, est loin d'atteindre à celle du Gigantisme; si bien qu'en créant la loi d'Augmentation de taille des Rameaux phylétiques, DEPÉRET a complètement négligé le Nanisme. Certains ont même argué de cet oubli pour contester jusqu'à l'exactitude de sa loi qu'une simple omission, fût-elle même juste, ne saurait infirmer cependant.

Cette même loi, en effet, demeure toujours vraie, quoique incomplète, en tant que loi de l'Evolution normale, et bien qu'elle aboutisse généralement, comme nous l'avons vu, au Gigantisme, partant à la Dégénérescence.

Pourrait-on, à l'exemple de la loi « d'Augmentation de taille », établir parallèlement une loi de « Diminution de « taille des Rameaux phylétiques? » — Non, car nous l'avons reconnu, la première est une loi incontestablement normale, dans le principe. Elle ne devient pathologique qu'ensuite et graduellement, « par excès de spécialisation », quand le groupe passe de la *Grande taille* au *Gigantisme*, c'est-à-dire, à la Dégénérescence. Tandis que tout rameau phylétique, quel qu'il soit, dès l'instant où sa taille diminue, cesse d'évoluer normalement, et devient Nain d'emblée, car il dégénère simultanément.

*Il ne saurait donc exister de loi normale de Diminution de la taille. Cette dernière étant toujours pathologique, dès le principe même.*

« Les extrêmes se touchent, a justement fait remarquer « BRISSAUD [1], et il n'est pas paradoxal de dire que le Nanisme « et le Gigantisme peuvent être rapportés à un processus « analogue quoique de signe contraire. » Ce sont, en effet, deux dystrophies de même ordre : je veux dire, également tératologiques, l'une par défaut [hypotrophie], l'autre par excès [hypertrophie]. C'est pourquoi elles sont toutes deux dégénératives et la définition de l'une peut parfaitement servir à l'autre, moyennant un simple changement de mot.

A ce propos et à beaucoup d'autres encore, nous croyons devoir, pour éviter les redites, renvoyer le lecteur aux chapitres suivants où nous aurons souvent à parler incidemment du Nanisme, à propos du Gigantisme lui-même. Pour le surplus, nous nous en référons principalement aux travaux d'EDOUARD GARNIER [2], à ceux qu'on trouvera dans le recueil des Bulletins de la Société d'Anthropologie, à savoir : de MANOUVRIER 1896-1897, AD. BLOCH 1903-1909, MAGITOT 1883, etc... et encore à ceux de LAUNOIS ET APERT [3], de HENRY MEIGE [4], de MARCEL GARNIER [5], etc...

Quelques points seulement arrêteront un peu notre attention sur le Nanisme.

1. BRISSAUD. *Introduction aux Etudes biologiques sur les Géants*, par P.-E. LAUNOIS et P. ROY. Paris, Masson, 1904.

2. EDOUARD GARNIER. *Les Nains et les Géants* (Bibl. des Merveilles). Paris, Hachette, 1884.

3. LAUNOIS et APERT. *Achondroplasie héréditaire* (Bull. Soc. Méd. Hôpitaux, 30 juin 1905). — P. E. LAUNOIS. *Essai biologique sur les Nains* (Bull. Médical, 27 octobre 1909).

4. HENRY MEIGE. (Nouv. Iconogr. de la Salpêtrière, 1896, p. 163). — HENRY MEIGE. *Nanisme* (Pratique méd. chirur. 1907). — BAUER (Presse Médicale, 14 janvier 1911).

5. MARCEL GARNIER. *Nanisme*, traité de Path. interne., t. XXXIX, p. 651, 1912, cité.

## § 2. — Paléopathologie

**Loi de coexistence du Gigantisme et du Namisme.**

Et d'abord, en Paléopathologie, les conditions étiologiques de production étant les mêmes pour les deux dystrophies Gigantique et Nanique : rien de plus naturel, dès lors, que de rencontrer simultanément des Géants et des Nains dans une même couche stratigraphique.

Certains groupes, il est vrai, dont les principaux ont jadis disparu par Gigantisme, tels que les Amphibiens paléozoïques et triasiques et les Reptiles secondaires, ne sont plus représentés aujourd'hui que par des espèces dégénénérées, naines. C'est un fait qui est couramment signalé d'ailleurs, dans les Traités de Paléontologie.

Mais ce qui a moins frappé les paléontologistes, c'est la coexistence fréquente, soit dans la même couche ou zone géologique, soit dans la couche la plus voisine, — que l'on considère ces mêmes couches ou zones dans la même localité, ou bien dans des localités différentes, la coexistence, dis-je, d'espèces identiques ou très analogues, voire, d'espèces plus éloignées : les unes Géantes et les autres Naines.

Les paléontologistes ont interprété ces coexistences en disant des collectivités Naines de même espèce, qu'elles étaient composées de sujets *jeunes*. — Cette opinion pourrait, à la rigueur, se défendre pour ce qui a trait aux individus de même zone et de même localité. Mais pour des localités différentes, l'explication semble être beaucoup moins admissible !...

C'est ainsi qu'en même temps que des Amphibiens géants des périodes paléozoïques, tels que : *Labyrintodontes*, *Mastodontosaures*, etc... on voit dans des couches de même âge, les petites *Aïstopodes*.

Dans les périodes secondaires, à côté des colosses Dinosauriens sauropodes : *Atlantosaure. Diplodoccus*, etc..., on a trouvé le petit *Compsognatidé : G. longipes*.

Autour d'Anvers, se rencontrent dans les mêmes couches Pliocènes, à la fois des espèces d'*Elephas antiquus* géantes et naines. Il est vrai que l'identité de ces espèces a été contestée. Ce qui est certain, c'est qu'elles sont, dans tous les cas, des plus voisines les unes des autres — comme d'ailleurs, le sont la plupart des soi-disant espèces d'Eléphants lesquelles ne constituent que de simples variétés, le plus souvent. — Nous y reviendrons du reste plus en détail, en étudiant spécialement les *Eléphants nains* [Voir 5me Partie].

Le professeur STEHLIN[1] de Bâle a relevé l'association absolument incontestable, dans la faune dite de *La Milloque* (Calcaire de Beauce ou Aquitanien inférieur), l'association, dis-je, de *Anthracotherium magnum* (STEHLIN a soin d'ajouter : « le *vrai* », c'est-à-dire, le *Géant*) et de *Anthracotherium minus- minimum*, que DEPÉRET appelle encore *Microbunodon*. Le professeur STEHLIN constate que ces deux espèces d'*Anthracotherium*, la géante et la naine, disparaissent ensemble dans cette même zone spéciale de la faune de la Milloque et qu'on n'en trouve plus aucune trace dans la zone immédiatement supérieure, dite de Saint-Gerand-le-Puy (Aquitanien supérieur),

Si des Vertébrés, nous passons aux Mollusques, nous remarquons pareillement la coexistence du Gigantisme et du Nanisme chez les Céphalopodes tels que *Nautilus giganteus* qu'on rencontre dans l'Oxfordien, avec un Nautile nain, tellement identique au géant qu'il n'en a pas reçu d'autre nom... Dans le Sinémurien, l'énorme *Arietites Bucklandii*[2] voisine avec

1. H. G. STEHLIN. *Mammifères Eocènes et Oligocènes du Bassin de Paris.* (Bull. Soc. Géologique de France, t. IX, 1909, p. 513).

2. Je possède dans ma Collection — outre de nombreux échantillons moyens ou petits d'*A. Bucklandii* — deux exemplaires complets de

une notable variété d'autres *Arietites bisulcati* nains n'en différant véritablement que par la taille. Dans le Charmouthien, se rencontrent des *Amalthei Margaritati* de toutes les dimensions : depuis celles des échantillons géants provenant de La Verpillière, des Collections du Musée de l'École des Mines, jusqu'aux formes minuscules pyriteuses, que j'y ramasse dans le Cher, aux environs de Saint-Amand, exactement au même niveau stratigraphique. Il en est ainsi des *Cardioceras : Lamberti, Mariae, Cordatum*, de l'Oxfordien inférieur, et de beaucoup d'autres Ammonitidés appartenant aux couches secondaires les plus variées, notamment des *Phylloceras*, des *Lytoceras*, etc., Tous sont tantôt Géants, tantôt Nains, dans des couches de même âge.

Chez les Mollusques bivalves, tels que *Lima gigantea* : cette Lime est accompagnée, dans toutes les couches du Lias, d'une infinité de petites formes très analogues, sinon identiques.

Si enfin nous passons aux Ostréidés, voici ce que l'on constate : « Les premières Exogyres, dit mon éminent ami et « maître, M. le professeur Douvillé [1], *E. nana* Sow. du Kello- « vien-Oxfordien, *bruntrutana* Thurmann du Kimméridien, se « rattachent aux *Liogryphea*. » Et il ajoute, en note : « *E. nana* accompagne à Villers la *L. dilatata* sur laquelle on la trouve « souvent fixée, dans les couches à *Peltoceras athletoïdes*. »

Or, la première est *naine*, comme l'indique son nom et, *géante*, la seconde. De mon côté, j'ai rencontré la coexistence de ces deux espèces d'huîtres, exactement dans la même zone oxfordienne de *P. athletoïdes* de la Haute-Marne [2].

De tous ces faits, nous pouvons conclure à la loi suivante :

la dimension de roues de voiture, recueillis les uns et les autres, soit à Rimbé, près Saint-Amand (Cher), soit à Torçenais, près Chalindrey (Haute-Marne).

1. Henri Douvillé. *Observations sur les Ostréidés, etc.* B. Soc. Géol. de France, 4e série, t. X, 20 juin 1910, p. 634-635.

2. J'ai dessein, quand les circonstances seront redevenues favorables, de

**Loi de Coexistence du Gigantisme et du Nanisme.**

*Les Géants et les Nains peuvent s'entremêler, soit dans les mêmes espèces, soit dans des espèces différentes et se trouver ensemble, soit dans les mêmes localités, soit dans des localités différentes. Et cela, dans les mêmes zones stratigraphiques ou zones très-voisines.*

## § 3. — Hérédité et stigmates de la génération

**Les soi-disant Pygmées.**

Mais les Dystrophies gigantiques et naniques font plus encore que de coïncider dans les Temps géologiques, parfois même elles se succèdent immédiatement l'une à l'autre, dans l'Hérédité. On en trouvera quelques rares exemples dans l'ouvrage de Launois et Roy (Obs. XLIX [Caselli], p. 397), où l'on a noté le nanisme dans l'hérédité du géant acromégalique Humain actuel.

Dans d'autres cas, les organes génitaux des nains peuvent être assez intacts et l'hérédité similaire s'observe.

« Quant à leurs aptitudes génitales, dit Launois[1], les nains « peuvent être divisés en deux catégories. Chez les uns : les « *achondroplasiques*, les *rachitiques*, les *pottiques*, l'appa- « reil génital est normalement développé... Chez les *myxœmateux*, l'atrophie génitale est la règle. Nombre d'autres nains « ne possèdent qu'un appareil de reproduction rudimen- « taire... »

Ce qui reste acquis du moins, c'est que toutes les tentatives qu'on a faites — à l'exemple de celles qui ont été essayées chez

communiquer à la Société de Géologie, une Note relative à mes observations sur le Gigantisme et le Nanisme de certaines *Liogryphœas* du Jurassique, particulièrement, du Lias.

1. Essai biol. sur les Nains. *Loc. cit.*

les géants — pour créer des races de Nains véritables : (CATHERINE DE MÉDICIS ; la sœur de PIERRE-LE-GRAND, etc...) sont demeurées infructueuses.

Mais il ne faut pas confondre les *vrais nains*, c'est-à-dire les dégénérés héréditaires, avec les dégénérés acquis [paludéens, goîtreux, crétins, etc...], non plus qu'avec les *hommes de petite taille*. Les *Pygmées*, disent certains Anthropologues n'ont jamais existé que dans l'imagination du « divin Homère » ou dans celle de certains explorateurs. Les *Akkas* ou *Titi-Tiki* du Haut-Nil, les *Batoas* du Congo ou *Négrilles*, les *Akouas* de l'Ogoué, etc., ne sont pas de vrais Nains, mais des races de petite taille variant de 1m,31 à 1m,52, d'après DENIKER ET LALOY [1]. « Les *Races pygmées* ajoutent ces derniers, sont plus ou moins mélangées avec les races voisines. » POUTRIN [2] conclut encore qu'il faut reléguer au rang des légendes l'existence en Afrique, de véritables *Pygmées*.

Que dans ces races de petits hommes, il n'y ai point, par ci par là, quelques nains véritablement dégénérés : c'est possible et même probable. De même qu'on y rencontre parfois des géants : le Musée de Stockholm, dit-on, recèle le squelette d'une femme géante acromégalique appartenant à la petite race des Lapons.

Il semble résulter de là que dans les Races humaines l'existence du Nanisme par groupes, soit guère plus démontrée que ne l'est celle du Gigantisme.

## § 4. — ÉTIOLOGIE

On a divisé le Nanisme, suivant la cause pathologique qui le détermine ou la dystrophie à laquelle il est associé. C'est ainsi qu'on a distingué, chez l'homme, un Nanisme rachi-

1. DENIKER ET LALOY (L'Anthropologie, 1890, t. I.
2. Dr POUTRIN. *Contr. à l'étude des Pygmées d'Afrique* (*ibid.*, 1910, p. 435).

tique [constatation faite aussi chez le chien], syphilitique, myxœmateux, achondroplasique[1].

L'on a vu des Nains acromégaliques chez l'Homme actuel (MANOUVRIER)[2]; mais surtout chez les Éléphants nains actuels et fossiles qui sont tous acromégaliques. Les infections et intoxications [tuberculose, paludisme, alcoolisme, tabagisme, etc...] sont aussi productrices de Nanisme.

Enfin, d'après YVES DELAGE, la Parthénogénèse artificielle et naturelle; d'après LAUNOIS, la castration, seraient également des causes de nanisme. D'autres fois la castration produit le gigantisme (voir plus loin). On peut dire, d'une manière générale, que toute cause débilitante, embryonnaire ou infantile, de quelque nature qu'elle soit, infectieuse ou toxique, peut produire un arrêt de développement du squelette et déterminer la Dysostose nanique.

## § 5. — EPIPHYSES CARTILAGINEUSE

Le plus souvent on remarque une soudure prématurée des épiphyses cartilagineuses (Homme actuel, Éléphants — nains fossiles). Quelquefois l'on observe chez l'homme, la persistance des cartilages de conjugaison, mais avec arrêt complet de l'ostéogénèse, durant un temps parfois fort long. LAUNOIS a représenté[3] la radiographie du nain A... âgé de trente-deux ans, chez lequel la main a conservé, avec une netteté parfaite, tous ses cartilages de conjugaison. AD. BLOCH[4] a cité un cas analogue sur un sujet de vingt et un ans où l'ossification de la main n'était pas plus avancée que chez un enfant de quatre ans et demi; plusieurs os du carpe étaient même entièrement

1. Le type achondroplasique se rencontre encore chez certains bovins, ex. : le *bœuf nâtos, d'Amérique; chez des chiens, etc.*

2. MANOUVRIER. Communication orale.

3. LAUNOIS. *Essai biol. sur les Nains*, fig. 4. Cité.

4. *Loc. cit.*

cartilagineux. Chez un nain observé par MANOUVRIER[1] : le nain Tuaillon, l'ossification était un peu plus avancée à trente-deux ans; mais les épiphyses distales du radius et du cubitus étaient encore cartilagineuses. Enfin chez deux Nains, l'un âgé de quarante-neuf ans (PALTAUF), l'autre de soixante et un ans, (SCHAFFHAUSEN), toutes les épiphyses n'étaient pas encore soudées aux diaphyses[2].

1. MANOUVRIER (Bull. Soc. d'Anthropologie), 1896, p. 264).
2. MARCEL GARNIER. *Loc. cit.*

# CHAPITRE IX

## ACROMÉGALIE COMPARÉE EN GÉNÉRAL OU DYSTROPHIE (DYSOSTOSE) ACROMÉGALIQUE ET GIGANTISME ACROMÉGALIQUE DE L'HOMME ACTUEL. — PROTOTYPE

Nous venons d'avancer que l'Acromégalie est une Dystrophie ou Dysostose autonome; mais qu'elle s'allie parfois, tant chez les animaux que chez l'homme, soit au Gigantisme soit au Nanisme.

Non certes que nous voulions traiter ici la question tout entière de l'Acromégalie. Cette étude nous mènerait bien au de là des limites dans lesquelles nous prétendons nous renfermer et ne serait d'ailleurs nullement à sa place. Nous renvoyons, à cet égard, aux Traités généraux de Pathologie les plus récents, de même qu'aux nombreuses Monographies qui ont paru sur le sujet, tant en France qu'à l'étranger, depuis la première publication du professeur PIERRE MARIE[1].

Nous n'insisterons que sur quelques points de l'Anatomie pathologique et de la Pathogénie qu'il nous paraît indispensable de préciser et qui, étant étudiées l'une et l'autre, pour la première fois au titre de la Pathologie et de la Paléopathologie comparées, nous obligeront à entrer dans des détails où les pathologistes, exclusivement limités jusqu'à ce jour, à l'étude de l'homme actuel, n'avaient évidemment pas pénétré.

Cette recherche, en raison de sa nouveauté, d'une part et

1. PIERRE MARIE. *Sur deux cas d'Acromégalie*, etc. (Revue de Médecine, avril 1886, p. 297).

de son importance extrême, de l'autre, nous conduira forcément à certains développements au point de vue où nous nous plaçons, c'est-à-dire celui de la Pathologie et de la Paléopathologie comparées : développements, dis-je, relativement considérables, sur l'ANATOMIE PATHOLOGIQUE ET LA PATHOGÉNIE. C'est pourquoi nous avons fait de ces deux côtés de la question l'objectif principal de nos efforts. Nous en arriverons ainsi à rectifier des erreurs importantes de la première et même à reconstituer sur des bases nouvelles, presque entièrement la seconde.

Enfin l'histoire de l'Acromégalie simple de l'homme actuel ayant été généralement confondue par les auteurs, ainsi que nous venons de le voir, avec celle du Gigantisme acromégalique, nous continuerons à suivre l'usage, sous les réserves déjà faites et uniquement pour la commodité de la description. — Comme toujours le Géant acromégalique humain sera notre Prototype.

Nous étudierons séparément l'Anatomie pathologique du SQUELETTE et celle des ORGANES SPLANCHINIQUES. Quant à celle de ces derniers, elle se confondra tout naturellement avec l'étude de la Pathogénie.

## § 1. — SIGNES PATHOGNOMONIQUES ET CARACTÈRES GÉNÉRAUX DU SQUELETTE ACROMÉGALIQUE ET GIGANTO-ACROMÉGALIQUE

Lorsqu'en 1886, PIERRE MARIE découvrit la maladie qui porte légitimement son nom, il ne s'attacha tout d'abord qu'aux caractères extérieurs et purement cliniques qu'elle présente chez l'homme, à savoir : l'augmentation de volume des extrémités telles que : arcades sourcilières, mandibules, mains et pieds. D'où le terme d'Acromégalie [οἱ ἄκροι, les extrémités] qu'il assigna à la nouvelle maladie.

Ce n'est que consécutivement qu'il pensa à en faire l'Anatomie pathologique, avec ses élèves Marinesco [1] et de Souza-Leite [2]. Dans le premier travail, on ne va pas plus loin encore que les ἄκροι : l'étude du squelette complet n'est proprement abordée que dans le second.

C'est ainsi que l'idée d'une affection générale du même squelette gagne insensiblement du terrain, en France. A l'étranger, cette conception fut vaguement soupçonnée par Freund [3] et par Taruffi [4] ; mais elle ne s'affirme franchement qu'avec Woods-Hutchinson [5] et encore davantage, avec Keith [6].

Ces derniers et les suivants insistent successivement — outre la *dilatation des Sinus cranio-faciaux*, déjà signalée par P. Marie et ses élèves — sur « l'*état caverneux* [7] » [W.-Hutchinson], l'*ostéoporose* ou l'*ostéosclérose* de tous les os, *la dilatation des trous osseux vasculaires et nerveux, les saillies des insertions musculaires,* etc. [Auguste Broca [8], Félix Regnault [9], Buday et Jancso [10], etc...]

Entre temps, P. Marie [11] décrit deux types différents d'Acromégalie : le type long et mince et le type large et épais [*Macroplastie* et *Euryplastie* de Manouvrier]. Ces deux types peuvent se rencontrer exceptionnellement chez des individus différents

1. P. Marie et G. Marinesco. *Sur l'Anat. path. de l'Acromégalie.* Arch. de Méd. expérimentale et d'Anat. path., 1891, p. 539.

2. Souza-Leite (de). Thèse Fac. de Méd. de Paris, n° 136, t. VII, 1890.

3. W. A Freund. *Macrosomia partialis* [décrit dès 1872 et publié en 1889] in : Saml. f. Klinischer Vort, n° 95.

4. Taruffi. *Cazo della macrosomia.* Ann. Univ. di medicina, 1879.

5. Woods-Hutchinson. The Americ Journal. of Med. Science, août 1895. Ibid., New-York med. journal, juillet 1900.

6. Arthur Keith. *Loc. cit.*

7. Voir ci-dessus, p.205 : Chap. intercalaire.

8. Auguste Broca. *Un squelette d'Acromégalique.* Arch. gén. de Méd., décembre 1888.

9. Félix Regnault. *Sur un squelette d'Acromégalique.* Bull. Soc. Anat., 1896, p. 862. *Deux squelettes d'Acromégaliques.* Bull. Soc. Anatomique 1901, p. 476.

10. In. Launois et Roy. *Loc. cit.*, p. 117 [Autopsie du géant Simon Botis].

11. P. Marie. *Sur deux types de déformation des mains dans l'Acromégalie.* Soc. Méd. des Hôpitaux, 3 mai 1896, p. 413.

comme on peut le voir avec une netteté rare et même presque unique chez l'homme — sur les deux squelettes complets déposés par Pierre Marie au Musée Dupuytren et dont nous reparlerons à propos de l'Homme fossile de La Chapelle [voir 5e partie]. L'un de ces squelettes, celui de la femme Gallet, représente le type le plus ordinaire, c'est-à-dire, épais et large [*euryplastique*] et l'autre, celui de la femme Héron, le type exceptionnel, c'est-à-dire, mince et long [*macroplastique*]. Sur ce dernier squelette, certains os plats sont presque entièrement *papyracés*. [Ces deux squelettes ont été décrits par mon excellent ami le professeur Auguste Broca, de Souza-Leite et Félix Regnault.]

Mais si le type mince et long ou macroplastique de la femme Héron est, en somme, une grande rareté chez l'homme, il n'en est plus de même chez certaines espèces animales actuelles ou fossiles. Nous citerons parmi les premières, les *Gibbons* (qu'on a appelés fort à propos : les « singes-araignées »). Parmi les seconds [fossiles], le type mince ou macroplastique s'observe, comme nous l'avons vu, dans toute la classe entièrement disparue des *Ptérosauriens* dont certains sont des modèles achevés de ce même type d'Acromégalie. Enfin, l'on rencontre également le type mince tout seul chez certaines petites espèces de Dinosauriens telles que les *Compsognathidés* et les *Coeluridés*.

Mais d'une manière générale, tant chez l'homme que *surtout* chez les animaux (*Proboscidiens*, *Grands Cétacés*, *Siréniens*, *Megatherium*, *Dinosauriens*], c'est le type d'Acromegalie dit épais et large ou *euryplastique* qui l'emporte. L'on peut dire que ce qui s'observe le plus souvent chez l'homme, principalement, *c'est le mélange en proportions variables, des deux types ;* non seulement sur le même individu, mais encore, sur le même crâne. C'est ce que démontrent les autopsies relatées par Launois et Roy et d'autres encore. L'*irrégularité d'épaisseur des parois du crâne humain*, notamment, a même été donnée par Béclère comme étant un caractère de l'Acromégalie humaine, bien que cette irrégularité soit bien loin d'y être constante.

Au vrai, il n'existe pas, à proprement parler, de type acromégalique bien défini, chez l'homme actuel, ainsi qu'on l'observe chez les *Neanderthaliens* et les animaux. C'est, comme nous le verrons par la suite, parce que le Géant Acromégalique humain actuel étant *toujours et immédiatement stérile*[1], les caractères pathologiques ne peuvent s'y fixer par l'hérédité, comme ils le sont chez les Neanderthaliens et les animaux, dont la *stérilité n'est plus que médiate et relative*, et chez lesquels ils deviennent des caractères spécifiques constants et définitifs [Voir : loi d'Atténuation, p. 90].

Petit à petit, la vraie nature de la maladie se précisa davantage, en même temps qu'on acquit la connaissance que le champ des lésions osseuses s'étendait bien au delà des parties du squelette considérées tout d'abord exclusivement par P. Marie. Et, comme l'a dit dès 1896, un médecin aussi modeste qu'il est distingué, Félix Regnault[2] : « *aujourd'hui on tend à faire de l'Acromégalie un trouble de nutrition osseuse* ».

C'est cette même idée, aussi bien, que j'ai voulu affirmer, relativement au squelette, en créant l'expression de « *Dysostose acromégalique* », terme qu'a bien voulu approuver oralement le savant et sympathique conservateur du Musée du Collège des Chirurgiens de Londres, M. le professeur Keith.

Et cette dysostose n'est elle-même que le cas particulier de la *dystrophie générale du corps tout entier, squelette et organes splanchniques*, par laquelle se caractérise l'affection dans son

1. Rappelons, à cette occasion, que j'ai désigné [p. 100] sous le nom de *Stérilité immédiate*, l'inaptitude absolue à féconder ou a concevoir ; et de *Stérilité médiate*, l'infécondité relative, c'est-à-dire, celle où la natalité n'est que notablement affaiblie, dans le principe ; mais devient, par la suite, stérilité complète.

2. Félix Regnault, Bull. Soc. Anat. 1896, p. 592.

ensemble, ainsi que nous l'établirons en étudiant la Pathogénie. D'où, le terme — qui aujourd'hui sera compris de tout le monde — de « Dystrophie acromégalique », que je propose pour désigner la maladie de Pierre Marie. Par là est rendu de plus un juste hommage à ce dernier. Bien que le qualificatif d' « Acromégalie » soit incomplet chez l'homme lui-même, d'une part, et que, de l'autre, il perde véritablement toute signification, en passant de l'homme aux animaux.

Ces dysostoses, dont la Dystrophie acromégalique tire son *caractère vrai, essentiel, incontestable*, sont, en général, les suivantes :

1° L'ostéoporose ou dysostose raréfiante ;

2° L'ostéosclérose ou dysostose proliférante.

Ce sont les deux dysostoses acromégaliques principales. Elles peuvent exister séparément; mais le plus souvent elles sont réunies, tant chez l'homme que chez les animaux, sur le même sujet, tantôt dans un certain ordre, tantôt sans ordre déterminé; parfois même, dans la confusion la plus grande.

3° Nous avons vu précédemment (1re partie) que, chez certains Siréniens de la famille des *Halicores* tels que : *Dugong* actuel; *Halitherium*, *Felsinotherium*, etc..., fossiles, l'ostéoclérose des os longs et plats revêt une forme un peu spéciale et qu'on peut appeler avec Abel : la pachyostose ou dysostose éburnante; mais qui, par le fait, n'est qu'une variété d'ostéosclérose.

4° Enfin il peut arriver, dans la forme même ordinaire de l'Acromégalie et surtout, dans le type macroplastique, — que certains os plats prennent, soit chez l'homme actuel (femme Héron), soit chez l'homme fossile (*La Chapelle*), soit chez les animaux [*Compsognathidés*, et même certains *Ptérosauriens*] prennent, dis-je, l'aspect et la consistance du parchemin ou du papier. C'est le cas d'appeler cette forme de dysostose : la papyrostose. [Voir 5e partie.]

### A. — SIGNE PATHOGNOMONIQUE INVARIABLE DE LA DYSOSTOSE ACROMÉGALIQUE

Il est admis, jusqu'à présent, que, dans l'Acromégalie humaine, la lésion pathognomonique du squelette est la *dilatation de la fosse pituitaire*, résultant de l'hypertrophie de l'Hyphophyse.

Or nous n'allons pas tarder à voir, en étudiant la Pathogénie, que, d'une part, il existe, chez l'homme actuel, quelques cas d'Acromégalie sans élargissement de la Fosse pituitaire et que, d'autre part, on a rapporté des faits très nombreux d'hypertrophie hypophysaire, avec dilatation de la même fosse pituitaire, sans qu'il ait existé jamais le moindre symptôme ou la lésion acromégalique la plus minime !

Chez les animaux, ce signe ne peut que faire défaut dans l'immense majorité d'entre eux (*Anthropoïdes* et *Proboscidiens* notamment), *par la raison péremptoire que la Fosse pituitaire y est généralement absente à l'état normal* : la selle turcique étant aplatie et même légèrement bombée, au lieu d'être escavée, ainsi qu'elle l'est chez l'homme normal.

De tous les squelettes de Mammifères acromégaliques qu'il m'a été donné d'examiner, le seul chez lequel j'ai rencontré une dilatation de la Fosse pituitaire, comme chez l'homme acromégalique, est celui d'un vieux gorille du Muséum dont j'ai reproduit la coupe sagittale du crâne. [Voir Fig. 14. — 5e Partie]. Une Fosse pituitaire, plus ou moins dilatée, existe aussi chez certains Dinosauriens, ainsi que nous ne tarderons pas à le constater.

Dès lors l'Hypophyse, dans l'hypertrophie de laquelle la plupart des Pathologistes actuels affectent de voir — à tort, nous le démontrerons — la cause de l'Acromégalie dont elle n'est qu'un effet, l'Hypophyse, dis-je, n'est pas, en général, chez les animaux, de même que chez l'homme, contenue et bridée dans une cavité ostéo-fibreuse semblable à la Fosse pituitaire. De telle sorte que l'Hypophyse peut se développer tout à l'aise dans le liquide céphalo-rachidien où elle nage librement, et sans avoir besoin de forcer la paroi osseuse d'une loge étroite, partant, sans que le squelette du crâne en conserve la moindre trace.

Donc, la dilatation de la Fosse pituitaire, signe pathognomonique à bon droit contestable, même chez l'homme, n'existe plus du tout chez les animaux.

Il fallait en conséquence — et nécessairement — trouver un autre signe qui fût à la fois nettement invariable chez tous et commun aux uns et aux autres. Et ce signe pathognomonique, je crois l'avoir rencontré DANS LA DILATATION OU LE RÉTRÉCISSEMENT DES SINUS CRANIO-FACIAUX — SPÉCIALEMENT, DE CEUX DU FRONTAL — PAR L'EFFET DE LA DYSOSTOSE ACROMÉGALIQUE INVARIABLEMENT CONCOMITANTE DE LEURS PAROIS ; SOIT PAR OSTÉOPOROSE OU OSTÉOSCLÉROSE, SOIT, LE PLUS SOUVENT, PAR L'ASSOCIATION DES DEUX.

La dilatation des Sinus sera : « la SINUSOMÉGALIE » ; leur rétrécissement plus ou moins complet : « la SINUSOMICROSIE » ou « l'ASINUSIE ». La *Sinusomégalie étant infiniment plus fréquente, partant, la règle*. [Homme actuel et fossile de Neanderthal, *Anthropoïdes, Proboscidiens*]. La *Sinusomicrosie* et surtout l'*Asinusie* marquent au contraire l'exception, chez l'homme. Quant aux *Anthropoïdes* et aux *Proboscidiens*, aucun exemple de Sinusomicrosie ou d'Asinusie n'y est connu. — Exemples de Sinusomicrosie chez l'homme actuel : Géants Constantin et Magrath de CUNNINGHAM [LAUNOIS et ROY[1], fig. 86 et 62 — cette dernière reproduite ici, fig. 1]. Exemple d'Asinusie complète chez l'homme actuel : Géant du Musée Broca.

1. J'adresse mes plus vifs remerciements à MM. MASSON et Cie qui ont bien voulu me confier, sur la demande exprimée de son vivant par mon regretté ami et le maître de mon fils, LAUNOIS, plusieurs clichés de l'ouvrage de ce dernier sur les GÉANTS, ouvrage fait en collaboration avec notre non moins regretté ami à tous les deux PIERRE ROY.

D'autres fois il peut arriver que les Sinus frontaux soient de dimensions ordinaires; mais alors leurs parois sont ou amincies ou épaissies — *jamais elles ne sont d'épaisseur normale.* A défaut de Sinusomégalie Frontale bien accentuée, les autres sinus cranio-faciaux tels que ceux des Maxillaires supérieurs (Antres d'Highmore) ou d'autres sont sinusomégaliques. Tel est le cas du crâne de la *femme Gallet,* par exemple. [Voir 5e Partie.]

Plus exceptionnellement encore, il pourrait se faire à la rigueur que tous les sinus cranio-faciaux ne fussent que faiblement ou point affectés par la dysostose — bien que je n'en connaisse pas un seul exemple, tant chez l'Homme que chez l'Anthropoïde et les Proboscidiens, ni même ailleurs. Mais alors interviennent les signes pathognomoniques variables, les signes adjuvants ou secondaires de la dysostose acromégalique, tels que ceux qu'on peut tirer de l'examen des divers os longs ou plats, lesquels présentent les uns ou les autres les caractères clairement acromégaliques que nous allons déterminer.

Aussi bien, en Pathologie, comme dans toutes les Sciences biologiques, il n'y a pas de caractères absolus, pas de signes exclusivement pathognomoniques. C'est pourquoi il faut toujours avoir à sa disposition des signes adjuvants ou secondaires capables au besoin, soit de suppléer à l'absence des premiers, soit de les corroborer dans les cas où ils ne seraient pas suffisamment accentués. — Et tel est, au surplus, un principe tout à fait élémentaire du diagnostic, en clinique : il l'est non moins nécessairement, en matière de diagnostic rétrospectif, en Paléopathologie.

Enfin il est un point sur lequel nous devons revenir et même insister — car il a déjà donné [1] et pourrait donner lieu

1. Je fais allusion ici à la discussion que j'ai soutenue contre certains de mes collègues de la Société d'Anthropogie M. Manouvrier, notamment.

encore à des confusions fâcheuses : — *C'est que les termes de* SINUSOMÉGALIE, DE SINUSOMICROSIE OU D'ASINUSIE *ne signifient pas rien que dilatation ou rétrécissement anormal des Sinus ; mais impliquent en même temps l'idée de dysostose acromégalique des parois dont ils ne sont que l'expression et la manifestation la plus évidente.*

C'est dire que nous rejetons entièrement du domaine de l'Acromégalie, les *Anomalies morphologiques simples* [c'est-à-dire, à parois osseuses normales] des sinus frontaux décrites principalement par LE DOUBLE[1] et d'autres anatomistes. Les énormes dilatations du sinus de l'*Unau* actuel semblent également devoir être rangées dans le cadre des Anomalies dégénératives simples, c'est-à-dire, non acromégaliques. Il paraît en être de même du rétrécissement ou de l'absence des sinus frontaux que LE DOUBLE signale chez les *Edentés*, *Monotrêmes*, *Fourmiliers*, *Echidnés*, certains *Singes* inférieurs, etc. Toutes ces anomalies appartiennent à la dégénérescence simple, mais non pas à l'Acromégalie, à laquelle l'auteur n'a du reste jamais fait la moindre allusion. Ce dernier, anatomiste regretté et remarquable assurément, mais un peu exclusif, n'a fait que de timides incursions dans le domaine de l'étiologie et de la pathologie où il se trouvait moins à l'aise que dans celui des faits strictement anatomiques.

Donc, d'une manière générale — et en laissant dans l'ombre les cas exceptionnels ou spéciaux que nous venons de relater — on peut conclure que : la SINUSOMÉGALIE SURTOUT FRONTALE, *est le signe pathognomonique de la Dysostose acromégalique, tant chez l'homme que chez les Mammifères actuels et fossiles doués d'un cerveau centralisé.*

Quant, au contraire, ainsi que cela s'observe chez les *Dinosauriens* et même, quoique à un degré peut-être moindre, chez

1. A. F. LE DOUBLE. *Traité des Variations des os du crâne de l'homme*, 1903.

les *Ptérosauriens*, le centre nerveux principal réside dans la moelle, CETTE SINUSOMÉGALIE DEVIENT VERTÉBRALE. Elle n'est alors que l'exagération de l'Ostéoporose des Vertèbres que présentent tous les Vertébrés acromégaliques sans exception, y compris l'homme lui-même. Nous avons vu au demeurant que cette même ostéoporose des Vertèbres était extrêmement accusée chez les *Ratites* fossiles devenus tous acromégaliques. [Voir 1re Partie.]

On est donc en droit de dire que la Sinusomégalie, soit cranienne, soit vertébrale, n'étant au fond qu'*une ostéoporose à outrance*, constitue en général, chez les Vertébrés, le caractère à la fois le plus décisif et le plus constant qui se puisse voir de la Dysostose acromégalique.

**Loi de la Sinusomégalie.**

C'est au point que, franchissant délibérément les barrières de l'Anatomie philosophique, je n'hésite pas à donner son maximum d'extension à cette loi de Paléo-Anatomie pathologique comparée pouvant se formuler ainsi :

« *La Dystrophie acromégalique est caractérisée,* A SON MAXIMUM,
« *par la sinusomégalie de la capsule osseuse du centre nerveux*
« *principal, à savoir :* « 1° *La Sinusomégalie cranio-faciale —*
« *spécialement celle du Frontal, chez l'homme et les Mammifères.*
« 2° *La Sinusomégalie Vertébrale, chez certains Vertébrés plus*
« *inférieurs tels les Dinosauriens et les Ptérosauriens.* »

Il semble que, chez les Dinosauriens surtout, il existe une dissémination des centres nerveux, un peu analogue à celle des Invertébrés.

D'une part, en effet, leur crâne ne consiste que dans le simple enveloppement osseux des Vésicules sensorielles : nasale, optique et otite. C'est, en un mot, « un cerveau exclusivement sensitif ». D'autre part, c'est dans la moelle, partant dans la colonne vertébrale, que semble résider le « cerveau moteur », ne jouant, chez ces animaux, que l'office de centre des réflexes...

Quant aux parties intellectuelles : elles sont vraisemblablement absentes partout! Dans tous les cas, il n'apparaît guère *a priori* qu'il ait pu être question jamais des « stigmates psychiques » de la Dégénérescence des Dinosauriens !...

TABLEAU ICONOGRAPHIQUE COMPARÉ Nº I DES SINUSOMÉGALIES, SOIT FRONTALES, SOIT VERTÉBRALES (voir les pages suivantes).

*A.* — **Animaux à centre nerveux cranien.**

1. Homme acromégalique actuel [fig. 1, 2 et 3].
2. Homme acromégalique fossile [Neanderthaliens]. Figure superposable aux figures 3 et 4].
3. Gorille vieux [fig. 4].
4. Proboscidiens actuels et fossiles [Voir 5e Partie, fig. 14, 15, 17, 18].

*B.* — **Animaux à centre nerveux vertébral.**

Dinosauriens [fig. 5] et Ptérosauriens.

FRÉQUENCE RELATIVE DES SINUSOMÉGALIES ENTRE ELLES

Chez l'homme actuel et fossile, ainsi que chez les animaux acromégaliques simples ou géants acromégaliques, les Sinus qui sont le plus souvent frappés d'hypermégalie sont les suivants :

1° SINUS FRONTAUX, d'abord.

2° SINUS MAXILLAIRES SUPÉRIEURS [*Antres d'Highmore*], ensuite. Soit d'un seul côté seulement, exemple : *femme Gallet* [Musée Dupuytren] ; soit des deux à la fois : *femme Héron* [même Musée]; *homme de la Chapelle* [Museum], *avec tous les Neanderthaliens* invariablement ; certains *vieux Gorilles* et *Orangs ;* enfin, par-dessus tout : les *Proboscidiens* où la Sinusomégalie de la plupart des os cranio-faciaux est maxima.

3° APOPHYSES MASTOÏDES, ex. : Géant acromégalique actuel : *femme Héron*, *géant Magrath* [CUNNINGHAM] [1], etc... *Vieux gorilles*. [Voir fig. 13, 5e Partie.]

4° OS MALAIRES, ex. : Géant Mazas et Géant Hinsdale, Géant K. Tambour-major; etc... (L. et R.) [2], *Gorille*].

5° OCCIPITAL, ex. : [les mêmes].

6° VOÛTE PALATINE, ex. : [Géant cité par LAUNOIS ET ROY : 1 *gorille; tous les éléphants d'Afrique actuels, alors qu'au contraire, tous les Eléphants d'Asie ont la voûte palatine, asinusique, par ostéosclérose* [Voir fig. 14 et 18].

7° OS INTERMAXILLAIRES, ex. : Plusieurs géants décrits par les mêmes : *Tous les Proboscidiens actuels et fossiles. Gorille* [Voir fig. 14, 17 et 18, 5e Partie].

1. LAUNOIS ET ROY. *Loc. cit.*
2. *Ibid.*, fig. 110.

**Coupes horizontales au niveau du Torus sus-orbitaire de 3 crânes de Géants acromégaliques humains, d'après Launois et Roy.**

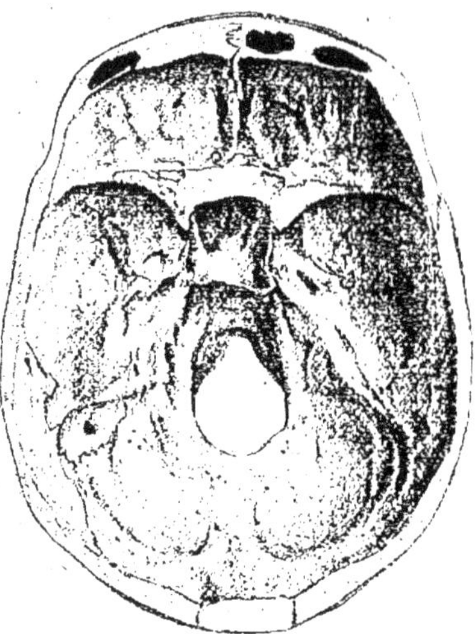

Fig. 1. — Sinusomicrosie bilatérale du Frontal, par ostéosclérose [cas rare] du géant Magrath de Cunningham. (L. et R. fig. 62.)

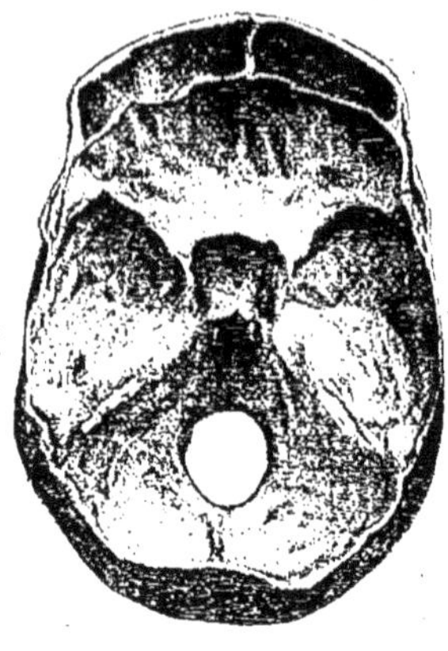

Fig. 2. — Sinusomégalie bilatérale du Frontal par Papyrostose [cas rare] de la Géante de Woods-Hutchinson. (L. et R. fig. 21).

La cloison médiane n'existe qu'à droite ; à gauche la ligne brisée marque *le Métopisme*. Un degré de plus d'ostéosclérose, et ce sera l'*Asinusie complète*, comme chez le Géant acromégalique du Musée Broca.

Elargissement des Fosses pituitaires.

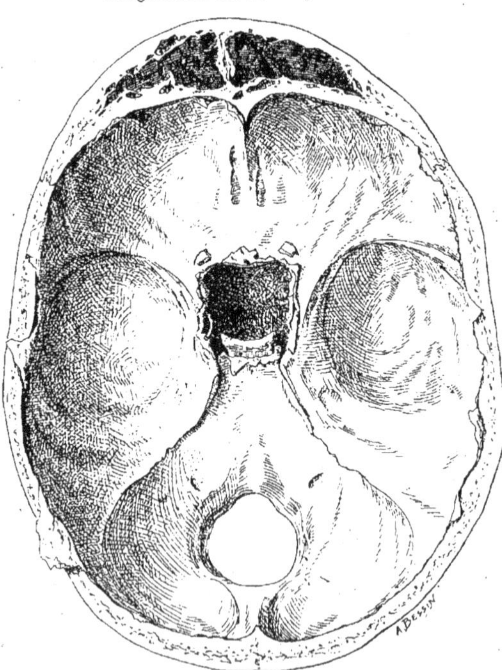



Fig. 3. — Sinusomégalie bilatérale du Frontal par Ostéoporose et Ostéosclérose simultanées, constituant [cas le plus habituel], *un Torus supraorbitalis*, identique à celui du Gorille de la figure 4 ci-contre. [L. et R. fig. 82].

Elargissement de la Fosse pituitaire.

## Gorille vieux (même coupe).

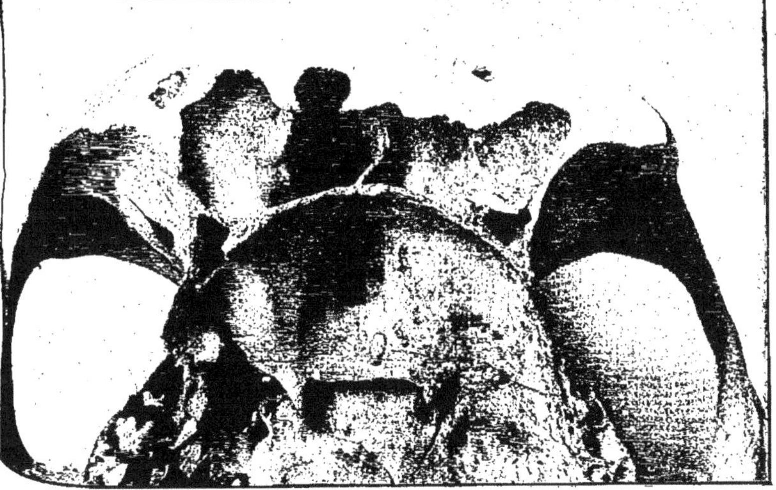

Fig. 4. — Section horizontale, au niveau du Torus sus-orbitaire, du crâne d'un vieux gorille [voir 5e partie, observation I] du Cabinet d'Anatomie comparée du Museum, montrant une énorme Sinusomégalie bilatérale du Frontal, avec sinus secondaires communiquant avec les 2 principaux sinus. Ostéosclérose très accusée de la paroi du *Torus supra orbitalis*. (Cliché Cintract.)

A noter l'absence de Fosse pituitaire remplacée par une surface osseuse légèrement convexe.

## Dinosaurien (coupe des Sinus vertébraux).

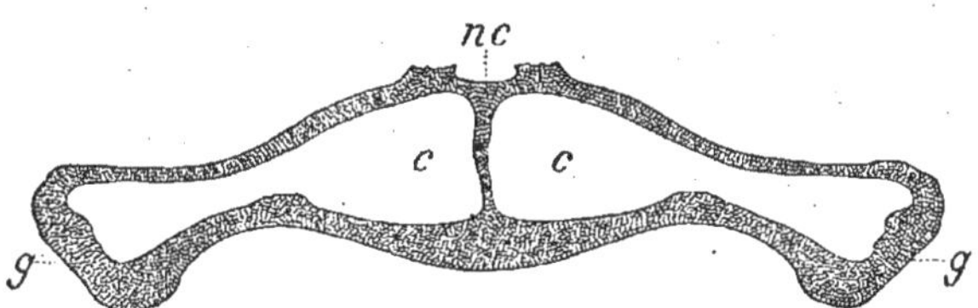


Fig. 5. — Coupe transversale, au 1/10 gr. nat. d'après Marsh, de la 2e vertèbre Sacrée de *Brontosaurus excelsus* (Sinusomégalie vertébrale). [Reproduite d'après l'édition allemande de l'ouvrage de Zittel, fig. 613, p. 709, t. III, avec l'autorisation [1913] de l'éditeur, M. Oldenbourg, de Munich.]

*nc*, canal vertébral. — *c*, sinus séparés par une cloison médiane. — *g*, surfaces articulaires de l'ileum.

On remarquera l'identité frappante de cette coupe de Vertèbre, avec celles du *Torus supra orbitalis acromégalique de l'homme actuel et du gorille.*

Chez tous les Acromégaliques il existe 2 sinus séparés l'un de l'autre par une cloison médiane ainsi décrite par Zittel chez les Dinosauriens et Ptérosauriens : « *Cloison à parois minces, mais résistantes et communiquant avec les Sinus latéraux secondaires.* »

Ces derniers ne sont visibles, sur ce tableau, que fig. 2 et 4. Mais ils ont été *décrits et représentés*, chez l'homme, par tous les Pathologistes et, chez les Dinosauriens et Ptérosauriens, par Zittel. Quant aux *Proboscidiens* : nous verrons [5e Partie] que ces mêmes sinus latéraux acquièrent leur maximum en gagnant la plupart des Os du crâne. — On peut donc dire qu'il n'existe qu'un seul et même type de Sinusomégalie, soit frontale, soit vertébrale, du Géant acromégalique humain actuel au Dinosaurien.

## CHAPITRE INTERCALAIRE

### LA SINUSOMÉGALIE VERTÉBRALE DES DINOSAURIENS ET DES PTÉROSAURIENS

Nous avons pensé que cette question de la Sinusomégalie des Dinosauriens et Ptérosauriens méritait d'être traitée dans un chapitre spécial. Et cela, d'une part, pour la contribution tout à fait extraordinaire de preuves irréfragables qu'elle vient fournir à l'appui de notre thèse; d'autre part, qu'en raison de l'intérêt qu'elle a depuis longtemps suscité du côté des Paléontologistes — intérêt demeuré jusqu'à ce jour inapaisé — ces derniers voudront bien peut-être lui marquer quelque attention.

#### § 1. — Sauropodes. Dinosauriens en général, a propos du Botriospondylus du Muséum

Parmi les pièces les plus intéressantes qui, au milieu de tant d'autres, frappent les regards des visiteurs de la galerie de Paléontologie du Muséum que dirige avec tant de distinction l'affable Conservateur, M. le professeur Marcellin Boule, se remarquent plusieurs os volumineux des membres du *Botriospondylus Madagascariensis* Owen. La notice porte ceci : « Les « os des membres des Dinosauriens Sauropodes n'ont pas de « cavité médullaire. »

Mais cette même notice néglige, et pour cause, de nous dire pourquoi, leur os longs étant sans cavités, les Vertèbres de ces mêmes Sauropodes sont creuses ?

La simple réflexion suggère de suite la réponse que voici à

cette question mentale : « Ce n'est évidemment pas, comme « certains l'ont prétendu, pour alléger la marche de l'animal, « autrement les Os longs des quatre Membres seraient creux « tout d'abord, ayant à supporter l'énorme poids de ces « monstrueux géants. »

Nous savons, en effet, qu'il est démontré en Mécanique que le cylindre creux offre exactement la même résistance à l'effort, que le cylindre plein. C'est pour cela précisément que les os longs des membres de tous les Mammifères sont cavitaires. — Et telle est la physiologie normale.

La conclusion qui s'impose *a priori* est donc qu'il doit exister là une cause toute différente, c'est-à-dire ressortissant à la physiologie pathologique.

Malgré cela je le répète, personne, jusqu'aujourd'hui, n'a douté un seul instant que ces contradictions apparentes de la Nature ne fussent parfaitement normales ! Et l'imagination des Paléontologistes s'en est donnée libre cours !... Ils se sont préoccupés, par-dessus tout, de savoir avec quoi ces cavités vertébrales pouvaient bien être emplies sur le vivant ?

— Avec du *cartilage*, disait Owen, sans se demander s'il a existé jamais ou non, en Anatomie générale comparée, un tissu ou organe ostéo-cartilagineux ainsi constitué ?

— Avec de l'*air*, répétaient la grande majorité des Paléontologistes, à la suite de Cope, de Marsh et de Zittel. Si bien que le « pneumatisme » des Vertèbres des Dinosauriens est devenu l'opinion courante parmi eux.

Il y avait bien à résoudre le problème subordonné du mode de communication des sinus avec l'air extérieur, qui demeurait en suspens ! — Passe encore, pouvait-on dire, pour les cavités des Vertèbres plus ou moins voisines du thorax ; mais celles des vertèbres caudales ? Car l'on sait qu'il en existe un très grand nombre dans la queue, en général, énorme des Dinosauriens !

Toutes ces questions restaient, par le fait, sans réponse — sans réponse acceptable du moins, comme le reconnaissent quelques Paléontologistes actuels — à commencer par le titulaire lui-même de la chaire de ZITTEL, ainsi qu'il nous en a fait directement l'aveu !

Quant à la démonstration *a posteriori*, nous allons en puiser les éléments dans l'étude d'ensemble la plus complète que nous possédions sur les Dinosauriens et Ptérosauriens : je veux parler de celle qui est contenue dans le TRAITÉ DE PALÉONTOLOGIE DE ZITTEL [1] lequel jouit de l'autorité la plus légitime parmi les Paléontologistes du monde entier.

Dans l'étude de Paléo-Anatomie pathologique à laquelle

1. L'ouvrage de ZITTEL est, on peut le dire, dans le fatras des livres d'outre-Rhin, un des rares qui fassent réellement honneur à la Science allemande beaucoup trop vantée par le *bluff* des pangermanistes ! — Ouvrage ni plus ni moins rare, au demeurant, que ne le sont, chez nous — et ailleurs encore — les travaux de haute valeur scientifique, ne fussent-ils que de seconde main et de simples Traités didactiques. Or un « TRAITÉ », si important, soit-il, redisons-le, ne peut être jamais, et nécessairement, qu'œuvre scientifique, utile sans doute, mais secondaire...

Et s'il est incontestable que l'auteur de ce dernier a été un paléontologiste éminent, il n'en reste pas moins que ZITTEL n'est que le continuateur, — et dans une sphère infiniment plus modeste — de nos LAMARCK, de nos CUVIER, les géniaux fondateurs de la Paléontologie elle-même ! Le continuateur, dis-je, de beaucoup d'autres de nos Paléontologistes encore — savants d'envergure moins grande, sans doute, que ne le sont ces deux hommes de génie ; mais qui n'en ont pas moins, les uns et les autres, et depuis longtemps, illustré à jamais la Science française !

En résumé, Zittel a fait voir, dans son travail, les qualités essentielles de sa Race, sans en montrer les défauts. Les qualités, c'est-à-dire : une réelle faculté de spécialisation et d'analyse, lui ayant permis — ainsi que c'est le cas général des Allemands, dans les autres branches de la science — de tirer le meilleur parti des découvertes faites en France ou ailleurs.

Mais, contrairement à ses concitoyens qui ne s'élèvent guère jusqu'à la synthèse : ou s'ils le tentent d'occasion, le plus ordinairement, s'y égarent... ZITTEL, en un mot, a pu s'élever parfois jusqu'aux idées générales.

A certain Congrès des Sciences naturelles de Zurich, notamment, il s'est montré exceptionnellement supérieur à la masse germanique, en relevant, pour les mettre au point et avec un lumineux bon sens, les hypothèses hautement fantaisistes émises par son compatriote HÆCKEL, sur la Théorie de l'Evolution !

Il ne me coûte pas de rendre à un savant allemand l'hommage qu'il mérite. — Sans que la réciproque soit vraie : on ne saurait se lasser de le répéter !

nous allons nous livrer, il ne sera tenu compte des classifications des Paléontologistes que dans la mesure où elles pourront s'accorder avec nos vues elles-mêmes. C'est ainsi que nous réunirons dans une même description, à la fois les Dinosauriens et les Ptérosauriens, bien que ZITTEL les décrive — justement, sans nul doute — en deux classes distinctes. Nous ferons cela uniquement en raison de la Sinusomégalie vertébrale exclusivement commune à ces deux classes d'animaux. Il en sera de même des sous-divisions que nous subordonnerons entièrement à l'Anatomie pathologique.

Ce qui frappe en premier, chez les Dinosauriens, c'est qu'il n'existe chez eux que des GÉANTS ou des NAINS pour ainsi dire, avec peu ou point de tailles intermédiaires. Ajoutons à cela que tous sont en plus des ACROMÉGALIQUES.

En outre, l'on n'y trouve guère d'uniformité dans les caractères spécifiques, tant normaux que pathologiques. Aussi bien des caractères des grands groupes que de ceux des sous-groupes, tels que : familles, genres et espèces. Cette variabilité morphologique se déduit, du reste, de la multiplicité des phylums des Reptiles en général. Et telle est la raison — le polyphylétisme — de la différence marquée, à ce point de vue, de ces Monstres Reptiliens, avec leurs homologues Mammifères : je veux parler des Proboscidiens qui tous, au contraire, ont une origine monophylétique, avec peu ou pas d'Espèces. Il est vrai qu'il arrive souvent, chez les Dinosauriens, que le même animal porte plusieurs noms différents. Malgré cela l'on peut dire que les Espèces y sont nombreuses.

Et, de même que nous l'avons prouvé déjà pour les grands Cétacés, nous démontrerons que le prétendu allégement de la tête de l'Eléphant, par la Sinusomégalie cranienne, n'est autre qu'une simple conséquence de l'Acromégalie. De même, ici encore, le soi-disant allégement des Dinosauriens et Ptérosauriens par la même Sinusomégalie, soit vertébrale, soit osseuse en général, [comme on le voit chez certains d'entre eux] est une erreur non moins considérable!

Enfin les Dinosauriens ne font nullement exception à la LOI GÉNÉRALE DE COEXISTENCE DU GIGANTISME ET DU NANISME, ci-dessus établie, à savoir: celle du mélange des Géants et des Nains dans les mêmes gisements [voir page 186].

Nous avons fait le relevé aussi fidèle que possible des Sinusomégalies et autres Dysostoses acromégaliques décrites par ZITTEL — et décrites tout-à-fait inconsciemment de leur vraie nature. L'auteur, en effet, non seulement n'était pas médecin; mais l'eût-il été, qu'il n'aurait pu, de son temps, avoir une idée suffisamment exacte de l'Acromégalie-Gigantisme telle que nous la connaissons aujourd'hui!

Or, ses observations sont à ce point justes et précises, que l'on pourra suivre — non sans un profond étonnement, sans doute! — et jusque dans les plus intimes détails, certaines descriptions du savant Paléontologiste, sur les figures mêmes de LAUNOIS et ROY, ici reproduites, et se rapportant aux lésions de l'Acromégalie humaine! Comme aussi, sur les figures des altérations pathologiques que nous avons pu relever nous-même, de l'Acromégalie comparée des Anthropoïdes et des Proboscidiens, par exemple.

Mais revenons-en à notre point de départ : le Dinosaurien Sauropode du Muséum.

Nous y avions distingué, disions-nous, une double anomalie d'origine manifestement pathologique : d'une part, 1° les Vertèbres *creuses*, et 2° les Os des membres *pleins*, de l'autre. Or ces deux anomalies ne constituent, en réalité, qu'une seule et même Dysostose : la Sinusomégalie, d'un côté et l'Asinusie, d'un autre côté.

Ce sont là les signes pathognomoniques essentiels, primordiaux, si l'on peut dire, de l'Acromégalie. Le premier : la

Sinusomégalie vertébrale des Sauropodes et autres Dinosauriens et Ptérosauriens, est décrit dans les plus complets détails, les plus minutieux même. L'auteur y ajoute des commentaires à sa façon ; mais extrêmement sobres, il est vrai : tant son hypothèse sur le « pneumatisme » lui semble risquée, sans doute ! hypothèse qu'il adopte évidemment, faute d'une meilleure.

**Asinusie des Os des Membres des Sauropodes.** — Quant au second : l'Asinusie des Membres, Zittel n'en dit mot. Il se borne à constater purement et simplement et comme en passant, le fait anatomique : « Os des extrémités, massifs : [Extremitätenknochen massiv]; dit-il, page 702, et c'est tout ! Ce n'est qu'incidemment qu'il signale, par-ci par-là, un autre caractère que nous puissions utiliser. Sans même qu'il souligne le moins du monde le non-sens physiologique de l'Asinusie des Os des Membres, au point de vue de la Dynamique biologique. Les lois de cette même dynamique sont parfaitement connues de lui cependant ; mais il oublie de faire remarquer l'exception que ces lois subiraient dans le cas particulier !...

## § 2. — Description détaillée des Sinusomégalies vertébrales des Sauropodes.

Ici les descriptions de Zittel deviennent de plus en plus « suggestives ». C'est pourquoi nous lui laisserons le plus généralement la parole nous bornant à une traduction rigoureuse. Nous ne saurions mieux faire, en vérité : son texte même sera, en effet, le meilleur des plaidoyers pour la thèse que nous soutenons ! Et cela d'autant plus que Zittel s'attache plus particulièrement à la description la plus détaillée et la plus précise à la fois des Sinusomégalies vertébrales. Sans compter d'autres faits concomitants, faits accessoires, en apparence; mais, en réalité, décisifs au point de vue pathogénique : on ne tardera pas à s'en assurer.

Les Sauropodes sont tous atteints de sinusomégalie vertébrale. Mais cette dysostose varie notablement d'intensité, d'étendue et de siège.

C'est ainsi que chez les CETIOSAURIDÉS (p. 704) on voit : « Les vertèbres cervicales, avec profondes fosses latérales du « corps [Centrum], ainsi que les vert. dorsales, sont évidées « faiblement en avant, plus légèrement encore en arrière ; les « corps avec fosses latérales, à la base de l'Arc [Bogen]. Les « apophyses épineuses distales : épaissies, avec cavités inté- « rieures. Les Diapophyses, renforcées par des épaississe- « ments en relief. »

— Nous avons pu admirer dans les galeries du Musée de Paléontologie de South Kensington, les restes magnifiques de *Cetiosaurus leedsi* [portion fort importante de la queue, avec quelques autres os] provenant de l'Oxford Clay de Peterborough. Cette pièce est représentée dans le catalogue officiel du Musée, Planche III, Edition de 1910.

Chez les ATLANTOSAURIDÉS (p. 705) : « Vertèbres du Dos et du « Sacrum, avec deux grandes cavités. Vertèbres antérieures « de la queue, cavitaires, en même temps que leurs arcs supé- « rieurs et les apophyses transverses. »

*Atlantosaurus* MARSH :

« *Le canal pituitaire unit le Pharynx à la cavité cérébrale.* »

— Or, nous allons voir qu'il existe parfois, chez le GÉANT ACROMÉGALIQUE HUMAIN ACTUEL, une pareille communication rappelant, par un *Retour* vraiment singulier, le conduit pharyngo-cérébral de ces mêmes *Dinosauriens*, [chez lesquels ce même canal n'est qu'un retour aux Myxines].

On reconnaîtra aisément l'importance extrême de ce double fait anatomo-pathologique.

*Apatosaurus* MARSH (fig. 609, p. 706) vert. cervicales, « avec « profondes fosses latérales, sur les corps ». « *Le canal de « la Moëlle lombaire est de deux à trois fois plus gros que la « cavité cérébrale.* »

*Brontosaurus* MARSH : (fig. 610-614, p. 706) « les vert. cervicales antérieures ont de nombreuses fosses latérales du « corps ; les vert. cervicales inférieures n'ont qu'une seule « grosse cavité de chaque côté ; leurs apophyses transverses, « *plus ou moins caverneuses* [cavernös][1].

« Aux vert. dorsales : une ouverture latérale située à la « base de l'Arc sup. conduit de chaque côté dans une grosse « cavité qui n'est séparée de sa voisine que par une mince « cloisón.

« Sacrum : composé de 5 vert. fusionnées, renfermant « pareillement 2 très grosses cavités intérieures dont la mince « cloison n'est pas complète, de telle sorte que les deux « cavités communiquent et s'étendent dans les apophyses « transverses.

— Il s'agit ici de notre fig. 5, tabl. icon. N° I, où se voit la minceur relative de la cloison comme sur toutes les figures du même tableau. Mais ce que la figure 5 n'indique pas, ce sont les communications latérales des deux sinus principaux, avec d'autres sinus secondaires existant de chaque côté.

Ce dernier caractère peut se voir très bien sur la fig. 4 [crâne de Gorille]. Tous les auteurs, LAUNOIS ET ROY notamment, ont décrit ces sinus latéraux secondaires dans des cas de Sinusomégalie cranio-frontale humaine. [Voir fig. 2, tabl. I.] Ils atteignent leur maximum chez l'Eléphant.

L'auteur termine enfin ce qui a trait au même Sauropode, par cette importante constatation : « cavité cérébrale très

1. ZITTEL emploie exactement le même terme pour qualifier la sinusomégalie vertébrale du Dinosaurien que WOODS HUTCHINSON, pour celle de l'homme acromégalique actuel : « Cavernous ». Voir page 192.

« petite ; son diamètre, plus petit que celui de la 4e vertèbre « cervicale ».

MOROSAURIDÉS : « *Base du crâne avec une petite Fosse pituitaire.* »

Nous reviendrons sur ce fait intéressant à la PATHOGÉNIE.

« Canal lombaire de la Moelle, notamment dans la région sacrée, fortement élargie. »

*Camarosaurus* MARSH (fig. 614-617, p. 711). « Vert. cervicales, « avec des têtes articulaires très excavées en avant, cavitaires « en arrière, avec fosses profondes des 2 côtés du corps. « Humérus très forts, avec *empreinte deltoïdienne fort accusée* [c'est la 1re fois qu'il relève ce caractère que l'on retrouve, ainsi que nous le verrons un peu plus loin, sur l'Humerus de tous les acromégaliques, humains et animaux.]

ZITTEL rappelle ensuite la contestation qui s'est élevée entre MARSH et COPE, à propos de Camarosaurus et d'Atlantosaurus.

Il nous paraît intéressant et même — assez « piquant » — d'insister un peu sur ce point.

Voici en résumé l'objet du litige dans lequel ZITTEL prend nettement parti pour MARSH : « Toutes choses égales d'ailleurs, « Atlantosaurus a les vertèbres sacrées *creuses*, tandis que « Camarosaurus les a *pleines*. D'où MARSH conclut qu'ils sont d'espèces différentes : ce que nia COPE. »

Or, je n'hésite pas un seul instant à donner raison à ce dernier contre MARSH ET ZITTEL et voici pourquoi :

Faisons remarquer de suite que le caractère en cause est purement *pathologique*, cela seul excusera ma prétention d'oser me faire juge d'un débat entre Paléontologues ! Et qu'au demeurant, la question d'une Sinusomégalie plus ou moins étendue d'un groupe de vertèbres à un autre, ne saurait constituer un caractère spécifique, fût-il même pathologique ! En effet, ce même caractère marque seulement un degré plus accusé de la maladie, lequel ne peut être que le fait, soit du *sexe*, soit de l'*âge* de l'individu.

Je rappellerai à ce propos les principes ci-dessus posés [voir pp. 66 et 71 et plus loin encore] au sujet de l'Acromégalie en général et du Gigantisme acromégalique, à savoir que :

1° Les lésions sont toujours maxima chez les Mâles. Ex : *Gorille, Anthropoïdes, Zyphiidés, Physétéridés : Cachalot, Narval; Proboscidiens, etc.*

2° Quand l'Acromégalie envahit les individus ou les groupes, ce sont les Mâles qui sont atteints les premiers. Ex. : *Anthropoïdes,* certains *Cervidés, coq domestique, Sus scrofa vieux*[1], etc.

OR, ATLANTOSAURUS EST UN MALE DONT CAMAROSAURUS DOIT ÊTRE LA FEMELLE, SANS DOUTE.

Ce qui le prouve encore, ce sont leurs dimensions comparatives :

En effet, toujours d'après ZITTEL : D'une part, *Atlantosaurus (Immanis)* MARSH a été d'une taille estimée par MARSH à 115 pieds de hauteur.

Dimension de l'Ischion et du Pubis : 1m,20 ;

Longueur du Fémur : 2 mètres ;

Epaisseur du fémur à son extrémité supérieure : 0m,63.

D'autre part, chez *Camarosaurus* COPE :

Le Pubis est court, massif, de *largeur très grande.*

Longueur du Fémur : 1m,80.

Donc le premier, dont le Fémur a 2 mètres de longueur sur 0m,63 d'épaisseur était vraisemblablement un mâle; alors que le second, dont le Fémur n'a que 1m,80 et surtout possède un *bassin très large*, est une femelle : cela paraît être du moins, pour ces diverses raisons, infiniment probable !

1. Voir le crâne d'un vieux mâle avec sinusomégalie de plusieurs os, du Musée d'Alfort.

Ce fait prouve aussi péremptoirement, et une fois de plus, que parfois certaines différences morphologiques ne sont dues à autre chose qu'à des extensions plus ou moins grandes des lésions acromégaliques !

— Diplodocidés (p. 714).

— *Diplodocus* Marsh.

Nous retiendrons ces deux seuls faits outre la sinusomégalie vertébrale, à savoir : l'existence, d'une part, d'une *Asymétrie du petit Cerveau*[1] et, de l'autre, celle d'une *Hypophyse d'un certain volume, logée dans une Fosse Pituitaire :*

« Le petit Cerveau n'est pas couché parallèlement à l'axe « pincipal du Crâne, mais s'incline en arrière et en bas. A sa « base, apparaît une assez forte Hypophyse contenue dans une fosse de la base du crâne. » [Fosse pituitaire.]

Nous y reviendrons au Chapitre de la Pathogénie.

### § 3 [Intercalaire]. — Théropodes

« Chez les Théropodes en général, dit notre auteur (p. 717), « les Vertèbres sont massives ou creuses. Quant aux Os des « Membres, ils sont creux. Chez tous, les Os cylindriques « [Röhrenknochen] sont munis de grandes cavités qui pro- « bablement étaient *remplies d'air*. — Toujours le « pneumatisme » !

« Leur taille varie dans une grande mesure, depuis celle « d'un chat (Compsognathus), jusqu'à celle de l'Eléphant (Megalosaure).

« Enfin on ne connaît, en fait de crânes de Théropodes, que « ceux des Ceratosaurus, Compsognathus et Megalosaurus. »

1. C'est, sans contestation possible, un stigmate de Dégénérescence concomitant des lésions acromégaliques telles qu'elles se montrent chez le Géant acromégalique humain et chez d'autres Géants acromégaliques animaux : *Cétacés, Zyphiidés*, etc.

« Les sutures des minces os craniens sont souvent indis-
« tinctes. »

— Chez les Cœluridés (p. 731) : « Tous les os du squelette sont « creux ». Et il ajoute : « Die ausgedehnten inneren Hohl- « raüme, nur von dünnen, aber festen Knochenwänden « umschlossen. »

— C'est bien là cette Sinusomégalie : « à parois minces, « mais résistantes, sans renforcement de celles-ci », du type « de notre figure 2, tabl. icon. N° I.

C'est encore, bien précisée et figurée par Zittel lui-même [Voir sa figure 619] la structure de la *Cloison médiane* séparative des deux Sinus vertébraux. — On peut voir, sur notre même tableau iconographique, que cette structure est partout la même : depuis l'Homme acromégalique actuel, jusques et y compris, le Dinosaurien ! « Même structure dit-il, chez les « Anchisauridés et Compsognathidés. Et Zittel y insiste, car il a soin d'ajouter : « Quant aux Vertèbres, elles sont toutes « creuses et l'intérieur de leur cavité est faite seulement de « parois d'une *structure dense*. »

Quant aux Compsognathidés (p. 733) : « Ce sont les Dinosau- « riens les plus petits connus jusqu'à ce jour. Tout le Sque- « lette est extraordinairement léger, pneumatique. »

Le seul exemplaire que l'on possède [*Compsognathus longipes* Wagner] provient des Schistes lithographiques de Kelheim. Il se trouve au Musée de Munich où il m'a été montré par l'éminent et sympathique conservateur, M. le professeur Schlosser, — un vrai savant de la vieille roche allemande et le digne continuateur, dans cette fonction, du regretté Zittel ! —

Cet étonnant Dinosaurien réalise, en vérité, le « comble » de la Macroplastie, voire de la Macroskélie[1].

1. Voir pp. 176 et 192, le sens qu'on a donné à ces termes.

## § 4 [Intercalaire]. — Ptérosauriens

Nous n'avons pas hésité — daignent les Paléontologistes nous le pardonner ! — à bouleverser et à couper brusquement la série des Théropodes, pour traiter ici même la question des Ptérosauriens. Nous avons tenu à les présenter ainsi dans leur vrai cadre acromégalique et dans l'unique préoccupation de faire saisir davantage l'identité parfaite des lésions acromégaliques que présentent ces derniers avec les Théropodes, en général, et avec *Compsognathus,* en particulier.

Il me tardait aussi, je l'avoue, de fournir les preuves de l'Acromégalie des Ptérosauriens. C'est, en effet, une lettre de change que j'avais tirée, depuis mon premier Mémoire, sur l'opinion du lecteur. Ne serait-ce que pour justifier la confiance qu'ont bien voulu me témoigner certains d'entre eux, je remplis ma promesse !

Je serai très bref d'ailleurs. Ayant déjà longuement traité le sujet [Voir l'Introduction pp. 45 à 55], je craindrais d'abuser de leur patience à me lire...

« Tous les Os des Ptérosauriens, Vertèbres et Os des extré-
« mités, dit Zittel, sont creux, pneumatiques. »

— C'est exactement comme chez les Théropodes que nous venons de voir. Et il ajoute : [p. 775].

« La faculté de voler des Ptérosauriens, comme celle des
« Chauve-Souris actuelles, était sans aucun doute plus bornée
« que ne l'était celle des Oiseaux, bien que leur squelette se
« distingue, comme celui des Oiseaux, par une disposition
« pneumatique. »

— On a vu que je partageais — Acromégalie mise à part ! — la manière de voir de Zittel relativement à la médiocrité du vol des Ptérosauriens. Quant au prétendu *pneumatisme* de ces mêmes animaux, on peut dire que : parfaitement démontré, en effet, chez les Oiseaux, ce pneumatisme est au contraire fortement contestable — pour ne pas dire plus ! — chez les Ptérosauriens. Et cela, précisément pour les mêmes raisons déjà invoquées par nous chez les Dinosauriens c'est-à-dire, leur Acromégalie !

Quant aux preuves mêmes de cette Acromégalie, nous laisserons, comme toujours, la parole à l'auteur lui-même :

« Les Vertèbres des Ptérosauriens, dit-il (p. 776), présen-
« tent toujours des fosses plus ou moins profondes ou des
« ouvertures latérales conduisant dans leur intérieur à grosses
« cellules [Grobzellige pneumatische Innere].

— Or cette description de la structure interne des sinus vertébraux des Ptérosauriens est exactement celle des sinus frontaux de l'*Acromégalique humain ou du Gorille* [Voir le Tabl. icon. N° 1].

Elle est de plus parfaitement identique, d'ailleurs, à celle des Dinosauriens.

Ce fait anatomo-pathologique précis de la soi-disant « pneumaticité » des Vertèbres, non moins que de celle de tous les Os du squelette, démontrent que ces lésions ne sont, au fond, que le résultat de la sinusomégalie générale dont est atteint l'animal. C'est au point qu'elle a été poussée, chez certains Ptérosauriens, jusqu'au degré invraisemblable où on la voit chez *Compsognathus longipes*, dont nous venons à l'instant de parler !

### Suite et fin des Théropodes

Zanclodontidés [p. 719]. C'est une des familles de Dinosauriens où l'on a peut-être le plus arbitrairement créé des Espèces. Aussi les Synonymies y abondent-elles !... C'est au point que le même auteur appelle l'un des mêmes individus, ici : *Smilodon*, là : *Belodon*, et enfin :

*Zanclodon* PLIENINGER. — ZITTEL rapporte « que différents « crânes ont été égarés ou dispersés par fragments, dans les « Musées de Stuttgart et de Tübingen.

« Dans ce dernier Musée, REINER a déposé 60 Vertèbres. Les « Vertèbres cervicales sont plus creusées en arrière qu'en « avant », se borne à dire notre auteur. L'on voit de plus, sur la figure 623, des vertèbres dorsales munies de trous d'entrée latéraux donnant accès dans la cavité d'une Zygapophyse.

Donc, du point de vue paléopathologique — le seul où nous nous placions, la Sinusomégalie vertébrale existe, bien que partielle.

Et en disant que les Zanclodontidés ont les vertèbres « amphicœles et massives », ZITTEL les oppose aux Sauropodes dont les Vertèbres sont, selon les régions, tour à tour, « opis-« tocœles, amphicœles ou platicœles, mais creuses [plus ou moins] en totalité », il fait, dis-je — en tenant compte de ces divers caractères morphologiques et d'autres encore, — œuvre de Paléontologiste exclusif. La Sinusomégalie partielle est, sans doute, chose assez négligeable à ses yeux, — pas aux nôtres !... Car elle a sa signification précise : l'Acromégalie !

D'un autre côté, il ne signale nulle part de cavités dans les Os des Membres : ce que confirment au demeurant nos propres observations[1].

1. En ce qui me concerne, j'ai recueilli dans le Bone-bed Rhétien de Provenchères-sur-Meuse (Haute-Marne) différents débris du même Dinosaurien appelé par RILEY et STUTCHBURY : *Thecodontosaurus* — un synonyme de plus ! — Ces débris consistent en : 3 Dents à bords légèrement crénelés, une portion de côte, 2 Phalanges 1/2 et 2 fragments assez importants cylindriques d'os de Membres indéterminables. Tous ces os sont pleins, à tissu spongieux très serré et très dense, mais sans aucune cavité. [Asinusie par Ostéosclérose].

Une Patte entière de l'Animal est conservée au Musée de Langres.

Elle provient de Violot, près Langres et a été représentée dans l'ouvrage très remarquable de PAUL THIÉRY [*Notice géologique sur le Département de la Haute-Marne.* Bull. Soc. des Sciences Naturelles de la Haute-Marne, t. VII, 1910, fig. 57 ; Chaumont, Imprimerie nouvelle. — L'existence de *Thecodontosaurus* avait été signalée antérieurement déjà par l'auteur dans le même Bone-bed. [*Note sur l'infra Lias de Provenchères-sur-Meuse,* par THIÉRY, SAUVAGE et COSSMANN. Chaumont, Imp. Nouv., 1907.]

Donc, à ne considérer que la paléopathologie, les Zanclodontidés étaient atteints de sinusomégalie vertébrale et d'Asinusie des Membres. Ces caractères nous les feraient ranger parmi les Sauropodes plutôt que parmi les Théropodes : du moins, au point de vue pathologique.

C'est d'ailleurs — mais pour des raisons de pure Morphologie — ce qu'ont pensé certains Paléontologistes.

Mais il ne nous appartient pas de prendre parti pour les uns ou les autres.

Megalosauridés (p. 722) : « Vertèbres massives ou seulement « avec une petite cavité intérieure. Os des extrémités : creux, « à parois épaisses [dickwandig].

« Vertèbres cervicales et dorsales : faiblement creusées en « arrière, plus faiblement encore en avant. Humerus et Fémur : « épaissis aux extrémités. »

*Megalosaurus* Buckland (p. 724) : « Vertèbres cervicales très « creusées en avant, plus fortement encore en arrière.

*Streptospondylus* von Meyer : a les Vertèbres cervicales comme le précédent.

*Allosaurus* Marsh : « a les Vertèbres de devant massives. « L'extrémité proximale de l'Humerus très épaissie. »

*Creosaurus* Marsh : « Vertèbres lombaires avec des fosses « latérales profondes de leurs corps. »

Ceratosauridés (p. 727) : « Vertèbres cervicales unies ? en avant ; en arrière, creusées profondément.

« *Os dermiques existant dans la région du cou.* »

Nous y reviendrons tout à l'heure, en détail.

*Ceratosaurus* Marsh (p. 727).

« *Hypophyse de grosseur apparente* ».

Nous y reviendrons à la Pathogénie,

« Vertèbres dorso-lombaires, avec profondes cavités. Toutes les vertèbres présacrales et caudales antérieures, creuses. »

« Chez Ceratosaurus, les trois os tarsiens se soudent latéra-

« lement les uns aux autres de façon à ressembler à un Méta-
« tarse d'Oiseau. Ce caractère serait pathologique, d'après
« BAUR[1]. »

## § 5. — ORTHOPODES

Ce sont, pour la plupart, des Géants.

D'après ZITTEL : leur taille varie entre celle d'un « Chat et celle d'un Eléphant ».

Ici c'est le contraire de ce qui s'observe chez les SAUROPODES. En effet, alors que chez ces derniers, les Vertèbres sont creuses et les Os des Membres massifs : chez les ORTHOPODES, ce sont les Os des Membres qui sont creux et les Vertèbres massives.

Chez les premiers, c'était le « triomphe » de la Sinusomégalie des Vertèbres seules et celui de l'Asinusie des Membres.

Chez les THÉROPODES : c'était encore davantage le « triomphe » de la Sinusomégalie généralisée à tous les os du Squelette.

Chez les ORTHOPODES enfin : ce que nous perdons du côté de la Sinusomégalie, soit localisée, soit généralisée, — signe pathognomonique absolu — nous le gagnons largement du côté des *signes pathognomoniques adjuvants ou secondaires*.

Ici, plus de Sinusomégalie, sauf pour les os des Membres doués d'une cavité médullaire, peut-être normale. Je dis : *peut-être ?* Car personne, que je sache, n'a étudié ces cavités médullaires dans leur structure intime, comme nous venons de voir que l'a fait ZITTEL, par exemple, pour la Sinusomégalie vertébrale ! Et les détails que donnent à cet égard les auteurs quels qu'ils soient, sont en général ou absolument nuls, ou trop insuffisants pour nous permettre d'asseoir une opinion

1. Il s'agit évidemment, à en juger du moins d'après la figure 635 de ZITTEL, d'une ostéite ancienne, purement inflammatoire et qui n'est qu'un cas de pathologie individuelle, sans intérêt pour nous — et encore bien moins, d'ailleurs, pour le Paléontologiste, ainsi que semble le croire BAUR.

quelconque, au point de vue de la réalité ou de l'absence d'une dysostose quelle qu'elle soit.

ZITTEL, en effet, se borne à dire ceci des Orthopodes en général [p. 736] : Les « Vertèbres sont massives, les os des « extrémités creux (Ornithopodes) ou massifs (Stégosaures, « Cératopsidés[1]) ».

Par contre, quant à ce qui touche les signes pathognomoniques adjuvants, nous possédons, je le répète, un véritable luxe de preuves, telles même qu'il n'en existe de comparables dans aucune autre classe animale : les Proboscidiens y compris !

Certains d'entre eux, en effet, tels les STÉGOSAURES et les CÉRATOPSIDÉS, — nous ne tarderons pas à le voir, sont revêtus d'un *squelette cutané* véritablement unique, d'une « *Cuirasse* », comme dit ZITTEL, où, sous les formes les plus diverses, telles que : cornes, plaques, épines, etc..., la Dysostose acromégalique s'affirme pleinement.

Nous reviendrons, aussi bien, au paragraphe suivant, où ils se trouveront à leur vraie place, sur ces signes adjuvants ou secondaires qui ont été bien étudiés par MARSH et son école, et, pour certains d'entre eux [Iguanodons], par DOLLO.

Nous aurons de plus l'avantage de tenir les résultats de ces recherches, directement de ceux-là mêmes qui les ont pratiquées en premier lieu.

1. A propos des Stegosaures et Cératopsidés, il reproduit les figures du Squelette cutané de MARSH [fig. 644 et 663], mais d'une manière sommaire et sans indiquer même les traces des *Sillons vasculaires* de ce même squelette cutané, si fidèlement reproduits par MARSH lui-même ! Il signale cependant « le *volume minime du cerveau et l'Hypophyse d'un volume insolite* », dit-il. Il représente également, d'après MARSH, les moulages du *canal Neural du Sacrum* de *Stegosaurus ungulatus*, faisant remarquer que son volume est « *décuple, au minimum, de celui du cerveau* ». Enfin il reproduit aussi les *plaques et épines cutanées et jusqu'aux phalangettes rongées par les sillons osseux de l'Acromégalie.* — Il est évident que ce ne sont, pour ZITTEL, que curiosités anatomiques presque négligeables ! — Nous y reviendrons tout à l'heure avec plus de détails.

## CHAPITRE IX (*Suite et Fin.*)

### B. — AUTRES SIGNES PATHOGNOMONIQUES INVARIABLES OU VARIABLES SUIVANT LES RACES ET L'AGE OU LE SEXE DES INDIVIDUS « SIGNE MANDIBULAIRE DE KEITH »

#### 1° Mandibule.

D'après les premières descriptions des auteurs français : chez l'homme acromégalique actuel, les caractères de la Mandibule consisteraient, en général, dans le prognathisme mentonnier [Menton dit « en galoche » déjà signalé par Pierre Marie au nombre des ἄκροι]. Mais ce caractère mis à part — encore qu'il soit très variable dans son degré, au point d'être parfois à peine sensible, voire, transformé en Orthognathisme [fig. 6 A et B, Keith] — les autres manifestations acromégaliques, telles que : hauteur, largeur, épaisseur relatives des branches sont fort irrégulières, ainsi que le démontrent encore les deux figures de Keith [Voir Tabl. icon. n° II, fig. 6].

Chez l'homme acromégalique actuel, la mâchoire est toutefois le plus généralement épaissie, alourdie dans tous les sens, dans le type *euryplastique* du moins, qui est le plus habituel. En effet, dans le type *macroplastique*, elle est au contraire fort amincie, comme chez la *femme Héron* dont la mandibule est représentée dans la thèse de de Souza Leite[1]. Le même amincissement s'observe au maximum chez les *Ptérodactyles* et les petits *Dinosauriens* [*Compsognathidés*].

Le maximum d'épaisseur et de lourdeur de la mandibule

1. Thèse citée, fig. 80, p. 181.

caractérise : *Dinotherium*, *Mastodon*, *Elephas*, *Megatherium*. Cela se voit encore chez le *Gorille* et l'*Homme fossile de Mauer*, tandis que les Mandibules de La Chapelle et de Spy sont plutôt d'un type intermédiaire.

**Signe mandibulaire de Keith.** — Un autre caractère de la Mandibule acromégalique a été signalé par le professeur Keith chez l'homme actuel et le vieux Gorille. Ce signe que, pour rendre hommage à son auteur, nous appellerons : « Signe mandibulaire de Keith » est très caractéristique, quand il existe. Malheureusement il est assez rare chez l'homme actuel où il paraît être — dans son entière netteté du moins — le privilège de la Race anglo-saxonne dont il n'est au fond que l'exagération de l'orthognatisme naturel [1]. Il consiste, en effet, *dans le relèvement fortement accusé en haut et en avant de la ligne d'insertion des dents; de celle des incisives principalement* [fig. 6]. C'est ce que nous désignerons plus brièvement, dans la suite, par le terme de « ligne alvéolaire ».

En y regardant de près cependant, l'on s'aperçoit que ce « Relèvement de la ligne alvéolaire » n'est particulier à la Race anglo-saxonne que lorsqu'il s'exerce verticalement.

Chez l'Anglo-saxon, en effet, l'effort de la Dysostose porte principalement sur la ligne alvéolaire elle-même. Ce n'est alors que l'exagération d'un caractère normal de la Race, à savoir : « l'orthognathisme dentaire inférieur ».

Tandis que chez le Français dont la portion alvéolaire de la Mandibule a plutôt une légère tendance au prognathisme, le

1. Souvent, en effet, les déformations extérieures [les ἄκροι], ne sont que l'exagération d'un caractère morphologique normal de certaines races d'Hommes [Neanderthal] ou d'Anthropoïdes. Le professeur Keith a décrit et représenté [*loc. cit.*, fig. 8 et 9] le développement du Torus sus-orbitaire qui, normal chez le jeune Gorille, devient graduellement acromégalique avec l'âge.

Relativement à la Mandibule, on trouvera des remarques fort analogues que nous avons faites sur le développement graduel et comparatif du signe de Keith chez l'*Elephant* actuel et fossile et le *Mastodonte* fossile [Voir 5e Partie, fig. 20 et 21, Tabl. iconogr. no II].

développement acromégalique s'exerce sur les branches de la Mandibule elle-même, de préférence à la ligne alvéolaire. C'est ce que fait remarquer, aussi bien, M. Verneau, dans sa description du Géant du Museum[1] : « La portion alvéolaire, dit-il, ne participe guère au mouvement de projection en avant de la face. » — Cela est parfaitement exact, mais n'em-

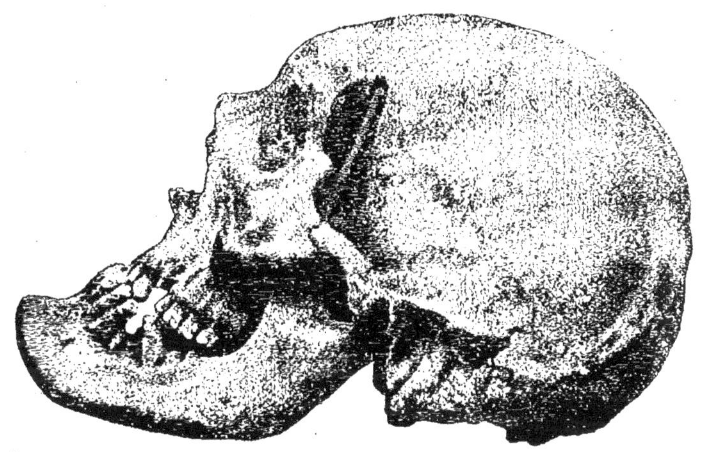

Fig. 8. — Crâne du Géant [français] du Muséum (vu de profil).
On remarquera que la suture interpariétale est remplacée par *une crête rudimentaire*. — Menton dit : « *en galoche*. »

pêche pas cette même portion alvéolaire d'être indirectement relevée en avant et en haut, par le seul effet du rehaussement des deux branches horizontales de la Mandibule ! Le résultat est donc le même, en définitive, à savoir : le relèvement en avant et en haut de cette même portion alvéolaire. — Or, c'est là précisément le seul caractère que nous visions !

Par contre, quand l'effort principal du rehaussement porte, comme chez le Géant du Museum, sur les branches horizontales de la mâchoire, le menton prend la forme dite *en galoche*. Tandis que chez l'Anglo-saxon, ce rehaussement des branches

1. Voir Launois et Roy, p. 443.

n'existe pas, au moins en général : il est dû tout entier à la ligne alvéolaire.

En comparant, d'un autre côté, les figures 8 et 8 *bis* qui représentent la Mâchoire du géant français du Museum, de profil et de face, aux figures 6 des géants acromégaliques

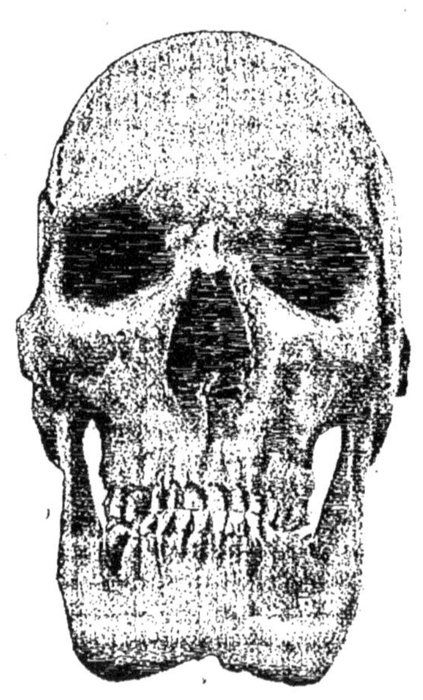

Fig. 8 *bis*. — Crâne du Géant [français] du Muséum (vu de face).
A remarquer le relèvement, sur un plan horizontal, des deux branches de la Mandibule. Ce relèvement détermine le « *Menton en galoche* ».

anglais de Keith, l'on peut s'assurer, sur la figure 8, que la distance de la ligne oblique brisée allant de la pointe du menton à la ligne alvéolaire des incisives est non moins allongée relativement, qu'elle ne l'est sur les figures de Keith. D'autre part, si l'on vient à placer la même mâchoire sur un plan horizontal, l'on voit clairement [fig. 8 *bis*] que *le menton ne porte pas :* ce qui démontre le relèvement *en avant et en haut des deux branches horizontales du Maxillaire inférieur*. Il en est également ainsi si l'on répète l'expérience sur un moulage de la mâchoire de Mauer[1]. De telle sorte que le signe de Keith jouit, en réalité, d'une plus grande extension dans les Races humaines qu'il n'y paraît au premier abord. Et cela non seulement dans les races acromégaliques actuelles, mais encore dans certaines races acromégaliques fossiles telles que le sont celle de Mauer et celle de Neanderthal. La ligne alvéolaire de la mâchoire de *La Chapelle* étant, comme nous le verrons, en trop mauvais état, il est impossible d'en rien conclure. Assez apparent sur la mâchoire de *Mauer*, le signe de Keith est à ce point évident sur celle de *Spy I*, que je n'ai pu résister au désir de faire photographier cette dernière avec l'autorisation gracieuse de MM. les professeurs Lohest, de Liège et Verneau, de Paris, d'après le moulage du Museum [fig. 7 et 7 *bis*].

Il est difficile d'affirmer cependant, faute de documentation suffisante, que le signe Mandibulaire de Keith soit réellement devenu spécifique chez les Neanderthaliens. Quant au *Gorille*, le signe de Keith ne m'y semble pas assez constant pour mériter l'appellation de *spécifique*. Il revêt par contre incontestablement le caractère de spécificité chez les *Éléphants actuels et fossiles âgés*. Il est un peu moins fréquent chez les *Mastodontes* et, peut-être, chez le *Dinotherium* [les Mandibules de ce dernier sont beaucoup trop rares pour nous permettre d'émettre une opinion ferme]. Nous renvoyons à cet égard, à l'étude des Proboscidiens où la question sera traitée en détail. [Voir 5e Partie.]

1. Nous ne possédons que la Mandibule seule de l'homme fossile de Mauer. Mais les caractères de cette dernière sont tels qu'ils ne laissent aucun doute sur sa nature acromégalique, ainsi que nous le verrons encore [5e Partie]. Ce n'est peut-être pas un Neanderthalien : il appartient probablement à une autre Race.

La Race de Neanderthal, en effet, est caractérisée par ce fait que les branches horizontales de la mâchoire ne sont pas relevées, alors même que le signe de Keith s'y montre avec une évidence parfaite, comme on peut le voir sur celle de Spy [fig. 7 et 7 *bis*. Tabl. icon. n° II].

J'ai trouvé dans les tiroirs du Musée de South-Kensington plusieurs portions de Mandibules de *Megaladapis Madagascariensis* sur lesquelles le signe de KEITH m'a paru très nettement exister [Piercase 3] [M. 4850].

Il faut distinguer ces cas qui appartiennent nettement à l'Acromégalie de celui de la figure 3 du Catalogue officiel du même Musée, édition de 1909, page 11 : reproduction du plâtre d'un autre crâne de Lémurien fossile de la même espèce ; mais qui se rapproche davantage, à mon sens, des lésions *achondroplasiques*, telles qu'on les voit chez le *bœuf nâtos* actuel et chez certains chiens *Bull-dogs*, par exemple.

### 2° Relèvement de l'Occipital et ressaut post-lambdoïdien.

Le professeur KEITH a indiqué encore un autre signe acromégalique : « le relèvement de l'occipital ». — Ce signe correspond probablement à ce que, chez l'homme, on a appelé, en France, le « ressaut post-lambdoïdien ». — Ce sont surtout BÉCLÈRE et PAPILLAUT qui ont insisté sur ce dernier signe, lequel est d'ailleurs assez peu constant [il n'existe pas notamment chez le Géant du Museum, d'après VERNEAU, voir fig. 8 [1]].

Quant au relèvement proprement dit de l'Occipital en arrière, on voit sans doute quelque chose d'analogue chez le vieux Gorille. Je l'ai constaté aussi chez les Éléphants fossiles et les Ptérosauriens [2]. Malgré cela, l'aimable et distingué professeur ne m'a pas convaincu suffisamment de l'excellence de ce signe qu'on peut voir, en effet, chez la plupart des *Carnassiers* et tous les *Félins* actuels et fossiles. Certains d'entre eux, tels le genre *Machaerodus*, KAUP, ou l'espèce *Felis spelaea*, GOLDF, etc., ont pu être des géants simples ; mais

1. LAUNOIS et ROY, p. 103.

2. ZITTEL dit ceci, à propos des Ptérosauriens : « L'occipital tombe brusquement chez Ptéranodon ; il est pourvu d'une *crête supra-occipitale* », comme chez le gorille et certains hommes acromégaliques.

Géant acromégalique humain actuel.

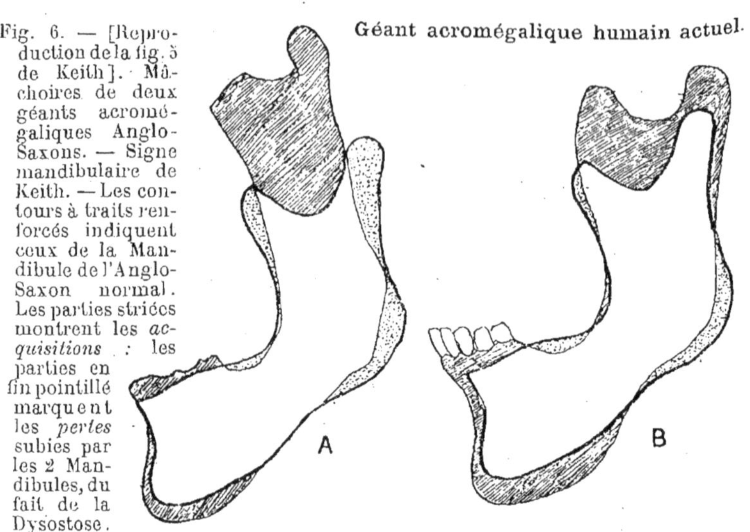


Fig. 6. — [Reproduction de la fig. 5 de Keith]. Mâchoires de deux géants acromégaliques Anglo-Saxons. — Signe mandibulaire de Keith. — Les contours à traits renforcés indiquent ceux de la Mandibule de l'Anglo-Saxon normal. Les parties striées montrent les *acquisitions* : les parties en fin pointillé marquent les *pertes* subies par les 2 Mandibules, du fait de la Dysostose.

On sera frappé de l'extrême irrégularité du développement de ces deux Mandibules. C'est que, chez l'homme actuel, il n'existe pas un *type spécifique d'Acromégalique*. Ce dernier n'est qu'un dégénéré purement *individuel*, n'appartenant à aucun rameau phylétique spécial ; aussi ses caractères offrent-ils une grande variabilité. Alors qu'au contraire, l'Acromégalique fossile [Neanderthalien] constitue une Race humaine à caractères invariables et *spécifiques*, *ayant dégénéré par groupe entier, comme les espèces animales.* — Telle est l'énorme différence qui les sépare l'un de l'autre ! — Chez l'Anglo-Saxon, peu ou pas de prognathisme mentonnier, mais plutôt, *orthognathisme ;* pas de relèvement sensible des deux branches horizontales. partant, peu ou pas de « Menton en galoche ».

Homme acromégalique fossile [Neanderthalien].

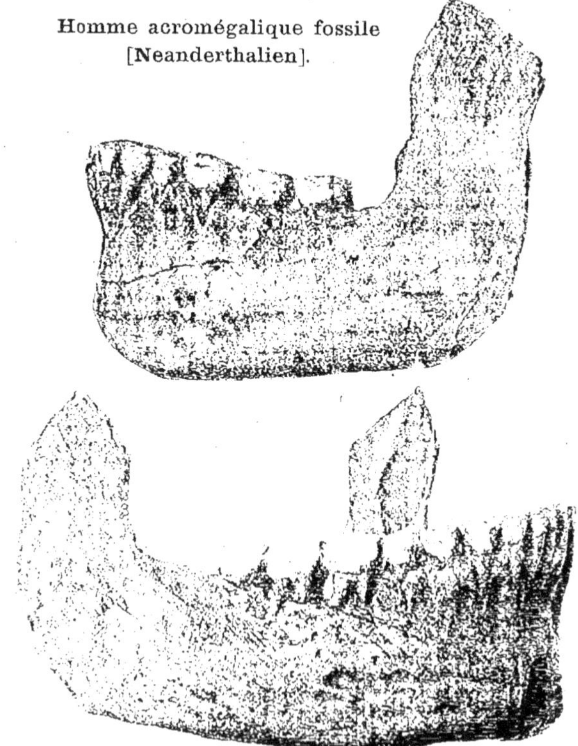

Fig. 7 et 7 *bis*. — Mâchoire de l'Homme fossile Acromégalique simple [Neanderthalien] de Spy 1, avec le signe mandibulaire de Keith. [Profil à gauche. — Profil 3/4 à droite.] (Clichés Gintract.)

On remarquera qu'il n'existe pas, chez Spy I, de relèvement des branches horizontales, d'où pas de « Menton de f... » co... Toujours question de différence de ... infé...

Eléphant fossile vieux ou de Durfort [Elephas Meridionalis du Museum].

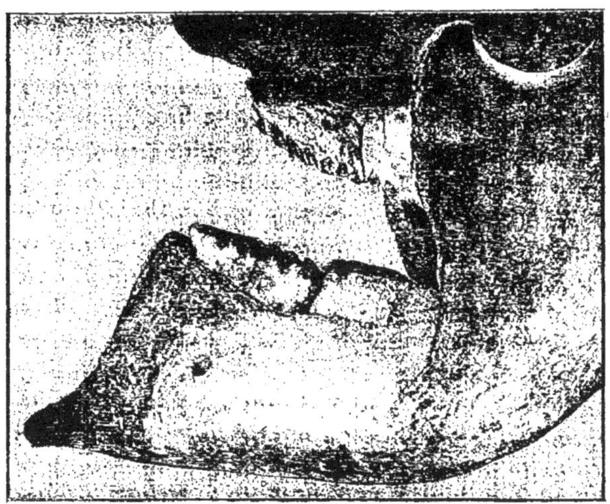

Fig. 19. — Signe mandibulaire de Keith au maximum. (Cliché Cintract.)
Avec « Menton en galoche » également maximum.

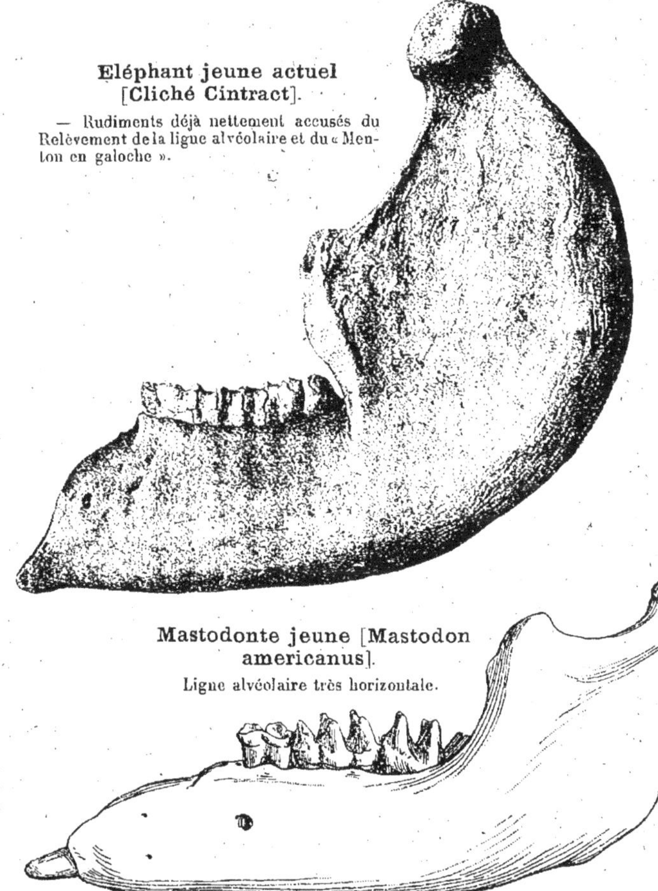


Fig. 20 et 21. — On remarquera la tendance au relèvement en avant et en haut de la ligne alvéolaire qui s'accuse nettement déjà chez l'Eléphant dès le jeune âge; tandis que chez le jeune Mastodonte, la ligne alvéolaire est très horizontale, au contraire.

C'est ce qui explique pourquoi le signe de Keith se rencontre moins souvent chez le Mastodonte que chez l'Eléphant vieux : que ce dernier soit actuel ou fossile.

Il semble donc que l'Eléphant réunisse à la fois les Dysostoses Mandibulaires de l'Anglo-saxon à celle du Français.

» comme chez l'Acromégalique français. Le Menton est ici simplement *fuyant*, ainsi que chez tous les Neanderth
*infériorité de Race*, dans cette espèce humaine.

aucun, à ma connaissance, ne présente cependant le moindre caractère acromégalique...

### 3° Forme de la Voûte du Palais.

La forme de la voûte palatine « *en Upsilon grec* » ou « *en Fer à cheval* », constitue un signe pathognomonique tellement constant chez l'homme acromégalique actuel, que nous aurions pu véritablement le placer à côté, peut-être, de la Sinusomégalie elle-même. On le voit notamment chez la *femme Héron*. Chez le Neanderthalien, il est très nettement passé à l'état de caractère spécifique. KEITH l'a observé, décrit et reconstitué, en parfaite connaissance de cause, sur le crâne de Gibraltar [fig. 9 *bis*]. BOULE, — non moins éminent paléontologue, mais complètement étranger aux Sciences médicales — BOULE, à son tour, l'a décrit et représenté, mais sans se douter le moins du monde de sa nature acromégalique. Cette dernière est cependant tellement évidente — du moins aux yeux d'un médecin averti — qu'en montrant, dans les derniers temps de sa vie, à mon cher et regretté ami LAUNOIS, la figure 60 [reproduite ici, fig. 9 *ter*, Tabl. icon. n° III] du travail de M. BOULE représentant la voûte palatine de l'homme de La Chapelle, le même LAUNOIS n'hésita pas un seul instant à s'écrier : « *mais c'est incontestablement un palais d'Acromégalique !* »

La forme de la voûte du Palais dite en Upsilon ou en Fer à cheval, n'est donc nullement un signe d'infériorité de race, ainsi qu'on l'a prétendu, mais bien un signe d'Acromégalie. Ce qui le prouve encore, c'est la figure comparative que donne le professeur KEITH de la voûte palatine de l'homme le plus inférieur — le *Tasmanien*, aujourd'hui disparu — et celle de Gibraltar, à laquelle j'ai ajouté celle de La Chapelle, identique à celle de Gibraltar [voir les fig. 9, 9 *bis*, 9 *ter*,

Tabl. III], non moins qu'au palais d'un acromégalique actuel tel que la *femme Héron*, auquel les voûtes palatines que nous venons de mentionner, sont toutes exactement superposables !

Il ne peut donc subsister le moindre doute sur la nature acromégalique du Palais de ces Neanderthaliens.

### 4° Cartilages épiphysaires.

Les signes pathognomoniques que nous venons d'examiner sont communs à la fois à l'Acromégalie simple et au Gigantisme acromégalique. Les suivants sont au contraire particuliers à cette dernière forme de Dysostose acromégalique.

Deux cas différents peuvent se présenter, relativement à la soudure des Cartilages épiphysaires, dans le Gigantisme acromégalique :

1° La soudure s'opère prématurément, ou bien en temps normal ;

2° La soudure est retardée au delà du temps normal.

Dans le premier cas, qui est le moins fréquent, tant chez l'homme que chez les animaux, la croissance atteint rapidement son maximum, les épiphyses ne tardent pas à se souder et il ne reste nulle trace sur le squelette de l'existence antérieure des cartilages de conjugaison. Dans deux observations inédites de Launois [1], celles du *géant Hugo* et du *lutteur Ant...*, l'ossification des cartilages épiphysaires était entièrement accomplie à vingt-cinq ans, c'est-à-dire normale, chez le premier ; et, à vingt-deux ans, c'est-à-dire prématurée, chez le second ; ainsi que le prouve la radiographie de la main du lutteur Ant.., chez lequel toutes les épiphyses sont soudées [2]. Sur le squelette du Géant du Musée Broca, on ne constate la

1. Launois et Roy. *Loc. cit.*, p. 371.

2. Launois et Roy. *Loc. cit.*, fig. 96.

## TABLEAU ICONOGRAPHIQUE N° III

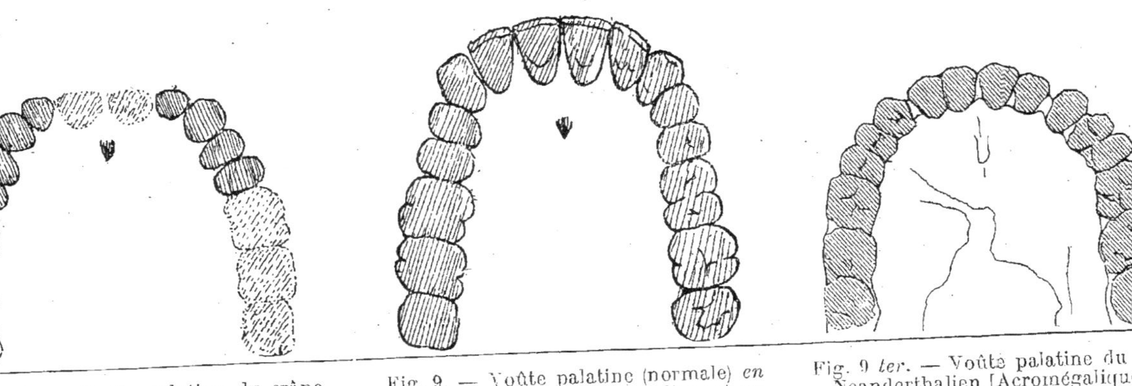

Fig. 9 *bis*. — Voûte palatine du crâne Neanderthalien [Acromégalique simple] de *Gibraltar*, reconstitué par Keith [d'après sa fig. 7].

Fig. 9. — Voûte palatine (normale) *en forme d'ellipse*, allongée d'avant en arrière, du Tasmanien [disparu], superposable à celle de l'Européen le plus civilisé, d'après Keith[1].

Fig. 9 *ter*. — Voûte palatine du crâne Neanderthalien [Acromégalique simple] de *La Chapelle*, reconstitué par Boule [d'après sa fig. 60, réduite].

Les voûtes palatines 9 *bis* et 9 *ter*, en forme d'upsilon ou de fer à cheval, sont toutes deux superposables à celle de la femme Héron, acromégalique du musée Dupuytren.

[1] Arthur Keith. *Problems relating to the Teeth of the Earlier Forms of Prehistoric Man.*, London, John Bale et Danielsson, 1913. [Rep. de sa fig. 7.]

moindre trace des cartilages épiphysaires. Mais ces cas sont un peu exceptionnels.

Nous retrouverons cependant ce type de géant acromégalique, avec soudure normale et même prématurée des épiphyses, chez le *gorille*. Toutefois, le plus généralement, chez les géants acromégaliques humains actuels, les cartilages de conjugaison demeurent séparés de la diaphyse, bien au delà de l'âge normal auquel ils s'y soudent habituellement. Différentes radiographies du Géant Charles observé par Launois et par Roy et vérifiées à l'autopsie, prouvent qu'à trente-deux ans, les cartilages épiphysaires étaient tous encore nettement conservés[1].

Chez les Proboscidiens, nous rencontrerons des prolongations de durée de ces mêmes cartilages bien plus grandes encore. La croissance des Géants acromégaliques est donc, en général, fort longue, sinon chez l'Homme — qui succombe d'habitude rapidement à la cachexie —, du moins, chez les Animaux actuels et fossiles tels que les Cétacés et les Proboscidiens, lesquels, pour les raisons que nous avons indiquées [Loi d'Atténuation] vivent au contraire très longtemps et atteignent même, comme on sait, les âges les plus avancés. On peut dire, qu'au point de vue de la croissance, les Géants acromégaliques restent *jeunes* au delà des limites ordinaires. On a supposé, en effet, que les cartilages de conjugaison conservaient pour ainsi dire, indéfiniment leur faculté ostéogénétique. Ce qui est certainement exagéré, car nous venons de voir que les Nains humains pouvaient garder jusqu'à un âge très avancé, l'intégrité apparente de leurs cartilages épiphysaires, tout en cessant de croître. Il est fort probable, pour ne pas dire certain, que chez les Proboscidiens géants que nous verrons, les facultés ostéogénétiques des cartilages

1. Launois et Roy. *Nouv. Iconographie de la Salpêtrière*. T. XV. Pl. LXVI. Fig. 16 et 17.

doivent s'atténuer et même se perdre à la longue, autrement ces animaux ne cesseraient jamais de grandir, ce qui est contraire à la réalité. [Voir, pour le surplus, la 5e Partie.]

### C. — SIGNES PATHOGNOMONIQUES ADJUVANTS OU SECONDAIRES

#### 1° Irrégularités : élargissement ou rétrécissement et multiplication des trous et des sillons vasculo-nerveux des os. Leurs caractères chez les Dinosauriens

Ces caractères ont été signalés, sur le squelette acromégalique humain, par tous les auteurs, depuis la remarque que Auguste Broca en a faite le premier. Ils s'observent sur tous les os longs et plats ; mais particulièrement sur ceux du crâne où le sillon osseux des artères méningées moyennes et antérieures est particulièrement développé. C'est un fait partout indiqué et sur lequel nous allons revenir sans plus tarder, à propos des Dinosauriens.

Quant aux irrégularités et aux élargissements des trous osseux, l'on pourra facilement s'en rendre compte par la figure 86, page 320 [Launois et Roy] où se voit la base du crâne du Géant Constantin, avec des trous très irrégulièrement élargis.

Comme pour les anomalies des Sinus frontaux, Le Double a relevé, sur le squelette humain en général, celles des sillons et des trous osseux vasculo-nerveux ; mais sans plus remonter que pour les premiers aux causes productrices et sans distinguer davantage les anomalies simplement dégénératives des anomalies acromégaliques. Ces dernières revêtent cependant un caractère spécial facile à reconnaître, en ce sens qu'*elles accompagnent toujours les dysostoses diverses qui les conditionnent*.

**Dinosauriens**. — Ce caractère spécial est même tel chez les *Dinosauriens*, qu'il a frappé certains Paléontologistes Américains non prévenus tels que le professeur LULL [1], de Yale University, qui signale les « Blood-Vessel-impressions » ou sillons vasculaires du squelette d'origine *dermique* des *Stégosaures* et les représente même chez *Triceratops serratus* [2], d'après son maître le professeur MARSH. Quant aux *dilatations des trous craniens*, elles sont bien décrites et figurées en détail par le professeur HAY [3] de Washington. On est frappé, en effet, de trouver sur les 2 planches photographiques que reproduit l'auteur, d'après HATCHER, des deux crânes [parties du squelette *cartilagineux d'origine*] *de Triceratops serratus et de T. sulcatus*, de trouver, dis-je, les dilatations des trous vasculo-nerveux sensiblement les mêmes que celles qui existent sur les os correspondants du crâne acromégalique humain : celui du Géant Constantin, par exemple.

Ces descriptions me paraissent d'autant plus intéressantes à recueillir qu'elles confirment et corroborent singulièrement ma manière de voir relativement à l'Acromégalie des Dinosauriens, surtout si on les ajoute aux Sinusomégalies vertébrales déjà signalées et décrites.

L'on peut même, grâce à l'ensemble si absolument concor-

1. RICHARD S. LULL. *The Armor of Stegosaurus* (Am. Jour. Sc., 4e série, vol. XXIX, n° 171, mars 1910, p. 201). [Voir sa fig. 6]. Voir encore le travail original : O. C. MARSH. *Ibid.* Vol. XLI, février 1891. *The Gigantic Ceratopsidae, or horned Dinosaurs, of Nord America,* avec 10 planches de figures.

2. *Ibid. The cranial musculature and the Origin of the Frill in Ceratopsian Dinosaurs* (Vol. XXV, mai 1908).

3. OLIVER P. HAY. *On the Skull and the Brain of Triceratops,* etc. (n° 1660. Proc. of the U. S. Nat. Museum. Vol. XXXVI, p. 95-108. Planches 1 et 2), 6 février 1909.

Les observations des éminents paléontologistes Américains me paraissent avoir d'autant plus de valeur, dans le cas présent, qu'elles sont faites absolument sans parti pris. C'est, en effet, en réponse à l'envoi que j'ai eu l'honneur de leur faire, sous les bienveillants auspices du professeur DOLLO, de mon premier mémoire de 1910, que ces savants professeurs ont bien voulu m'adresser leurs travaux, tirés à part. Ils y ont apporté une amabilité parfaite, coutumière, aussi bien, entre l'Amérique et la France. Et je ne puis que leur en exprimer à tous en général et à chacun en particulier, ma très vive et très sincère gratitude.

dant de tous ces caractères pathognomoniques, affirmer, je crois, aujourd'hui le diagnostic rétrospectif d'Acromégalie-Gigantisme de ces mêmes Dinosauriens, diagnostic, qu'en raison de son étrangeté même *a priori*, j'hésitais, je l'avoue, à ne poser que timidement dans le principe.

Et la richesse des preuves éclatantes est telle aujourd'hui qu'elle défie — j'ose le dire — toute contradiction !

Les observations de ces divers Paléontologues Américains, auxquelles viendront s'ajouter, dans un instant, celles du professeur Dollo, sont, en effet, d'une grande importance, au point de vue des preuves adjuvantes qu'elles viennent nous fournir.

Voici d'abord celles que nous tirons des observations de Marsh lui-même dont ses élèves ont eu la bonne pensée de nous faire parvenir le Mémoire original. Je me bornerai à donner ici une simple analyse sommaire — et de même que j'ai procédé vis-à-vis de Zittel, pour la Sinusomégalie vertébrale — sans aucun commentaire, des principales planches, très bien faites, qui accompagnent ce remarquable travail de l'illustre savant Américain.

Pl. I. — Fig. 1. — Crâne de *Triceratops flabellatus*[1] : Sillons vasculaires maximum à la base des hornecores (cornes).

Fig. 2. — Même crâne : l'auteur a représenté très nettement jusqu'aux sillons vasculaires des *17 os epoccipitaux !*

Fig. 3. — *Tr. serratus* [c'est la figure que reproduisent — plus ou moins exactement et plutôt moins que plus ! — tous les Traités de Paléontologie, celui de Zittel lui-même y compris !] L'on y voit un abondant lacis de sillons vasculaires rap-

1. Le Musée de South-Kensington [British Museum] possède plusieurs portions importantes de crânes de Stégosaures, notamment de Triceratops sur lesquels nous avons pu vérifier la parfaite exactitude d'une partie des faits relatés par Marsh (Voir le guide officiel du Musée : *Reptiles fossiles, etc.*, London, 1910, pp. 16-25).

pelant étonnamment ceux des *Artères méningées moyenne et antérieure de l'Homme acromégalique actuel, dont la trajectoire occupe exactement la paroi des mêmes Os pariétaux que chez Triceratops!* — sillons dont nous venons à l'instant de rappeler l'existence chez l'acromégalique humain et qui se voient, chez ce Dinosaurien, où ils s'étendent, plus loin encore que chez l'homme acromégalique lui-même, et cela, jusque sur les os immédiatement voisins : tels les deux *Squamosaux*, eux aussi très développés. Ces sillons sont particulièrement accusés sur les bords des Fosses supra-temporales.

Fig. 4. — *Tr. prorsus :* répétition des sillons vasculaires des mêmes os que tout à l'heure, sur les autres figures, même Planche.

Pl. II. — Fig. 1-3. — Partie antérieure du même crâne, offrant toujours les mêmes caractères, avec, en plus, les Sillons Vasculaires de l'os *Prédentaire*.

Les Planches III à IX représentent les os des Vertèbres et des Membres, sans qu'on y puisse relever nettement la représentation de Trous ou de sillons particulièrement marqués — autres que ceux des phalangettes du pied qui sont *extrêmement ostéoporeuses* et, littéralement, comme rongées par les vascularisations.

Ces dernières figures, reproduites d'ailleurs par Zittel, me paraissent devoir être rapprochées de la figure 59, p. 243, de Launois et Roy, représentant les phalanges d'un géant acromégalique de Cunningham, avec lesquelles ces mêmes figures présentent une frappante analogie.

Enfin la Planche X montre que les Epines et Plaques osseuses de la partie des os dermiques les plus superficielles sont pareillement hypervascularisées.

Ce qui distingue encore les trous osseux dans l'Acromégalie, des simples anomalies décrites par Le Double, c'est que les trous osseux sont non seulement multipliés comme nombre, ou déplacés de leur situation habituelle — c'est-à-dire, en « ECTOPIE » — mais encore, agrandis dans leur ensemble et rendus complexes, en ce sens qu'il se forme parfois *une large ouverture dans laquelle débouchent de nombreux trous secondaires*, « de telle sorte, qu'ainsi que le dit AUGUSTE « BROCA de l'homme acromégalique, le fond est comme aréo« laire et muni souvent de travées compactes ». Cette dernière disposition, bien caractéristique de la Dysostose acromégalique, est celle que présente assez souvent le TROU MENTONNIER, appelé encore *trou dentaire inférieur*. On l'observe au maximum chez la *femme Héron*[1] et aussi chez les Hommes fossiles de *La Chapelle* et de *Mauer*, les *Gorilles*, les *Proboscidiens*, etc... [Voir 5e Partie.]

Quant au TROU OCCIPITAL, il est tantôt normal chez l'homme acromégalique ; — mais normal, en apparence seulement, car il est le plus souvent, en réalité, rétréci relativement à l'augmentation de la surface de la base du crâne, dans l'Acromégalie. Il est tantôt à contours réguliers ou irréguliers, tantôt *raccourci d'avant en arrière* [*ce qui est devenu un caractère spécifique des Proboscidiens en général*] [Voir 5e Partie], ou transversalement, ou dans tous les sens, comme chez les géants acromégaliques humains, tels que ceux de : de BUDAY et JANCSO, SIRENA, etc...[2] Enfin son axe peut être déplacé, reporté en arrière, ex. : [*Géant du Museum*, [VERNEAU], etc.

LE CANAL LACRYMAL est souvent très dilaté chez l'homme acromégalique [W. HUTSCHINSON], ce qui se voit parfois aussi chez le *Gorille* et l'*Orang* [Cab. d'Anat. comparée du Museum 1893, n° 595] et même dans certains cas chez l'homme [*femme Gallet*], la dilatation n'est qu'*unilatérale*.

1. Voir la thèse citée de SOUZA LEITE (DE). (Fig. 80, p. 181).

2. LAUNOIS ET ROY. *Loc. cit.*

### 2° Elargissements des rugosités saillantes et des insertions musculaires et ligamenteuses. Leurs caractères chez les Dinosauriens.

C'est encore un caractère qui, depuis longtemps, a frappé les observateurs. Il a été signalé, comme ceux que nous venons de voir, pour la première fois par le professeur AUGUSTE BROCA. Et FÉLIX REGNAULT lui a donné sa vraie signification qui *est souvent loin d'être en harmonie avec la puissance musculaire*, ainsi qu'on serait tenté de le croire d'après l'exemple des grands Carnassiers et Félins, etc., tous puissamment musclés.

En effet, chez la *femme Héron*, que F. REGNAULT a pu observer de son vivant, ces rugosités et saillies existent, bien que le système musculaire fût, chez cette acromégalique, extrêmement peu développé. F. REGNAULT ajoute qu'il faut rapporter ces saillies et rugosités à l'excitation du périoste. « Ce qui « le prouve encore, dit-il, *c'est que les capsules et les ligaments* « *articulaires produisent à leurs insertions, les mêmes forma-* « *tions osseuses.* »

Ce serait donc, dans ces cas, l'effet pur et simple de la dysostose acromégalique[1]. Et les tiraillements causés par les mouvements, tant sur les insertions des ligaments que sur celles des muscles, sont bien évidemment la cause de l'hypergénèse osseuse qui se produit à ces mêmes niveaux ou plus haut encore, dans l'épaisseur des muscles mêmes.

**Dinosauriens**. — C'est de cette façon que l'on doit expliquer, sans nul doute, l'ossification des ligaments et des muscles vertébraux observée par DOLLO sur les *Iguanodons*. Voici le fait :

1. Nous en prenons acte, dès à présent, pour appliquer cette donnée précieuse à l'Homme de *La Chapelle* dont on a voulu faire, peut-être gratuitement, un individu puissamment musclé.

Parmi les squelettes recueillis à Bernissart, Dollo distingue des *Iguanodons* et des *Crocodiliens*.

D'une part, jamais — à ma connaissance du moins — un crocodilien quelconque, actuel ou fossile, n'a présenté le moindre signe d'Acromégalie. D'autre part, il n'en est pas de même, ainsi que nous venons de le démontrer, des Dinosauriens qui tous, sans exception, sont au contraire des Acromégaliques.

Or les ossifications ligamenteuses et musculaires se montrent exclusivement chez les Iguanodons, alors que tous les Crocodiliens en sont exempts !

Comment expliquer cela ? se demande l'éminent professeur de Bruxelles pour qui d'ailleurs l'Acromégalie est chose absolument inconnue ! Il ne pense naturellement qu'à une explication par la Physiologie normale, explication qu'il emprunte à Barkow.

Nous ne le suivrons évidemment pas sur ce terrain, qui n'est pas le vrai, nous bornant à relater ici sa description inconsciente de la Dysostose :

« Ce sont, dit-il, des sortes de cordelettes osseuses [car les ligaments et muscles sont *ossifiés* et non pas *pétrifiés* : l'auteur établit lui-même la distinction ce qui est très important]
« embrassant, à droite et à gauche, la colonne vertébrale,
« dorsalement aux diapophyses et commençant généralement
« à la fin de la Région cervicale, pour se continuer, sans
« interruption, dans les régions dorso-lombaire et caudale,
« ne s'arrêtant que quand les lames des neurapophyses cessent
« d'exister, etc. . . . . . . . . . . . . . . . . . . . . . . . . »

« Ils rentrent donc dans la catégorie [catégorie incontesta-

1. L. Dollo. *Note sur les ligaments ossifiés des Dinosauriens de Bernissart* (Arch. de Biologie de Ch. van Beneden et van Bambeke, T. VII, 1887, p. 249). — J'aurais vivement désiré reproduire la planche VIII qui accompagne la brochure. Or, j'ai égaré cette dernière et ne puis, pour les raisons majeures que l'on sait, atteindre le sympathique professeur !...

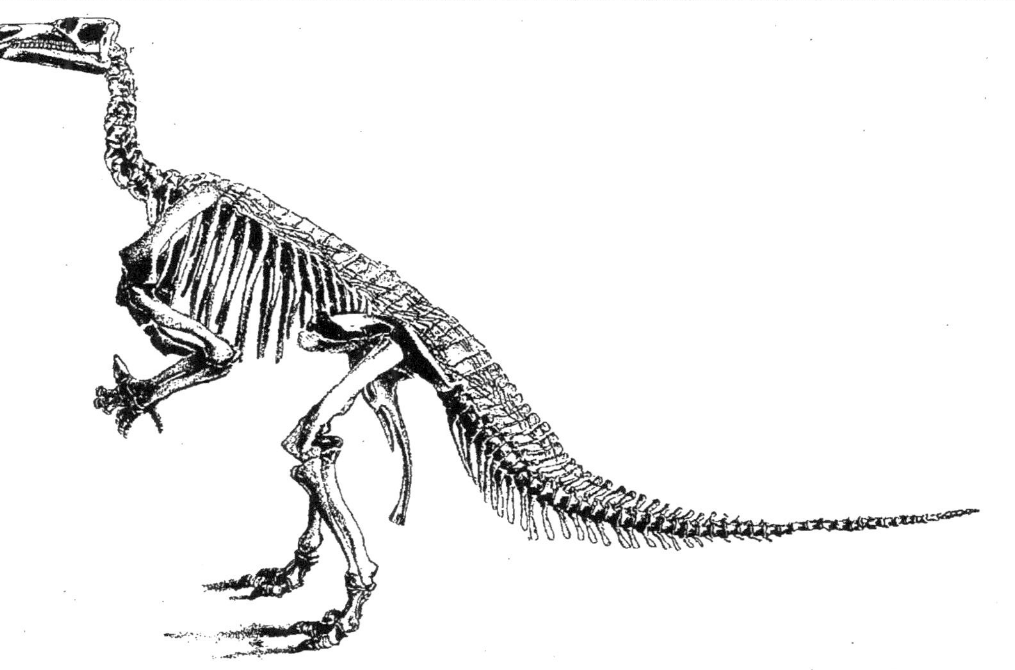

OSSIFICATIONS DES LIGAMENTS ET DES MUSCLES INTERVERTÉBRAUX DES IGUANODONS DE BERNISSART

D'après la figure du professeur LOUIS DOLLO.

Cette figure est extraite du tirage à part d'un travail intitulé : *Les allures des Iguanodons*, etc... par LOUIS DOLLO, du tome XL du BULLETIN SCIENTIFIQUE DE LA FRANCE ET DE LA BELGIQUE. [Publication du Laboratoire du professeur ALFRED GIARD, Paris, 13 septembre 1905.]

« blement *pathologique*] des ligaments dérivés de muscles « entiers par suppression des fibres musculaires et ossification « subséquente : Muscles sacro-lumbalis, spinalis dorsi, mul- « tifides spinæ, obliquo spinalis. »

Et l'auteur — lequel, aux yeux de quiconque a l'honneur de le connaître, ne méritera jamais le reproche de prolixité ! — termine son très bref, mais fort substantiel et très intéressant Mémoire, par cette remarque que nous enregistrons non sans satisfaction, à savoir : « qu'il existe la plus grande analogie entre la disposition des ligaments ossifiés des Iguano- « dons et celle décrite par Owen chez *Apterix* ». Et il ajoute ceci : « Les Ratites sont de tous les Oiseaux, ceux qui pré- « sentent le plus d'affinité avec les Dinosauriens ».

L'excellent professeur Dollo *n'oublie qu'une seule chose, c'est de nous dire le point commun aux Ratites et aux Dinosauriens, à savoir : l'*Acromégalie.

## *D.* — STIGMATES TÉRATOLOGIQUES CONCOMITANTS

A côté des signes pathognomoniques proprement dits des Dysostoses acromégaliques, il existe le plus fréquemment d'autres Stigmates tératologiques du Squelette, n'ayant, il est vrai, aucun lien de subordination nécessaire avec l'affection elle-même ; mais qui, néanmoins, viennent se surajouter à ses dysostoses propres, comme pour souligner encore la nature dégénérative de l'Acromégalie.

Les asymétries des os des membres sont de ce nombre. Elles ont été signalées chez le géant acromégalique humain par tous les auteurs, surtout par les Anthropologistes habitués à ces mensurations, minutieuses parfois jusqu'à l'abus, notamment par le professeur Manouvrier[1]. Mais elles ne sont nullement

1. Pendant la correction des épreuves [juin 1915], je reçois le fasc. 3. t. V, 1914, des Bull. Soc. d'Anthropologie de Paris. Dans une note très

spéciales à l'acromégalie et, pour s'y remarquer fréquemment, elles n'en forment point pour cela, je le répète, un complément nécessaire, ainsi que le même Anthropologue a paru le croire. C'est ainsi que le géant du Musée Broca, acromégalique et atypique à plusieurs titres, n'offre aucune asymétrie appréciable aux mensurations du squelette des membres. Or, M. MANOUVRIER, conservateur du Musée Broca, a étiqueté ce même squelette : « *Géant simple* » (*sic*). C'est, il est vrai, un Géant acromégalique sortant un peu du type réputé classique, mais au crâne si formidablement épaissi et éburné par l'ostéosclérose [Asinusie frontale complète], que le diagnostic d'Acromégalie s'impose ! — C'est du moins l'avis de la plupart des médecins compétents qui l'ont étudié de près, tels que mon ami WEISGERBER et FÉLIX REGNAULT, par exemple, et d'autres encore.

Mais il est d'autres asymétries osseuses bien plus importantes que ne le sont celles des membres, non tant au point de vue acromégalique qu'au regard de la dégénérescence proprement dite. Je veux parler des ASYMÉTRIES CRANIO-FACIALES dont nous avons dégagé la haute valeur dégénérative au chapitre des Thalassothériens. Or dans l'Acromégalie humaine actuelle, ces stigmates sont plus ou moins constants. Ils ont été relatés par tous les Pathologistes qui ont traité du gigantisme acromégalique.

Signalons encore, parmi ces stigmates concomitants, tantôt la SYNOSTOSE PRÉMATURÉE *de certaines sutures du crâne* [géants du

brève, M. MANOUVRIER éprouve le besoin d'en revenir à l'opposition systématique à laquelle il s'est livré vis-à-vis de moi devant la même Société. Le succès considérablement négatif qu'il y a obtenu auprès de la grande majorité de nos collègues eût dû cependant modérer son ardeur juvénile.

Il n'en est rien ! Et M. MANOUVRIER persiste dans son intransigeance. Il reste obstinément attaché à des conceptions parfaitement surannées et fausses du Gigantisme acromégalique. — Soit ! Pour moi, je n'aurai garde de troubler une aussi belle cristallisation ! Les lecteurs de ce livre pourront juger désormais entre nous en connaissance de cause. — Cela me suffit.

Museum et du Musée Broca] ; tantôt *la conservation indéfinie de ces mêmes sutures,* notamment de celle des Frontaux ou Métopisme ; ailleurs, *la non réunion des deux os intermaxillaires,* comme chez la femme Héron, etc. Le Métopisme est parfois complet, comme on peut le voir chez la femme Gallet, et encore sur la figure 10 [géant Cornelius Magrath] de Cunningham, où le Métopisme s'accompagne d'une asymetrie

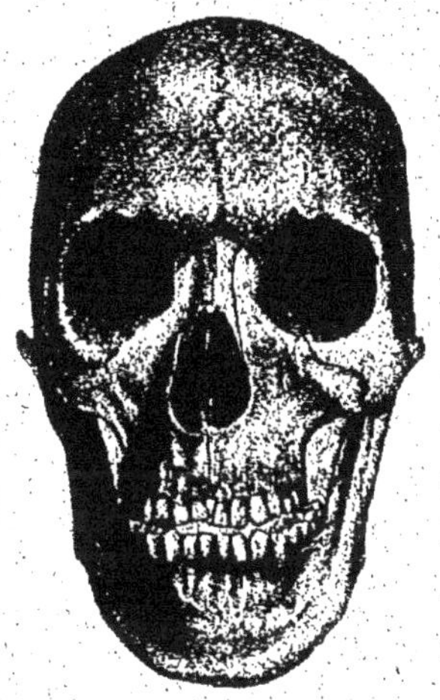

Fig. 10. — Géant Cornélius Magrath. *Métopisme complet avec asymétrie faciale partielle et agénésie unilatérale* (d'après la figure 60 de Launois et Roy).

Le fait est à rapprocher de la même lésion existant également chez les Cétacés. [Voir l'Introduction page 75.]

faciale très évidente. M. le professeur Keith m'a fait voir ce dernier squelette au Musée des Chirurgiens de Londres où il est déposé.

Plus souvent ce même Métopisme est limité à la Glabelle : il en est ainsi pour le géant Baptiste Brendel du Cabinet Manouvrier, le géant du Musée Broca et d'autres.

Le géant du Museum offre ceci de particulier que la suture des Frontaux s'est faite normalement, tandis que la *suture interpariétale a été au contraire prématurément synostosée et même remplacée par une crête sagittale* [Verneau] [fig. 8].

Chez le géant Botis [Voir les fig. 11 et 11 *bis*] le Métopisme est complet et la *suture sagittale est également synostosée et remplacée par une crête*, comme chez le géant du Museum ; mais cette crête est bien saillante et non plus rudimentaire, ainsi qu'elle l'est chez ce dernier.

Ces faits sont à retenir, car ils nous serviront dans la suite à interpréter le sens exact, c'est-à-dire *tératologique*, qu'on doit donner aux *crêtes osseuses crâniennes des Anthropoïdes*.

Chez le géant acromégalique humain, on a observé aussi les STIGMATES SQUELETTIQUES DE L'INFANTILISME [Launois]. D'autres fois, on a noté des *anomalies sexuelles* du squelette qu'on peut considérer comme étant de même ordre, c'est-à-dire dégénératives. Tantôt celui de l'homme présente des caractères féminins, tels que l'élargissement du Bassin, surtout du Petit Bassin, l'ouverture de l'angle pubien, etc. [Verneau]. Tantôt celui de la femme offre au contraire des caractères masculins [Launois], comme le rétrécissement du Bassin, l'hypertrichie, etc.

Enfin le professeur Verneau a signalé, chez le géant du Museum, des ANOMALIES DENTAIRES portant sur les molaires.

Nous ne croyons pas devoir faire état d'anomalies concomitantes telles que les déformations du squelette des membres et de la colonne vertébrale : *genu valgum, cyphose et scoliose*, qu'on observe généralement chez les Géants acromégaliques humains et dont Launois et Roy ont représenté de nombreux et frappants exemples (notamment chez le Géant spécialement étudié par eux et appelé le « Grand Charles[1] ». Ces déformations, souvent énormes, ne sont que le résultat de la station bipède debout et sont causées par l'écrasement des

1. Launois, P. Roy et P. Marie. Nouvelle Iconographie de la Salpêtrière. T. XV, pl. LXIII à LXVI.

Fig. 11.

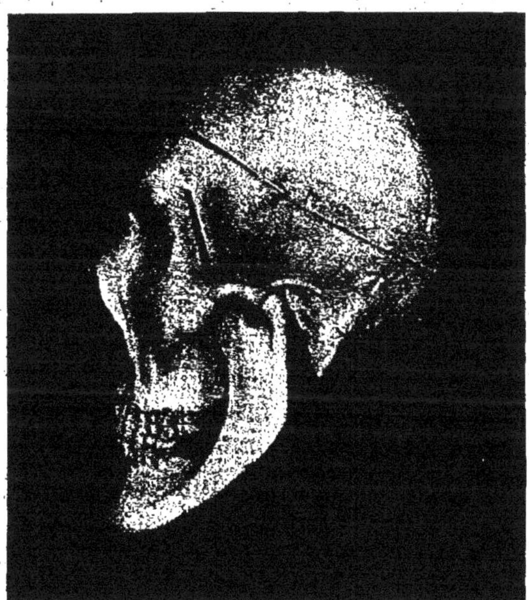

Fig. 11 *bis*.

Géant Botis. *Métopisme complet* (fig. 11). On remarque une asymétrie faciale complète s'étendant jusqu'à la Mandibule, avec agénésie unilatérale. Le long de la suture saggittale, il existe une *crête saillante* (fig. 11 *bis*) *nettement accusée et non simplement rudimentaire comme chez le géant du Museum* (fig. 8).

(D'après les figures 24 et 25 de Launois et Roy).

trabécules osseuses ostéoporosées, sous l'influence du poids du corps. C'est pour cela même que les animaux quadrupèdes acromégaliques n'en offrent aucun exemple : leur base de sustentation étant infiniment plus large.

---

# CHAPITRE X

## PATHOGÉNIE DE L'ACROMÉGALIE ET DU GIGANTISME ACROMÉGALIQUE

### § 1. — Étiologie et pathogénie de l'acromégalie-gigantisme. — Critique des observations d'Amandus Hahn sur les têtards géants de la grenouille. — Déductions rigoureuses et nécessaires qui s'en dégagent.

Il s'agit d'un cas dû à un heureux hasard sans doute; mais qui a été observé avec beaucoup de soins par un élève du laboratoire de Zoologie de l'Université de Munich, M. Amandus Hahn [1]. Ce cas me paraît éclairer d'un jour tout à fait décisif l'Étiologie et la Pathogénie du Gigantisme acromégalique.

Le travail de M. Hahn est assurément fort intéressant ; mais pas précisément toutefois dans le sens indiqué par l'auteur... Car ce dernier en a tiré les déductions, en vérité, les plus invraisemblables ! Voici, en résumé, les faits dont l'importance considérable n'échappera certainement à personne.

#### OBSERVATIONS D'AMANDUS HAHN

A. Hahn fait au laboratoire de Munich des cultures de *Rana esculenta*. Dans un lot de Têtards élevés ensemble dans

1. Amandus Hahn. *Einige Beobachtungen an Riesenlarven von Rana esculenta.* (Archiv. f. Mikrosk. Anatomie, Bd. LXXX, Abt. I, Bonn 1912.)

un même cristallisoir, il trouve, sans qu'il sache pourquoi, 4 individus dont la taille dépasse de beaucoup celle de leurs congénères. Un sujet surtout se distingue par sa taille devenue rapidement gigantesque et atteignant plus du triple de celle des autres. [Taille des témoins : 3 centimètres et demi — Géant : 12 centimètres.]

De ces 4 têtards géants, trois meurent successivement et le plus grand d'entre eux est sacrifié à l'âge d'un an, « *sans* « *avoir subi de métamorphose, ainsi que cela est de règle,* au « bout de ce temps ». Un examen histologique comparatif avec d'autres individus restés normaux, est très soigneusement pratiqué par HAHN. Le résultat de cet examen est décrit, avec d'excellents dessins à l'appui [26 coupes en 3 planches, plus 13 figures dans le texte]. Il démontre avec une netteté parfaite l'existence d'une HYPERTROPHIE VRAIE (AVEC HYPERPLASIE) DE TOUS LES ORGANES SPLANCHNIQUES SANS EXCEPTION. *En même temps s'observe une infiltration générale de tous leurs tissus par de nombreuses cellules éosinophiles et leucocytiques, avec, par places, des arrêts de développement des cellules normales et des altérations dégénératives de ces mêmes éléments histologiques. Simultanément il y a production de cellules atypiques.*

— Nous ferons remarquer qu'au point de vue de l'histologie pathologique, toutes les figures de HAHN sont identiques à celles des coupes [fig. 45 et 46] pratiquées sur l'hypophyse du géant acromégalique humain par LAUNOIS ET ROY. Ces derniers — tant était étroit leur parti pris — n'ont examiné nul autre organe splanchnique, si ce n'est l'hypophyse ! Or l'organe tout entier offre exactement les mêmes infiltrations de cellules éosinophiles et leucocytiques, avec hyperplasie de cellules, tant normales qu'atypiques, et altérations dégénératives allant parfois jusqu'à l'atrophie complète de certains éléments.

HAHN ensuite — avec une minutie tout allemande, allant jusqu'à mesurer les dimensions des cellules hypertrophiées !!

— donne la description de l'histologie pathologique du Tube digestif tout entier : Estomac et Intestin ; du Foie ; des Reins ; du Pancréas ; du Poumon ; du Cerveau ; etc., démontrant l'existence manifeste d'une hypertrophie hyperplasie générale de tous ces organes splanchniques, avec mêmes infiltrations de leucocytes, etc... Mais l'auteur s'est attaché surtout à deux organes dont l'un est l'*Hypophyse* et l'autre, l'*Ovaire*. Il a été guidé dans cette préférence par des idées préconçues purement théoriques, ainsi qu'il en convient lui-même — il eût pu dire plus exactement : « des idées fixes ! » — en ce qui concerne l'Hypophyse. Quant à l'Ovaire, son attention a été attirée sur lui par les anomalies considérables révélées dès l'examen macroscopique.

### 1° Hypophyse.

Les figures 25 et 26, Pl. II, prouvent incontestablement l'hypertrophie-hyperplasie de tout l'organe, PRINCIPALEMENT DU LOBE POSTÉRIEUR. Le fait est à retenir au point de vue pathogénique, car nous aurons l'occasion d'y revenir.

*Or ce caractère anatomo-pathologique n'est nullement particulier à l'hypophyse. Il est au contraire commun à tous les organes splanchniques, au cerveau notamment.* L'auteur donne même de ce dernier des coupes comparatives, au niveau du Diencéphale, dans les figures 8 et 9 du texte. L'on y voit clairement l'*hypertrophie générale du Diencéphale et, entre autres, de la Paraphyse et du canal de l'Infundibulum.*

### 2° Ovaire.

L'ovaire occupe toute la cavité ventrale tant il est anormalement volumineux. Son degré de développement est beaucoup plus avancé, chez trois des géants surtout qu'il ne l'est chez les témoins. On voit, chez les géants, de multiples ovisacs avec ovules nombreux et bien formés : le tissu ovarique, toujours infiltré de leucocytes. Alors qu'au contraire les glandes génitales des témoins sont à peine visibles et *les sexes non encore différenciés*.

« Quant au quatrième géant, il présente des ovisacs constitués par un tissu conjonctif très épaissi et renfermant moins « d'ovules que ceux des trois premiers. Enfin chez tous les « géants : envahissement de nombreux leucocytes inégalement « distribués dans toutes les parties de l'Ovaire. *La place de « nombre d'ovules finit par être occupée entièrement par du tissu « conjonctif rempli de leucocytes.* »

En résumé : « *L'évolution de tous les organes, dit l'auteur, est « fortement avancée, surtout celle des Ovaires qui ressemblent « à des Ovaires d'adultes par le volume des ovisacs* ». Ces mêmes glandes génitales présentent, à côté de cela, des régressions histologiques d'atrophies partielles. C'est en un mot une dysharmonie complète dans les parties d'un même organe : les unes hypertrophiées, les autres en voie d'atrophie.

Cette dysharmonie se constate de plus dans le développement général du corps de ces grenouilles géantes. Et HAHN fait cette importante réflexion : « Alors, dit-il, que la *Métamor- « phose est arrêtée et que ces animaux persistent dans le stade « têtard, leurs organes internes sont, au contraire, évolués « comme le sont ceux des grenouilles adultes* ».

— Nous rappellerons ici que, suivant l'expression du professeur LANDOUZY, les Dégénérés sont surtout des « Dysharmoniques ». Or, dans ce cas, la justesse de l'appellation de LANDOUZY se vérifie parfaitement, tant dans l'ensemble que dans les détails du développement de la Dystrophie giganto-acromégalique.

Quant au SQUELETTE : on est surpris — et cette surprise, on le comprendra de reste, est véritablement considérable ! — de n'en trouver le moindre examen histologique ! L'intérêt primordial du sujet eût peut-être dû l'imposer à l'auteur ? Or, ce dernier se borne à nous apprendre ce fait qui a tout de même son importance, c'est que « *chez les témoins, le squelette est resté entièrement cartilagineux, alors que chez les géants, l'ossification était commencée à la base du crâne, surtout à sa partie postérieure, ainsi qu'aux vertèbres dont la partie antérieure du corps était ossifiée* ».

— Donc, nouvelle dysharmonie dans le développement du squelette !

### CONCLUSIONS D'AMANDUS HAHN ET CRITIQUES DE L'AUTEUR

#### 1° Conclusions d'Amandus Hahn.

En voici la traduction littérale :

« Si nous résumons encore une fois le tout, nous pouvons « constater chez les larves (têtards) examinées par moi une « croissance gigantique, avec *hyperplasie simultanée* DU LOBE POSTÉRIEUR (*sic*) *de l'Hypophyse*, coïncidant avec une précoce « et frappante maturité des Ovaires. »

« *La comparaison avec des phénomènes analogues de la Patho-« logie humaine permet d'admettre ici un rapport causal, en ce « sens que la modification de l'Hypophyse a été le* FAIT PRIMAIRE « *lequel a eu le reste pour effet* (sic). Mais il me semble aussi « très vraisemblable que l'infériorité générale de l'organisme « des animaux géants qui se manifeste en de nombreuses « modifications dégénératives, ainsi que dans les arrêts de « développement, *est un effet de l'hyperplasie de l'Hypophyse* (sic). « Sur ce point aussi, l'on trouverait une analogie dans la « Pathologie humaine. Chez beaucoup de géants, par « exemple, le squelette a une tendance à la maladie, en ce « sens qu'on peut y constater des hyperostoses et des ramol-« lissements progressifs. Mais sans attacher une trop grande « importance à toutes ces discussions, [HAHN, en effet n'y « prête aucune attention !!...] *la coïncidence de la croissance*

« *gigantique avec la modification des Hypophyses et la maturité*
« *précoce des glandes génitales mérite d'être mentionnée.* »

2° Critiques générales de l'auteur.

Dans le cas de HAHN : deux choses me paraissent devoir être complètement distinguées l'une de l'autre, à savoir :

1° *Les faits histologiques.* — Ils sont, je me plais à le redire, fort bien observés.

2° *L'interprétation.* — Elle me paraît être au contraire absolument erronée et de parti pris. C'est au point que certaines de ses conclusions sont véritablement ausi stupéfiantes qu'inattendues! Elles offrent même un contraste frappant avec la netteté et la précision de ses constatations purement anatomo-pathologiques, d'une technique histologique si ponctuelle.

Mais la Technique n'est qu'une partie inférieure, si j'ose dire, de la Science. Et l'on a le plus grand tort, outre-Rhin, de les confondre l'une avec l'autre !

M. HAHN, par exemple, qui est évidemment un excellent histologiste, me paraît d'une compétence un peu moindre en médecine... Il n'est même vraisemblablement pas médecin du tout !

Ailleurs encore qu'en Allemagne, il est vrai, se rencontrent des Naturalistes étrangers aux sciences médicales. Mais, contrairement à M. HAHN, ils ne sont pas brouillés avec les lois les plus élémentaires du raisonnement... Il apparaît clairement, en effet, que ce dernier a été plus nourri de *Kultur* que de cette logique cartésienne qui ne s'apprend que dans les pays où se cultivent les vraies *Humanités !...*

Ce qui est incontestable, c'est qu'il a subi aveuglément l'influence trop exclusive de l'opinion devenue classique pour la majorité des pathologistes et c'est là sans doute son excuse — s'il en peut être une pour quiconque annihile à ce point sa judiciaire devant le « Magister dixit » ! — opinion, dis-je, attribuant à l'Hypophyse un rôle essentiel de causalité dans la pathogénie du gigantisme acromégalique, alors que le *travail de* Hahn *tout entier démontre, de la manière la plus éclatante, que la lésion hypophysaire n'y est qu'un effet et non une cause !*

C'est bien évidemment parce qu'il est comme hypnotisé par ce « concept » pathogénique erroné, que l'auteur n'invoque *a priori* d'autre cause pathogène que l'hypermégalie hypophysaire, alors que cette hypertrophie est commune à tous les autres organes splanchniques sans exception !

Il veut bien, à dire vrai, y ajouter, — quoique d'une manière tout arbitraire si l'on suit son idée même, — celle de l'Ovaire. C'est peut-être parce que le processus lui semble plus avancé dans l'ovaire que dans l'hypophyse ?

Mais alors on ne comprend pas du tout cette affirmation que : « la modification de l'Hypophyse a été le fait primaire lequel « a eu le reste pour effet... ». — *Le « fait primaire », ça été incontestablement l'ovaire, de par les lésions atrophiques les plus avancées qu'il présente !*

Et ceci est en concordance parfaite avec ce qui s'observe dans l'acromégalie humaine où, *chez la femme, le premier symptôme que signalent toutes les observations, est précisément la suppression complète et définitive des règles.*

Plus tard, à l'autopsie, on trouve l'ovaire atrophié chez la femme, comme le testicule l'est chez l'homme. Nous y reviendrons d'ailleurs.

### 3° Critiques détaillées et conclusions de l'auteur.

Les conclusions rigoureuses et nécessaires qui me paraissent devoir être déduites des faits observés par Hahn, sont d'une ampleur tout à fait insoupçonnée par ce dernier. Elles se résument dans les suivantes :

1° Les lésions anatomo-pathologiques décrites sont bien celles de la forme du GIGANTISME qu'on a appelée : ACROMÉGALIQUE.

2° Ces lésions consistent en *hypertrophies-hyperplasies combinées avec des atrophies plus ou moins partielles de tous les organes splanchniques* SANS EXCEPTION — *y compris le squelette* (bien que l'auteur ait à peine effleuré cette dernière question). Elles démontrent l'existence *d'une dystrophie marquée dans le développement et la structure histologique de tous les tissus de ces mêmes organes, notamment dans le squelette.*

*Cette dysharmonie se traduit encore dans le développement général de l'individu.*

3° Le Gigantisme et l'Acromégalie sont nés et se sont développés simultanément chez les mêmes sujets.

4° La cause étiologique de toutes ces lésions est *interne* et *une*. Car les têtards, tant géants que normaux, ont été soumis également et à la fois aux mêmes conditions extérieures.

5° *Cette cause générale — et non locale — est de nature toxi-infectieuse*[1]. Ce qui est prouvé par l'invasion uniforme de tous les tissus par les leucocytes et les cellules éosinophyles, cause efficiente des processus à la fois hyperplasiques et atrophiques dont ces mêmes tissus sont le siège.

6° Que cette ou ces substances encore indéterminées, sont *douées d'un pouvoir dystrophique considérable sur tous les tissus et tous les organes sans exception. Cette Dystrophie est incontestablement plus marquée sur la glande génitale que sur aucune autre. Celle de l'Hypophyse, de même que celle des autres organes, ne viennent qu'ensuite.*

7° Il est un fait complètement négligé par HAHN, mais qui

1. Ce fait est en harmonie complète avec l'hypothèse émise par ROGOWITSCH, attribuant l'Acromégalie à une toxi-infection (Soc. de *Biologie*). STRUMPEL (Deutsch. Zeitsch. f. Nerven Krankheitein, 1897, p. 63), semble entrer dans la même manière de voir. Non moins que GUERRINI (Arch. Ital. Biolog. Vol. X et LIII, 10 mai 1905 et Riv. de path. nervosa, etc., nov. 1904, p. 513-530).

me paraît néanmoins d'importance au point de vue étiologique, ce fait est le suivant :

« Les Têtards géants en question appartenaient tous à une « même progéniture, dit l'auteur. La fécondation fut simul- « tanée... *Les têtards de 2 femelles moururent en si grand* « *nombre*, qu'on cessa de les cultiver. On ne conserva que la « progéniture d'une seule femelle. *De cette dernière portée, un* « *grand nombre mourut aussi*. Chez la plupart des survivants, « le développement fut normal c'est-à-dire, que la métamor- « phose s'accomplit. Seuls, 4 animaux (les géants examinés) « firent exception. *Ils cessèrent bientôt d'évoluer et restèrent à* « *l'état de têtards assez peu avancés. Par contre, ils montrèrent* « *une croissance tout à fait extraordinaire.* »

Cette grande mortalité des portées et notamment de celle à laquelle appartenaient les géants *démontre évidemment l'existense d'une* HÉRÉDITÉ PATHOLOGIQUE, *dont la dystrophie giganto-acromégalique des 4 individus atteints n'est que le résultat.*

Le fait de HAHN paraît donc prouver que si la toxi-infection ayant déterminé les dystrophies giganto-acromégaliques n'était pas directement héréditaire, du moins, le terrain favorable à l'évolution de cette même toxi-infection l'était : qu'en d'autres termes, ce terrain appartenait à la Dégénérescence ! [Voir, IIe Partie, Chap. de l'Etiologie.]

8° L'observation de HAHN nous montre encore *l'état aigu* de l'affection giganto-acromégalique tel qu'on le remarque chez l'homme actuel où, comme chez la grenouille, il frappe de stérilité immédiate et tue les individus qui en sont atteints.

Le géant-acromégalique humain n'a donc pas de descendants, non plus que le géant-acromégalique animal, *quand la maladie se manifeste à l'état aigu*, ainsi que ce fut le cas des Têtards-géants de HAHN.

C'est ce qui explique pourquoi nous ne rencontrons jamais le Gigantisme acromégalique au *début* des Phylum ; mais toujours au contraire à leur *fin* où il devient la cause la plus habituelle de leur extinction. On n'y voit au début que l'Acromégalie simple, affection généralement déjà moins grave chez l'homme lui-même que ne l'est l'Acromégalie gigantique ; mais qui, chez les animaux, diminue considérablement de gravité, en vertu de la *loi d'Atténuation*. C'est ce qui leur permet de se reproduire et de vivre une certaine durée de temps, souvent même fort longue, quoique acromégaliques, comme nous l'avons vu chez les *Ptérosauriens*. Ce n'est que quand l'Acromégalie des animaux vient à se compliquer de Gigantisme, qu'ils disparaissent définitivement, comme *Pteranodon*.

Encore que, chez les Ptérosauriens, la loi d'Atténuation intervienne largement et cela d'autant plus que la fusion des deux affections s'accomplit insensiblement, c'est-à-dire *à l'état chronique* et non à *l'état aigu*, ainsi que nous venons de le voir chez la Grenouille. C'est pour cela aussi que les *Baleines* et les *Eléphants*, par exemple, qui sont tous des Géants acromégaliques, se reproduisent encore, quoique faiblement, et cela depuis un temps —, géologiquement parlant assez long, — avant leur disparition qu'on se plaît à reconnaître plus ou moins prochaine.

Il en a été de même pour les *Dinosauriens* où l'atténuation de gravité a été telle que les Géants acromégaliques eux-mêmes ont pu résister durant toutes les périodes secondaires, jusqu'au moment [fin du Crétacé] où les conditions climatériques changèrent considérablement.

Si donc, d'une part, la Pathologie humaine, par tous les exemples connus ; si la Pathologie comparée, par celui de Hahn, nous démontrent l'union incontestable en une seule et même maladie du Gigantisme et de l'Acromégalie ; d'autre part, la Paléopathologie prouve d'une manière non moins certaine l'existence séparée, dans un grand nombre de cas, de l'Acromégalie et du Gigantisme.

Nous avons vu plus haut déjà que cette dissociation possible du Gigantisme et de l'Acromégalie est une question fortement discutée en Pathologie humaine. Et c'est ainsi que nous assistons pour la première fois, à ce curieux phénomène, à savoir que : la Paléopathologie qui, jusqu'à présent, a dû sans cesse demander aide et assistance à la Pathologie humaine, va s'émanciper et nous servir au contraire à débrouiller une controverse, jusqu'à ce jour insoluble, de cette dernière.

Il est donc prouvé, dès à présent, que l'Acromégalie comme le Gigantisme — auquel nous ajouterons encore le Nanisme — sont des affections générales éminemment dystrophiques de tous les tissus et de tous les organes. C'est une vérité dont nous ferons ressortir l'évidence de plus en plus, au fur et à mesure que nous pénétrerons dans l'étude des faits. La *dystrophie osseuse* ou *Dysostose* étant d'une part, la plus apparente chez l'animal vivant et, de l'autre, la seule qui laisse des traces chez l'animal fossile, c'est elle que nous continuerons d'avoir plus particulièrement en vue.

9° Enfin, et ce sera le couronnement : si, comme le soutient Hahn, « la cause de l'Acromégalie-Gigantisme est uniquement « due à une hypersécrétion de l'Hypophyse », il est clair comme le jour que la portion de l'organe exclusivement glandulaire doit être particulièrement hypertrophiée.

Or nous allons voir tout à l'heure, que, d'une part, les Anatomistes sont unanimes à considérer comme étant *exclusivement glandulaire, la portion antérieure* : la postérieure restant purement nerveuse. D'autre part, le même Hahn vient nous dire et nous représenter (Pl. II, fig. 25 et 26) l'hypertrophie maxima de *la portion postérieure !* Sans se douter le moins du monde qu'il fournit par là un argument péremptoire aux adversaires de la théorie pathogénique qui est celle qu'il défend lui-même !

— La bévue est donc complète, formidable !!

## § 2. — Critique des théories pathogénétiques actuelles

Parmi les théories invoquées dans la Pathogénie de l'Acromégalie et du Gigantisme acromégalique, ce sont celles qui ont l'Hypophyse pour base auxquelles se rallient aujourd'hui le plus grand nombre des Pathologistes.

Seul, le créateur même du nom de la maladie, Pierre Marie, s'est refusé à partager ce véritable engouement, [on peut le dire] dont ces mêmes théories ont été l'objet sans raison[1]. Les commentaires dont j'ai accompagné le travail de Hahn ci-dessus analysé, ont déjà fait voir que je me rangeais absolument à l'avis du professeur P. Marie.

Une réaction paraît toutefois s'opérer depuis quelque temps, comme le prouve le travail de Caussade et Laubry. (*Arch. de Méd. Expérimentale et d'Anat. path.*; 1909, p. 172.) Ces auteurs, en effet, relatent une statistique de Haussmann, rapportée par Kauscrowitsch, d'après laquelle, sur 48 Acromégaliques, l'absence d'altération hypophysaire aurait été observée 16 fois. Guerini, ajoutent les mêmes, a relevé un certain nombre de cas analogues. Et ils concluent ainsi (p. 186) : « Il est donc difficile d'invoquer dans l'Acromé« galie l'influence constante ou tout au moins exclusive de « la lésion hypophysaire ».

D'autres faits semblables, et plus nombreux même, suivront.

Il y a mieux encore : Pierre Marie est resté systématiquement en dehors des agitations stériles que *la question Hypophyse* a suscitées chez d'autres... Voici, au demeurant, ce qu'il se borne à dire :

« Pour sa lésion constante, pour son hypertrophie singu« lière, le *Corps pituitaire a attiré l'attention des Pathologistes*

1. Voir P. Marie et Marinesco. *Loc. cit.*, p. 539.

« *et constitue certainement un point des plus obscurs de cette* « *maladie.* »

— Remarquons qu'il dit : « *le Corps* » et non « *la Glande* » pituitaire, pour n'en rien préjuger et demeurer dans le doute scientifique prudent dans lequel il s'est volontairement renfermé... Quant à son rôle, dans l'Acromégalie : il n'en souffle mot ! « Le Corps pituitaire a attiré l'attention des Pathologistes... » Un point, c'est tout !

Malgré cela, les théories hypophysaires persistent, je le répète, à avoir cours à peu près exclusivement. Il devient donc indispensable de les réfuter en détail et d'en montrer l'inanité parfaite.

Nous examinerons successivement les questions suivantes :

1° Qu'est-ce que l'Hypophyse ?

2° L'altération hypophysaire est-elle, oui ou non, le signe pathognomonique de l'Acromégalie seule ou du Gigantisme acromégalique ?

3° Cette altération est-elle cause, effet ou complication de l'Acromégalie ?

4° Enfin la maladie de P. Marie est-elle un syndrôme pathologique, exclusivement subordonné à un organe quelconque, ou, au contraire, un syndrôme dystrophique général, un syndrôme de Dégénérescence en un mot ?

## A. — ANATOMIE ET PHYSIOLOGIE COMPARÉES DE L'HYPOPHYSE

### 1° Anatomie.

Qu'était-ce, aux yeux de tout biologiste, que l'Hypophyse chez l'homme, avant le mémoire de P. Marie ? — Un organe rudimentaire, sans plus ! — Analogue à l'appendice vermiforme, aux mamelles des mammifères mâles, etc... et dont personne ne prenait autrement souci. Depuis lors, l'Anatomie de l'Hypophyse a été étudiée de plus près. Une description complète ne serait ici nullement à sa place. On la trouvera aussi bien, dans les travaux de KUPFFER, BELA-HALLER, RENAUT, TESTUT, LAUNOIS. CASELLI, ERDHEIM, VIALLETON, THAON, etc... Nous nous bornerons à en extraire ce qui intéresse plus spécialement notre travail propre.

Chez l'Homme et les Mammifères, l'Hypophyse est composée de deux lobes et d'une zone intermédiaire ou hile.

LE LOBE ANTÉRIEUR, le plus développé, a une structure nettement glandulaire, mais sur la nature de laquelle les histologistes n'ont pas réussi à se mettre d'accord, jusqu'à ce jour. Les uns, avec LAUNOIS[1], CASELLI, ERDHEIM, etc..., lui trouvent la structure histologique des glandes *endocrines*, les autres au contraire, avec BELA HALLER[2], celles des glandes *exocrines* ordinaires. D'après ce dernier, la glande serait formée d'un sac hypophysaire s'ouvrant, par un canal excréteur spécial, directement entre la dure-mère et la pie-mère où il déverserait les produits de la sécrétion.

Sur l'anatomie du LOBE POSTÉRIEUR, les avis sont bien plus partagés encore. Cette structure serait exclusivement nerveuse, sans doute ; mais, disent la plupart des auteurs, elle est constituée par un mélange mal ordonné d'éléments conjonctifs et névrogliques. « Ce lobe se continue en haut avec la « Tige pituitaire, mais les cellules nerveuses de la substance « grise ne descendent pas jusqu'à lui, dit THAON[3]. » — En somme, c'est la *structure d'un organe demeuré embryonnaire*.

Aussi bien, voici ce qu'en dit LAUNOIS[4] lui-même : « Les

1. P.-E. LAUNOIS. *Recherches sur la glande hypophysaire de l'Homme*. Thèse de Doct. Fac. Sciences, Paris, 1904. MASSON.

2. Cité par LAUNOIS et VIALLETON.

3. PAUL THAON. *Contr. à l'étude des glandes à sécrétion interne. L'Hypophyse à l'état normal et dans les maladies.* Thèse Fac. Médecine, Paris, 1907, n° 122.

4. LAUNOIS ET ROY. *Loc. cit.*, p. 200.

« recherches histologiques de CASELLI et les miennes n'ont pas « permis de retrouver d'éléments nerveux dans le lobe pos « térieur du corps pituitaire de l'homme adulte. Ainsi, *l'exis- « tence de cellules nerveuses, malgré l'opinion classique, qui fait « du lobe postérieur un lobe nerveux, reste au moins très dou- « teuse* ».

Et plus loin (p. 203) LAUNOIS est plus catégorique encore : « Le tuber cinereum renferme des éléments nerveux de « structure élevée, tandis que dans le lobe postérieur, les élé- « ments nerveux sont si rudimentaires qu'on peut affirmer « *qu'ils n'existent pas, au moins chez l'animal adulte*, ainsi « que de nombreuses recherches me l'ont appris ».

**Conclusions.** — En résumé, l'Hypophyse est, dans son ensemble, un organe non seulement rudimentaire, mais encore imprécis et mal défini histologiquement. Et cette imprécision, nous allons là retrouver, de plus en plus accentuée, dans la Physiologie et la Pathologie !

**Rapports de l'Hypophyse avec la base du crâne.** — Quant aux rapports anatomiques mêmes de l'Hypophyse et du crâne, voici ce qu'on observe : chez l'*homme* et quelques rares mammifères supérieurs, tels que les *Ovins*, un repli de la dure-mère forme la capsule de la glande logée dans la cavité osseuse de la Selle Turcique ou Fosse pituitaire ; mais chez la plupart, notamment chez les *Singes*, les *Proboscidiens*, les *Cétacés*, les *Carnassiers*, les *Canidés*, les *Equidés*, *etc...*, *la selle turcique est pleine et il n'existe pas, chez eux, de fosse pituitaire*. De plus la dure-mère n'y recouvre pas l'Hypophyse qui baigne librement dans le liquide céphalo-rachidien.

Rappelons enfin ce que nous avons relevé ci-dessus, à propos de l'Hypophyse de certains Dinosauriens, tels que : *Morosaurus*, *Diplodocus*, *Ceratosaurus* et *Stegosaurus*, chez lesquels s'observent des cavités osseuses, de volumes variables, qui logeaient l'organe dans de vraies *Fosses pituitaires*. Nous reviendrons de nouveau sur ce point quand nous discuterons la Pathogénie.

### 2° Embryologie et Phylogénie.

Quant au développement ontologique et phylogénique de l'Hypophyse, il serait en résumé celui-ci :

D'après KUPFFER [1] qui rattache l'Hypophyse au Paléostome, la première ébauche de cet organe, chez l'*Ammocète*, serait constituée par une invagination dirigée vers l'Infundibulum, de l'extrémité prélabiale *de l'épithélium olfactif avec lequel l'épithélium hypophysaire reste longtemps en continuité et dont il ne se détache seulement que dans la suite.*

Chez les *Téléostéens*, les *Anoures* et les *Cyclostomes*, cette union intime des appareils olfactif et hypophysaire est plus accusée encore.

Chez les *Myxinoïdes*, la cavité nasale s'ouvre dans le palais, d'où le nom d'*Hyperstreta* donné par J. MULLER à ces animaux.

Il peut arriver que ce même canal persiste parfois chez l'homme et l'on verra les déductions que certains pathologistes ont prétendu tirer de ce fait. D'après ZITTEL [2] un pareil canal existerait aussi chez les *Dinosauriens*, chez *Atlantosaurus* notamment, ainsi que nous l'avons relaté ci-dessus.

Il est donc parfaitement avéré qu'il existe, dans l'embryogénie des Vertébrés inférieurs que nous venons de passer très sommairement en revue, une communauté étroite, une *solidarité frappante, dans le développement des organes olfactif et hypophysaire*. D'où il est permis de conclure que les fonc-

1. Cité par VIALLETON. *Loc. cit.*, p. 49-50.

2. K. A. ZITTEL. Handbuch der Palaeontologie, III, Bd., p. 705.

tions de ces deux organes devaient être jadis intimement liées.

Cette solidarité, en effet, se poursuit et se complète, puisque ce même développement conserve son parallélisme, non seulement durant la vie embryonnaire, mais encore pendant tout le reste de l'existence, chez certains Dinosauriens tels que *Triceratops* Marsh [1]. Chez ces animaux, les deux organes acquièrent l'un et l'autre un volume tellement extraordinaire, qu'ils constituent, avec le centre optique, l'épiphyse et la paraphyse, toute la masse du petit cerveau exclusivement sensitif de l'animal.

L'on est en droit de se demander, en présence de cette double hypertrophie, également énorme, si elle est véritablement normale ou si, au contraire, elle ne serait point pathologique ?

Le problème serait tout à fait insoluble, si nous ne disposions d'autres caractères nous permettant de conclure d'une manière certaine en faveur de la pathologie. Ces caractères sont, en effet, ceux de l'Acromégalie dont l'animal présente les dysostoses à la fois les plus remarquables et les plus évidentes et au premier rang : la *dysostose sinusomégalique des Vertèbres*. [Voir plus haut, chap. intercalaire.]

C'est que, chez les Dinosauriens, nous l'avons dit, le vrai centre nerveux résidant dans la Moelle plutôt que dans le Cerveau — lequel n'est réduit qu'à un petit amas de ganglions, — la dysostose sinusomégalique s'accuse aux os de la *boîte vertébrale*, de préférence même à la *boîte cranienne* devenue presque un accessoire.

Quant aux autres dysostoses du squelette, ce sont les ostéoscléroses les plus variées et les plus exubérantes qui se puissent voir. Elles ont été, ainsi que nous l'avons vu, parfai-

1. O. C. Marsh. *Loc. cit.* Pl. II. fig. 7.

tement décrites, chez *Triceratops*, par le professeur Marsh.

Tout concorde donc en faveur du diagnostic : Acromégalie dont l'existence chez le même *Triceratops* me paraît plus certaine encore que chez aucun autre Dinosaurien.

Enfin de ce que chez *Triceratops*, le Bulbe olfactif soit non moins hypertrophié que l'Hypophyse elle-même, cela ne prouve-t-il pas que cette dernière seule ne saurait être mise exclusivement en cause? Et nous trouvons ici la théorie hypophysaire, encore un coup, en défaut !

Pour terminer l'histoire phylogénique de l'Hypophyse, disons qu'après les *Reptiles* où elle semble avoir atteint un développement maximum, la glande pituitaire diminue notablement de volume chez les *Oiseaux*, tout en gardant encore une certaine importance. Mais chez les *Mammifères*, elle se réduit considérablement et finit par prendre tout à fait le caractère d'un organe rudimentaire, ainsi que le démontre l'étude histologique.

### 3° Physiologie.

Il faut tout d'abord éliminer en totalité les expériences d'Hypophysectomie lesquelles n'ont généralement d'autre résultat que de déterminer plus ou moins rapidement la mort des sujets en expérience...

« Nous nous sommes convaincus, dit fort à propos Paul « Thaon[1], que l'ablation expérimentale de la glande pituitaire « donne toujours des résultats inexacts et discutables, en « raison des lésions graves produites par l'acte opératoire sur « les parties voisines. » — Et cela est d'autant plus vrai, qu'à cause de la petitesse et de la profondeur de l'organe, l'on ne sait jamais au juste ce qu'on enlève !

1. Paul Thaon. Thèse citée.

Tel a été sans doute l'avis du professeur SCHAEFER[1], d'Edimbourg qui s'est livré à l'étude expérimentale la plus complète de l'Hypophyse. Aussi a-t-il remplacé le bistouri par le cautère électrique, sans doute un peu moins dangereux *quo ad vitam*. Mais, en vérité, l'on n'est guère plus certain de ce qu'on détruit par ce dernier moyen d'exérèse, que de ce qu'on enlève par le premier !

Que faut-il penser, *a fortiori*, de la prétention de CASELLI qui aurait détruit, chez un chien, le lobe postérieur, *sans léser le lobe antérieur* (?) et déterminé ainsi de la glycosurie ? LAUNOIS[2], rapportant ce fait, en conteste, à juste titre, les conclusions ; de même qu'il se refuse à admettre la confirmation de l'Hypothèse de LOEB, lequel attribue la production du diabète qu'on observe dans la cachexie acromégalique, à une lésion du *Tuber cinereum* (sic) !

Dans un travail de Revue générale, SAINTON[3] dit, à propos des expériences mêmes de SCHAEFER : « On a essayé de faire « une classification des glandes, en suivant la méthode de « SCHAEFER et OLIVER qui étudièrent l'action des extraits glan- « dulaires sur la pression sanguine. Malheureusement les « résultats obtenus par les auteurs ne sont pas concordants ».

Les injections intra-veineuses d'Extrait d'Hypophyse ou *Hormone*[4] auxquelles SCHAEFER et ses élèves eurent recours

1. E. A. SCHAEFER. *The Functions of Pituitary Body* (Proc. of the R. Society. B. vol. 81). — Je prie M. le professeur SCHAEFER d'agréer l'expression de mes remerciements pour l'envoi tout obligeant de son très consciencieux travail.

2. LAUNOIS ET ROY. *Loc. cit.*, p. 203.

3. P. SAINTON. *Les glandes à sécrétion interne et l'opothérapie* (Journal médical français, 15 nov. 1911, p. 466).

4. BAYLISS et STARLING ont démontré que chaque organe produit, *par sécrétion interne*, une substance chimique ou *Hormone* qui peut influencer à distance — *chimiquement et sans l'intervention du système nerveux* — un ou plusieurs autres organes.

Ces produits de sécrétions internes qui se trouvent dans tous les tissus et les humeurs de l'organisme, sont connus depuis OVERTON sous le nom de *Lipoïdes*, en raison de ce qu'ils présentent, quant à leur solubilité, des ensuite, ne donnèrent lieu qu'à des troubles divers du cœur et de la circulation, avec, en plus, de la polyurie.

D'autres parts, THAON[1], BIANCHI ET AGAZZI[2], en employant les mêmes moyens que SCHAEFER, n'obtinrent qu'une action toxique rapidement mortelle.

On peut adresser des objections analogues à BORCHARD et à DUNAN qui prétendent avoir déterminé la Glycosurie par les mêmes injections de suc hypophysaire. Nous verrons tout à l'heure du reste combien les causes de glycosurie et de polyurie sont variées et multiples. On n'a jamais réussi d'ailleurs à débarrasser le suc hypophysaire des lipoïdes toxiques qui l'accompagnent.

*Ce qui surtout n'a jamais été prouvé, de près ou de loin, c'est une action appréciable de la même glande pituitaire, ou de son produit, sur le trophisme ou le développement du squelette.*

SCHAEFER lui-même est obligé d'en convenir, après des expériences répétées sur de jeunes animaux et en employant des extraits, soit du lobe antérieur, soit du lobe postérieur, soit de la glande entière. Et c'est en vain qu'il a tantôt mélangé des portions d'hypophyse à leur alimentation, tantôt greffé ces mêmes portions dans les tissus, sans avoir, dis-je, réussi à obtenir autre chose que des effets sur la circulation et la sécrétion urinaire.

« Il a été impossible, dit MARCEL GARNIER[3], de déterminer « expérimentalement une exagération de la croissance au « moyen d'injections répétées d'extraits hypophysaires. » (CASELLI, CERLETTI, PARISOT.)

Finalement, on ne saurait mieux démontrer les insuccès

analogies très grandes avec les *graisses*, quoique très différents par leur composition chimique. Ces lipoïdes ont été étudiés expérimentalement en France, surtout par ISCOVESCO.

1. PAUL THAON. *Loc. cit.*

2. BIANCHI ET AGAZZI. *Pathologica*, 1er juin 1911.

3. MARCEL GARNIER. *Loc. cit.*, p. 614.

complets de la méthode expérimentale, qu'en citant LAUNOIS lui-même, c'est-à-dire, l'un des plus chauds partisans des théories hypophysaires. En effet, après avoir relaté les cas, soit d'ablation de l'organe, de : HORSLEY, DASTRE, GLEY, DE CYON, etc., soit, celles d'ingestions de la glande elle-même, de PIERRE MARIE ET MARINESCO, MENDEL, SCHIFF, CASELLI, etc.., LAUNOIS, dis-je, en arrive, comme malgré lui, à conclure ainsi : [Voir L. et R. *Loc. cit.*, p. 349] « *quelle qu'ait été la méthode employée,* « *l'expérimentation n'a pu déterminer d'une façon précise les* « *fonctions de l'Hypophyse* ». Et il ajoute même ceci, à propos des expériences de CASELLI : « *ce dernier n'a jamais constaté* « *l'hypertrophie notable des os et n'a pu dès lors démontrer le* « *rôle trophique de l'Hypophyse sur le développement de la nutri-* « *tion du squelette* ». Autant dire que les théories hypophysaires manquent totalement de base scientifique ! Et c'est LAUNOIS qui parle !? L'on croit véritablement rêver...

On pourra objecter, peut-être, que bien que la glande pituitaire ne soit plus aujourd'hui en activité fonctionnelle, il est permis de penser qu'à l'exemple de la mamelle de l'homme, elle peut exceptionnellement récupérer sa fonction de jadis, dans certaines circonstances physiologiques ou pathologiques telles que la Croissance ou l'Acromégalie par exemple? — Nous n'allons pas tarder à prouver que cette opinion subsidiaire n'est elle-même pas fondée.

VAN GEHUCHTEN a dit, dans son ANATOMIE DES CENTRES NERVEUX, que « l'Hypophyse est un organe énigmatique ». — Enigmatique ? Oui, si l'on parle du passé ! Mais aujourd'hui, *il n'est plus* : voilà tout ! *Jadis l'Hypophyse était peut-être un organe des sens, voisin de l'Olfaction* (comme semble le faire croire son ontologie); de même que *la Paraphyse* l'était peut-être, soit de la vision (œil Pinéal), soit du sens thermique; *mais tout ceci jadis !!...*

Il est même admissible, qu'à côté de sa fonction sécrétoire exocrine, l'Hypophyse eut une fonction sécrétoire endocrine; qu'elle fut une glande à deux fins, tels le foie et le testicule par exemple? Tout cela est sans doute possible, mais nous n'en possédons aucune preuve!

De telle sorte que la seule chose qui soit certaine, on peut le dire, *dans la physiologie de l'Hypophyse: c'est que nous ne savons rien de cette physiologie, ni dans le présent, ni dans le passé!*

### *B.* — PATHOLOGIE PRÉTENDUE SPÉCIALE DE L'HYPOPHYSE

Cette « *énigme* », comme dit van Gehuchten, ne persiste pas moins, si de l'état normal, nous passons à l'état pathologique... *J'entends, à l'état pathologique spécial résultant d'une altération de la soi-disant sécrétion interne de l'Hypophyse.* Car pour ce qui est de la pathologie générale commune à toutes les parties du corps, elle est la même pour tous les organes, qu'ils soient fonctionnels ou rudimentaires; et l'Hypophyse ne fait, à ce point de vue, que rentrer dans la loi générale.

Nous venons de voir que l'expérimentation physiologique *normale* ne plaide nullement en faveur de l'existence, dans l'Hypophyse, d'une *fonction endocrine, d'une hormone en un mot, douée de propriétés, soit ostéogènes, soit ostéotrophiques, soit ostéodystrophiques.*

Nous allons démontrer de plus que l'expérimentation et l'anatomie *pathologiques* ne sont guère plus favorables à l'hypothèse qui fait résider la cause de l'Acromégalie dans l'altération de cette hormone imaginaire, hypothèse dont les faits acquis par l'observation et l'expérience cliniques viendront renverser définitivement le fragile édifice!

#### Expérimentation physiologico-pathologique.

De nombreuses expériences ont été faites dans le but de reproduire l'hypertrophie de l'Hypophyse avec Acromégalie, à l'aide d'injections de produits hypophysaires ou d'injections de sérum dit : « Hypophysotoxique ».

On a, sans doute, réussi de la sorte à tuer pas mal d'animaux ; mais, *jamais, à produire la moindre dystrophie ou dysostose ressemblant même de loin à l'Acromégalie simple ou gigantique.* L'on n'a pas obtenu davantage de dysostose quelconque du squelette comparable à celles que l'on a produites avec les extraits de la Thyroïde ou du Testicule et dont nous allons parler dans un instant.

Il est vrai que MASAY a cru voir des dystrophies acromégaliques dans les simples épaississements des épiphyses osseuses qu'il a déterminées, dit-il, expérimentalement. Alors que si l'on en croit COURTELLEMONT[1], ces lésions n'ont rien de commun avec l'Acromégalie. Au demeurant, des expériences identiques de PARHON et de GOLSTEIN[2], de même que celles de PARISOT, viennent infirmer encore les résultats douteux de MASAY !

Mais, dira-t-on, sans doute qu'en injectant, non le suc normal de la glande, mais le *suc pathologique*, c'est-à-dire, celui qui serait pris sur l'Hypophyse d'un Acromégalique, les résultats deviendraient positifs? On est, en effet, en droit de s'étonner que l'expérience n'ait pas été tentée par les partisans de la théorie hypophysaire. Mais elle ne l'a jamais été, que je sache.

La conclusion évidente à tirer de ces expériences — auxquelles on pourrait en ajouter nombre d'autres encore de valeur analogue — est donc, comme pour les expériences physiologiques, absolument négative. En ce sens que *l'emploi expérimental des sucs hypophysaires n'a produit ni* ACROMÉGALIE, NI GIGANTISME OU NANISME.

1. Dr VICTOR COURTELLEMONT. *Des tumeurs du corps pituitaire* (Congrès des aliénistes et Neurologistes de France, XXIe session. Amiens, 1911).

2. PARHON et GOLSTEIN. *Les Sécrétions internes*, Paris, 1909.

Nous venons de faire allusion à la prétention émise par certains auteurs, à savoir que l'action de l'Hormone hypophysaire sur l'Acromégalie était comparable à celle des Hormones thyroïdienne et testiculaire, sur le *Myxœdème* et le *Nanisme*, d'une part, et le *Gigantisme*, de l'autre. Et l'on a même poussé cette ambition jusqu'à dire que les glandes endocrines en général — l'Hypophyse y comprise, bien entendu ! — réagissaient les unes sur les autres et se suppléaient même dans la production de l'Acromégalie. Nous verrons plus loin, qu'en effet, cette action des endocrines est incontestable, mais qu'elle n'est que *secondaire* et que la cause de l'Acromégalie est plus générale.

Au surplus, si l'on admet communément la synergie des glandes endocrines, leur suppléance réciproque n'est rien moins que démontrée. Voici, en effet, ce qu'en dit SAINTON [1], en manière de conclusion de son article de Revue que nous venons de citer : « Beaucoup d'incertitudes règnent encore « sur la part respective qui revient à chaque glande ; de nom- « breuses observations sont nécessaires pour confirmer ou « infirmer les hypothèses émises. Il faut donc se garder d'in- « ductions et de généralisations hâtives ».

De semblables réserves ont été faites par ANDRÉ PERRIER [2], dans un travail fort judicieux où il étudie les réactions de l'Hypophyse, à la suite de l'ablation de glandes telles que : Thyroïde, Surrénales, Pancréas, Testicule. Ce jeune confrère, qui promet de devenir le digne continuateur d'un père justement honoré dans la Science, constate, dans l'organe pituitaire, l'existence de modifications de structure, sous une forme dubitative dont il faut lui savoir le plus grand gré.

Il n'en est pas de même, par contre, de l'effet endocrine de

1. SAINTON. *Loc. cit.*, p. 470.

2. ANDRÉ PERRIER. *Contr. à l'ét. des Réactions de l'Hypophyse à la suite d'ablations glandulaires*. Thèse Doct. en Méd. Paris, 1909. N° 62.

la Thyroïde prise isolément, sur la production du Nanisme, du Testicule pris isolément, sur celle du Gigantisme. Ces effets sont au contraire incontestablement prouvés. Voici par quoi :

**Influence de la thyroïde sur la production du Nanisme.** — Cette influence de la thyroïde sur la production du Nanisme, démontrée brillamment, on peut le dire, par *l'expérience de la chirurgie clinique* d'abord, l'a été ensuite par *l'expérimentation physiologique et thérapeutique (opothérapie)*.

Parmi les expériences, on doit citer, à l'actif du Nanisme : celles d'ablations de la thyroïde de Gley, sur la chèvre, et d'Eiselberg, sur la chèvre et le mouton ; encore, celles de Trachewski. Toutes démontrant également l'action de la glande thyroïde de la mère sur l'arrêt du développement squelettique du fœtus, etc...

Mais bien plus éclatantes encore, je le répète, sont les preuves cliniques et, avant tout, *les preuves chirurgicales*. On sait, en effet, depuis les travaux des chirurgiens de Genève [Dunan et Reverdin], que la thyroïdectomie complète entraîne à sa suite le myxœdème et le nanisme. Or si, au lieu d'enlever la glande entière, on en conserve une partie si minime soit-elle, dans la plaie opératoire, les suites de l'opération sont normales et la guérison complète et définitive.

Dans le cas d'ablation totale, les mêmes accidents qui en sont la suite ordinaire, disparaissent par l'opothérapie thyroïdienne (Bourneville). Enfin le même Bourneville, puis Combe, Hertoghe, Jaunin, etc... ont pu, chez des sujets atteints de Nanisme myxœdémateux congénital, déterminer la reprise de la croissance, également par la seule opothérapie thyroïdienne. — *Que ces résultats si clairs, si nets, si précis sont loin des suites négatives, quant à l'action squelettique, de la soi-disant opothérapie hypophysaire !*

**Influence des glandes génitales sur la production du Gigantisme.** — L'influence des glandes génitales sur la production du Gigantisme n'est pas moins fixée que ne l'est celle de la glande thyroïde sur celle du Nanisme. Elle achève d'établir le contraste avec la complète nullité de l'action de l'Hypophyse ! C'est au point que FREUND, considérant les troubles trophiques produits sur le squelette par la castration — bien décrits par l'école lyonnaise (LORTET, PONCET, PIRSCHE), proposa le premier de rapprocher l'Acromégalie du Gigantisme et de les rattacher toutes deux étiologiquement à l'évolution des organes génitaux.

L'opinion de FREUND, partagée aussi bien par VERSTRAETEN et CAMPBELL, est assez prenante au premier abord, mais ne résiste pas à un examen plus approfondi. Il est vrai, sans doute, que la castration détermine un certain degré de Gigantisme, voire, avec persistance plus ou moins prononcée des cartilages de conjugaison. FICHERA a de plus observé jusqu'à l'hypertrophie *consécutive* de l'Hypophyse. Cette même hypertrophie a été constatée également chez les animaux châtrés, tels que le bœuf et le chapon. Disons de plus que TANDLER et GROSS [1] ont signalé l'agrandissement de la selle turcique chez les castrats. Enfin si l'on rapproche de ces faits, ceux d'ERDHEIM et STUMM, de LAUNOIS et MULON, de LECOMTE, qui observent une hyperplasie vraie de la pituitaire au moment de la grossesse, on ne saurait nier l'action qu'exercent les glandes génitales sur l'hypertrophie — *mais l'Hypertrophie secondaire !* — de l'Hypophyse.

Or, *jamais on n'a pu relever, chez les castrats, tant humains qu'animaux, le moindre signe d'Acromégalie !*

Il en est de même de ces illuminés auto-châtreurs de Russie qu'on appelle les *Skoptzys*, chez lesquels, tant hommes que

1. D'après COURTELLEMONT. *Loc. cit.*, p. 47.

femmes, la taille est aussi simplement agrandie et sans aucune trace de dysostose acromégalique.

De plus, les dystrophies déterminées par la castration ne sont pas comparables à celles de l'atrophie souvent complète de tous les organes génitaux internes et externes, avec perte absolue de tout instinct sexuel, que l'on observe généralement dans le gigantisme acromégalique. Il reste, après l'ablation du testicule, les organes génitaux internes, tels que : prostate, vésicules séminales, etc... Ces organes internes ont sans doute un peu diminué de volume, comme le prouvent les expériences de LAUNOIS et les succès de la « *castration chirurgicale* », pratiquée dans les cas d'hypertrophie prostatique. Mais ces organes génitaux profonds n'en conservent pas moins leurs fonctions sécrétoires. Il reste notamment une partie des sécrétions internes ou endocrines. La meilleure preuve d'ailleurs que les organes génitaux ne sont pas détruits entièrement, c'est que les désirs sexuels n'en demeurent pas complètement éteints. A telles enseignes qu'on a vu des eunuques avoir des maîtresses...

Pour toutes ces raisons, l'individu castré, dont la taille est augmentée, n'est pas tout à fait comparable à un Géant simple, spontané et encore bien moins à un Géant acromégalique. Il n'est pas comme eux, un *dégénéré*, ou un *malade :* ce n'est qu'un *infirme* physique et aussi moral. C'est ce qu'on a appelé avec raison : le « *gigantisme eunuchoïde* ».

### Résumé et conclusions.

Si donc nous établissons un parallèle entre tous ces faits expérimentaux, nous trouvons, d'une part : [*Thyroïde et Testicule*] des preuves éclatantes, tant anatomiques que physiologiques ; non moins anatomo-pathologiques que thérapeutiques, [Opothérapie] ; des preuves à la fois médicales et chirurgicales, en faveur des glandes thyroïde et génitale. Des preuves, dis-je, non seulement de leurs sécrétions internes, mais encore de leur action hypertrophique ou dystrophique sur le squelette : engendrant la thyroïde, un Nanisme spécial (*Myxœdème*) et le testicule un Gigantisme également spécial (*eunuchoïde*), *quoique sans influence, tous deux, sur la production de l'Acromégalie.*

Nous trouvons, d'autre part : [*Hypophyse*] une argumentation ne s'appuyant sur aucune base scientifique — ainsi que LAUNOIS lui-même en convient de bonne foi ! — Partout le manque de preuves est absolu. C'est déjà démontré complètement pour l'Anatomie et la Physiologie normales et, partiellement, pour l'Anatomie pathologique. Et l'on va pouvoir juger que la suite de l'Anatomie pathologique et la Clinique ne feront que corroborer la rigueur de ces premières conclusions.

### C. — ANATOMIE PATHOLOGIQUE DE L'HYPOPHYSE PATHOGÉNIE DE L'ACROMÉGALIE ET DE L'ACROMÉGALIE-GIGANTISME

On a contesté que la concomitance de l'altération de l'Hypophyse et de l'Acromégalie fût absolue. Plusieurs cas, en effet, avaient été relevés par différents auteurs, d'Acromégalie sans tumeur hypophysaire. Mais les partisans de la théorie les ont successivement réfutés, avec des raisons plus ou moins spécieuses, parmi lesquelles était invoquée la persistance possible, et parfois démontrée, chez l'homme, du canal des *Myxines* dont nous avons parlé (HABERFELD, ERDHEIM, CIVARELLI, ETTORE LÉVY). Et l'hypophyse accessoire recélée par ce canal pouvait avoir échappé à l'examen nécropsique. Restait toutefois le fait unique, il est vrai ; mais incontesté et irréductible, de BONNARDI.

Il était d'importance, car si l'Hypophyse est la *cause* de

l'Acromégalie, un seul fait négatif suffisait à renverser toute la théorie !

Les choses en étaient là lorsque furent publiés successivement des cas incontestables, de plus en plus nombreux, de *tumeurs hypophysaires sans Acromégalie ou sans Gigantisme*. Si bien, qu'au Congrès de Chirurgie de Buda-Pesth de 1909, « FRANKL-HOCHWARD a pu grouper 155 cas de tumeurs de ce « genre, dont 11 cas personnels. Et ce chiffre important, ajoute « COURTELLEMONT[1] s'est encore augmenté depuis ».

Or ces tumeurs appartiennent exactement aux mêmes variétés pathologiques, à savoir : hypertrophie simple, epithelioma, sarcôme, etc..., envahissent de même, partiellement ou totalement, l'hypophyse ; avec ou sans le reste de l'Encéphale, etc..., bref, se comportent en tout de la même façon que celles qui accompagnent l'Acromégalie.

Il n'est donc plus possible de dire désormais que l'Acromégalie a pour caractéristique exclusive et signe pathognomonique la tumeur hypophysaire[2]. Nous savons, d'autre part, ainsi que nous l'avons établi, que le signe pathognomonique de l'Acromégalie est au contraire la *Sinusomégalie frontale*.

Une autre conséquence est également celle-ci : c'est que la question de savoir si la concomitance de l'Acromégalie et de la tumeur hypophysaire est absolue ou non, perd définitivement toute son importance diagnostique. Bornons-nous donc à constater que cette concomitance est très fréquente. Je consens même, si l'on veut, qu'elle existe dans la majorité des cas, chez l'homme.

En ce qui concerne les animaux actuels et fossiles, les renseignements font, le plus souvent, entièrement défaut et per-

1. COURTELLEMONT. *Loc. cit.*

2. Il ne saurait être question ici de ce qu'on a appelé le *Syndrôme adiposo-génital de* FROELISCH-BARTELS, syndrôme qui est étranger à l'Acromégalie et sur la pathogénie duquel nous n'avons pas à nous prononcer.

sonne, sans doute, n'en sera surpris. A. HAHN[1] a constaté cependant, on a pu le voir, l'hypertrophie de l'Hypophyse (accompagnée il est vrai, de celle de tous les autres organes splanchniques) des grenouilles géantes. Moi-même, je viens de relever, l'Hypertrophie (concomitante avec celle du lobe olfactif) de l'Hypophyse déjà signalée par MARSH, LULL et HATCHER chez *Triceratops* et *Stegosaurus*, tous deux géants acromégaliques. Je n'ai pu me procurer aucun renseignement exact sur l'Hypophyse des Éléphants actuels. Quant aux grands Cétacés : les Baleinidés et autres géants Thalassothériens, leur cerveau n'a pu, ainsi que je l'ai déjà fait observer, être étudié que dans des conditions défectueuses; de telle sorte que les détails précis manquent. J'ai donné plus haut les raisons anatomiques normales tenant à l'absence de fosse pituitaire chez la généralité des Mammifères qui font que l'hypertrophie de la glande peut se produire sans laisser la moindre trace sur le squelette. Il y a une autre raison encore, c'est que *l'hypertrophie hypophysaire marque un degré d'intoxication aiguë dans l'Acromégalie de l'homme* [et, comme nous l'avons vu, chez les

1. Nous avons signalé déjà ce que nous avons appelé : « *la bévue* » de HAHN qui, pour s'être naïvement condamné lui-même, n'en a pas moins démontré — malgré lui et inconsciemment, peut-on affirmer ! — a, dis-je, démontré d'une manière absolument incontestable *la lésion maxima du lobe postérieur de l'Hypophyse dans l'Acromégalie, c'est-à-dire, de celui qui n'est pas glandulaire* et dont, par conséquent, la lésion ne saurait prouver quoi que ce soit en faveur des théories ayant les altérations sécrétoires de la Glande Pituitaire pour unique fondement.

Or LAUNOIS et ROY (p. 189) mentionnent les deux cas de ROXBURG et COLLINS et de DALLEMAGNE où la lésion du même lobe postérieur a été trouvée également maxima; donc, en concordance parfaite avec les constatations irréfutables de HAHN ! Mais ils font suivre cette mention de points d'interrogation, mettant par là, gratuitement et sans preuves, en doute les résultats de ces divers observateurs.

Nos regrettés amis ne pouvaient, bien évidemment, connaître le travail de HAHN, de beaucoup postérieur au leur ! Sans quoi ils n'eussent pu faire planer la moindre suspicion sur les résultats indiqués par les observateurs en question. C'est pour cela que nous avons le devoir de dire — si pénible que nous en soit l'aveu — que nos chers amis LAUNOIS et ROY sont, encore un coup, dans l'erreur ! — « *Amicus Plato...!* »

Têtards de HAHN]. Tandis que, dans l'Acromégalie animale, la maladie, étant le plus généralement atténuée et chronique, peut exister sans manifestations hypophysaires. *Les lésions de la pituitaire étant une* COMPLICATION *et non pas une* CAUSE *de l'affection*

Nous possédons heureusement d'autres caractères squelettiques : *la Sinusomégalie des os craniens ou des vertèbres*, pour nous permettre de faire le diagnostic rétrospectif d'Acromégalie avec une certitude bien plus complète et plus sûre encore que si l'hypertrophie hypophysaire nous avait seule laissé son empreinte osseuse.

Dans l'Acromégalie humaine, les lésions pathologiques de l'Hypophyse varient beaucoup. Tantôt, mais rarement, c'est de l'Hypertrophie simple; tantôt, et plus généralement, comme chez les Têtards géants de HAHN, c'est de l'hypertrophie unie à de l'atrophie — car cette association a été le plus souvent observée. Parfois chez l'homme, c'est le fait d'un processus épithélial ou sarcomateux [1], etc... Quant à la destruction de la partie glandulaire de l'organe, elle est à peine prononcée dans certains cas, plus avancée ou complète, dans d'autres. A chacun de ces degrés correspond la conservation presque entière, partielle ou nulle de l'élément glandulaire normal (LAUNOIS).

De ce triple fait anatomique, sont nées — pour les besoins de la cause, c'est le cas de le dire ! — trois théories hypophysaires différentes, à savoir : 1° l'*Hyperpituitarisme ;* 2° l'*Hypopituitarisme ;* 3° la *théorie mixte*, c'est-à-dire, à deux phases successives *d'hyper et d'hypofonctionnement !!*

Les deux premières théories sont évidemment contradictoires. Quant à la troisième, celle du « juste milieu » : elle semble avoir été imaginée dans un but de conciliation toujours impossible à obtenir entre deux contradictions, également fausses d'ailleurs !

1. LAUNOIS ET ROY. *Loc. cit.* (*Observ. de* BUCHARD, GANDLTLER ET ROUSSY, etc.).

L'on peut se demander, en effet, comment il se fait que, les dystrophies acromégaliques restant toujours sensiblement constantes, les lésions de l'organe qui en seraient la déterminante exclusive, soient tellement variables ?

La vérité est que *ces théories hypophysaires pèchent toutes par la base, à savoir : l'existence hypothétique absolument injustifiée d'une sécrétion interne de l'Hypophyse douée d'une vertu soit eutrophique, soit dystrophique osseuse.*

Et l'on peut juger maintenant de quelle étendue est l'erreur de ceux — c'est-à-dire, de la majorité des pathologistes actuels ! — qui prétendent à tort que l'*Acromégalie constitue un syndrôme hypophysaire, au même titre que le Myxœdème est un syndrôme thyroïdien !*

### *D.* — ECHEC COMPLET DES TENTATIVES THÉRAPEUTIQUES VARIÉES DE L'ACROMÉGALIE, AVEC L'HYPOPHYSE POUR BASE

Tant qu'elles restent dans le domaine spéculatif, des méprises de ce genre n'ont qu'un inconvévient théorique. Elles peuvent au contraire devenir calamiteuses, quand on pousse l'imprudence jusqu'à vouloir les appliquer à la thérapeutique.

#### 1° Opothérapie.

La fameuse « *hypophysotoxine* » n'a jamais guéri l'Acromégalie : son effet *opothérapique* n'a été jusqu'à présent, que *nul* [Bard, Byron, Braunval, Lancereaux, Mendel, Schiff, de Cyon, etc...] ou même *dangereux et nuisible* [Marinesco, Renon et Delille, etc].

#### 2° Radiothérapie.

Non moins décevantes ont été les tentatives faites par Béclère et Gramegna avec la *Radiothérapie*. De l'aveu même de ceux qui ont employé ce moyen thérapeutique, elles n'ont roduit que l'amendement passager des phénomènes accidenls dus uniquement à ce phénomène complexe qu'on a appelé : compression cérébrale; accidents communs à toutes les tumeurs cérébrales quels qu'en soient la nature et le siège.

### 3° Trépanation palliative.

Mon sympathique et distingué ami, le professeur Auguste Broca[1] a opéré, en effet, avec succès des trépanations palliatives dans des cas de tumeurs cérébrales inguérissables. Moimême [Bull. Soc. de Chirurgie] j'ai obtenu un bon résultat immédiat, par la suppression rapide du coma, de la trépanation largement pratiquée, dans un cas de sarcôme du cerveau.

### 4° Hypophysectomie.

*C'est évidemment en déterminant une pareille décompression due à une large brèche opératoire qu'on a pu noter, sinon des guérisons définitives, — dont il n'existe pas un seul cas véritablement bien avéré — du moins, des améliorations, à la suite des Hypophysectomies qui ont été pratiquées, surtout à l'étranger*. Encore que ces effets palliatifs n'aient été obtenus qu'avec une mortalité de 38,8 p. 100 [21 morts sur 54], d'après R. Toupet[2]. Ce dernier, prosecteur distingué des hôpitaux, a fait de l'Hypophysectomie une brillante étude de Médecine opératoire, mais s'en tiendra judicieusement sans doute aux exercices d'Amphithéâtre, d'après ce qu'il m'a semblé, à l'entendre...!

La statistique n'est, en effet, guère encourageante! Et tout chirurgien sait qu'on ne publie que les succès, ou du moins ce qu'on considère comme tels. Donc la mortalité, si grave soit-elle, est certainement au-dessous de la réalité! L'opéra-

1. Auguste Broca. *Traitement palliatif des tumeurs cérébrales.* Bull. Médical. 4 décembre 1912, p. 1089.

2. René Toupet. *Chirurgie de l'Hypophyse.* Thèse Doct. méd., Paris, 1911. Revue de Chirurgie, 10 juin 1912.

tion, d'ailleurs, n'a tenté, en France, qu'un seul chirurgien M. L... lequel, devant l'insuccès absolu de son intervention, ne paraît guère, m'a-t-on dit, disposé à recommencer l'épreuve.

Aussi bien, l'espoir d'une guérison de l'Acromégalie par l'hypophysectomie est purement et simplement chimérique, car autrement cette guérison s'obtiendrait spontanément dans les cas, assez nombreux, où l'hypophyse a été trouvée complètement atrophiée et détruite à l'autopsie d'Acromégaliques.

Au surplus, vouloir traiter l'Acromégalie par l'ablation de l'hypophyse, cela ne ressemble-t-il pas, je le demande, à la prétention singulière de celui qui ambitionnerait de guérir la Fièvre typhoïde, par l'ablation des *Glandes de Peyer*, sous prétexte que leur lésion y est constante ?

### *E.* — TABLEAU CLINIQUE SOMMAIRE DE L'ACROMÉGALIE-GIGANTISME

Non moins démonstratif est le tableau clinique suivant — très globalement résumé — de l'ordre et de la marche des symptômes dans l'Acromégalie et le Gigantisme acromégalique, chez l'homme.

L'on doit s'attendre, en effet, tout naturellement à ce que, si la cause de l'Acromégalie réside dans une altération hypophysaire, les symptômes de la lésion d'une glande aussi active aux yeux de certains : « si petite et pourtant si importante ! », comme disent les plus fervents ! les symptômes, dis-je, particuliers à cet organe, soient les premiers à se manifester. Et cela d'autant plus que s'il est un organe dont le moindre état inflammatoire, ou seulement congestif, doive troubler de suite le fonctionnement, c'est bien la pituitaire humaine, emprisonnée qu'elle est dans une loge osseuse très étroite où elle se trouve encore bridée solidement par un repli épais de la dure-mère !

Or il n'en est rien, et *le premier acteur qui entre en scène, c'est non pas l'organe pituitaire, mais la glande génitale!* Rappelons ici que les lésions de beaucoup les plus avancées, chez les Têtards géants de HAHN, étaient précisément celles de l'ovaire.] En effet, chez la femme surtout, l'affection se révèle soudain par un symptôme des plus nets, à savoir : *la suppression brusque et définitive des règles*. Chez l'homme, c'est l'abolition des érections et de l'appétit vénérien, *l'impuissance*. Tous les observateurs, à commencer par P. MARIE, sont parfaitement unanimes sur ce point. Ils sont non moins d'accord pour reconnaître que l'atrophie des organes génitaux internes et externes, de l'homme aussi bien que de la femme, ne tarde pas ensuite à devenir rapidement complète.

Le *primum movens* du tableau morbide, suivant l'expression heureuse de H. CLAUDE et A. BAUDOIN [1], ce sont, en effet, les phénomènes d'*atrophie génitale*.

Ce cas va nous servir de TYPE SYNTHÉTIQUE DE DESCRIPTION.

C'est celui d'une femme qui avait été observée de son vivant, d'abord par P. MARIE, puis par LAUNOIS [2], enfin par les auteurs, devant lesquels elle succomba et qui pratiquèrent l'autopsie. Autant de garanties d'étude parfaite, en concordance, aussi bien, avec toutes les observations publiées.

Ce n'est qu'en second lieu — parfois en même temps — que s'accuse la dystrophie des ἄκροι si bien décrite par P. MARIE.

1. H. CLAUDE ET A. BAUDOIN. *Autopsie d'un cas d'Acromégalie, avec observation* (Bull. Soc. Biologie, 8 juillet 1911).

2. LAUNOIS et ROY. *Loc. cit.*, p. 301 [fig. 79 et 80 : Portraits de la malade avant et après l'envahissement de la Dystrophie acromégalique]. L'Observation est publiée sous cette rubrique : « OBSERVATION XXIII : *Une femme acromégalique typique* ». C'est l'histoire complète — moins l'autopsie — de la *femme Héron, veuve Beaufils*, souvent citée dans le cours de ce travail, et dont le squelette est au Musée Dupuytren où tout le monde peut l'examiner. *Acromégalique simple*, au début, cette femme — restée jusqu'à la fin de taille moyenne [c'est-à-dire non-géante] — *ne tarda pas, malgré l'absence de Gigantisme, à prendre la forme aiguë de la maladie et à succomber en pleine cachexie acromégalique.*

L'existence d'une tumeur hypophysaire ne se révèle qu'ensuite. — Rappelons, en passant, la preuve, fournie plus haut, de la production de l'hypertrophie de la pituitaire, à la suite de la castration chez l'homme, ou de la grossesse chez la femme, *prouvant la subordination génitale de la tumeur hypophysaire.*

Mais ce qu'on appelle généralement les « SYMPTOMES HYPOPHYSAIRES » sont-ils spéciaux à l'hypertrophie de cet organe ? — Pas le moins du monde ! Ils sont au contraire ceux d'une tumeur cérébrale quelconque, qui occuperait le même siège que l'Hypophyse. *Ces symptômes proviennent exclusivement de la compression,* soit des organes immédiatement voisins : le chiasma des nerfs optiques surtout, soit même de celle de tout l'encéphale. Les mêmes symptômes cérébraux se montrent dans l'ordre suivant : 1° *La Céphalée ;* 2° *l'Hémianopsie bitemporale,* seul symptôme qui puisse être spécial à l'Acromégalie, d'après DE LAPERSONNE et CANTONNET [1]. Mais, hâtons-nous de le dire, ce symptôme spécial est uniquement *mécanique* et tout à fait indépendant de la nature de la glande, ainsi que le reconnaissent d'ailleurs ces mêmes ophtalmologistes. La meilleure preuve en est encore que le géant d'ACHARD et LOEPER [2] n'a jamais présenté ce symptôme, ni aucun autre d'ailleurs de tumeur cérébrale quelconque, si ce n'est quelques convulsions la veille de sa mort. [Convulsions de causes banales.] Le géant Magrath de CUNNINGHAM [3] n'a jamais éprouvé le moindre symptôme oculaire, [Hémianopsie bitemporale, etc...]

Tels sont, en réalité, les soi-disant « symptômes hypophysaires » !

Quant aux « SYMPTÔMES » URINAIRES tels que la polyurie et la

1. DE LAPERSONNE ET CANTONNET. *Manuel de Neurologie oculaire.* Encore : *Arch. d'Ophtalmologie,* 1910, p. 65.

2. LAUNOIS ET ROY. *Loc. cit.*, p. 182-183.

3. *Ibid.*

glycosurie simples, nous en avons déjà dit notre sentiment touchant la banalité de leurs causes Au surplus, le professeur Lépine [1] dont la compétence en la matière est, on le sait, toute spéciale a dit : « C'est un fait acquis que l'irritation de « diverses parties du cerveau peut occasionner l'apparition « du diabète. »

« En même temps — pour employer les termes de Claude et « Baudoin — il se produit « une véritable anarchie glandu-« laire : l'*hypophyse*, la surrénale, le corps thyroïde, *hyperfonctionnent* ». — Mais s'il est parfaitement démontré comment fonctionnent les Surrénales et la Thyroïde, ils n'ont garde de dire *comment* — et pour cause — hyperfonctionne la première ? !

Ces mêmes glandes endocrines peuvent aussi *hypofonctionner*. Et leurs troubles, dans l'un et l'autre sens, se traduisent le plus souvent par des symptômes thyroïdo-surrénaux tels que : syndrome basedownien, avec exophtalmie, tachycardie, goître pulsatile, allant parfois jusqu'au myxoedème; troubles cardiaques variés, artérioslérose, varices [2], etc...

Viennent ensuite, et sans ordre déterminé, les manifestations de la Dysostose : sinusomégalie cranio-faciale, prognatisme, épaississement des extrémités s'accentuant de plus en plus. A ces manifestations dysostosiques viennent s'ajouter les courbures cyphotiques de la colonne vertébrale, le *genu valgum*, résultant de l'ostéoporose des vertèbres ou des os des membres inférieurs.

1. R. Lépine. Revue de Médecine 1897, p. 835.

2. Les lésions artério-scléreuses, les varices notamment, de l'Acromégalie, avec les accidents divers qu'elles déterminent, tels que : œdèmes, anasarque, etc... ont été, dans l'un ou l'autre cas, favorablement amendées, à la suite de l'Hypophysectomie. Et cela, au point de faire chanter victoire à certains chirurgiens d'outre-Rhin !...

Or ces améliorations — outre le bénéfice de la trépanation palliative — me paraissent devoir être imputées au seul repos prolongé au lit, que nécessite la guérison de la plaie opératoire elle-même !...

Ces dernières déformations sont dues exclusivement à la station bipède. Elles sont produites par l'écrasement, du fait du poids du corps, des trabécules ostéoporeuses. Ce qui le prouve, c'est l'absence de ces mêmes déformations chez les *Ratites* bipèdes dont les os des membres sont plutôt *ostéoscléreux*. C'est pour cela qu'on ne les observe que chez l'homme, alors que nous les trouverons complètement absentes chez tous les animaux acromégaliques tétrapodes, dont la base de sustentation est beaucoup plus large.

Petit à petit, la situation s'aggrave, — rapidement chez le *géant acromégalique humain*, car c'est de lui surtout qu'il s'agit ici. *Chez l'Acromégalique simple*, les symptômes s'espacent souvent sur une vie plus ou moins longue, allant parfois jusqu'à sa limite extrême.

Dans d'autres circonstances, — l'exemple de la femme Héron en est la preuve — la maladie prend la forme aiguë, comme on le voit dans l'Acromégalie-gigantisme ; mais le plus généralement l'Acromégalie simple reste plutôt bénigne, chez les Nains Acromégaliques, par exemple.

Et nous verrons ce caractère relativement bénin de l'Acromégalie de l'homme, s'accentuer considérablement chez les animaux, comme d'ailleurs — encore que dans une proportion bien moins grande, — celui du Gigantisme acromégalique lui-même. Toujours en vertu de la *loi d'Atténuation* ci-dessus énoncée.

Dans le Gigantisme acromégalique de l'Homme — chez lequel, je le répète, il est une véritable rareté, très différent en cela des animaux où il s'étend au contraire considérablement — dans le Gigantisme acromégalique humain, disons-nous, la *cachexie complète* ne tarde pas à s'établir. Alors apparaît le diabète vrai, le diabète cachectique (indubitablement étranger à une action hypophysaire), celui qui, associé à la phtisie galopante, enlève rapidement dans le marasme et, le plus souvent, en pleine jeunesse, le malheureux géant devenu, à la fin, une véritable ruine humaine !

A L'AUTOPSIE (je continue, en l'abrégeant, la citation de la même observation-type [1]) on trouve, outre les dysostoses que nous avons décrites précédemment : « une tumeur du corps « pituitaire grosse comme une mandarine. Le foie, la rate et « les reins hypertrophiés. L'utérus tout petit, portait 2 ovaires « atrophiés. — Pareille atrophie complète des organes géni- « taux mâles se voit ailleurs. — Les capsules surrénales sont vo- « lumineuses. Enfin et surtout, le corps thyroïde est énormé- « ment hypertrophié, avec 4 parathyroïdes considérablement « augmentées de volume. »

En résumé : tous les organes splanchniques sont plus ou moins intéressés ; les uns, hypertrophiés, les autres, atrophiés, — *l'hypophyse y comprise, peut-on dire !*

— C'est exactement le résultat fourni par les autopsies faites par AMANDUS HAHN des Têtards-Géants.

### Résumé général et conclusions.

Tel est le tableau — très raccourci — de la Giganto-acromégalie aiguë telle qu'elle s'observe le plus souvent chez l'homme.

L'on peut voir que, par les lésions générales de la plupart des organes splanchniques, il est en concordance parfaite avec l'observation ci-dessus relatée de A. HAHN sur les Têtards-Géants de la Grenouille.

*L'origine et la nature toxi-infectieuses générales sont donc démontrées à la fois par la Pathologie humaine et par la Pathologie comparée.* Et il est prouvé, tant par les faits de l'une et

1. *Bulletin médical*, 29 juillet 1911, p. 663. — *Relation de l'autopsie de la femme Héron, veuve Beaufils.*

l'autre Pathologies, que par les longs commentaires dont nous les avons fait suivre, *que les lésions de l'Hypophyse sont* L'EFFET *et non* LA CAUSE *de l'Acromégalie-Gigantisme*[1].

*En Paléopathologie et en Pathologie comparées, nous ne rencontrons plus cette forme aiguë, mais bien la forme chronique.* Et cette dernière peut s'observer parfois même chez l'homme, bien qu'à titre très exceptionnel.

En effet, d'après BRISSAUD et H. MÈGE[2] : « Il existe, disent ces « auteurs, des Géants (acromégaliques) qui ne sont nullement des malades et qui vivent jusqu'à un âge avancé. Il en « est de même des Acromégaliques (simples). »

Or ce qui, en Pathologie humaine, n'est qu'une *exception rarissime*, devient, au contraire, la *règle* en Pathologie comparée et en Paléopathologie. Et si le Pronostic des Géants acromégaliques humains peut se formuler ainsi : « *Stérilité et extinction « immédiates* », la formule pronostique des Géants acromégaliques animaux actuels et fossiles, est celle-ci : « *Diminution « de la natalité et de la variabilité plus ou moins immédiates ; stérilité retardée, mais fatale des individus et des groupes.* » — En un mot : c'est la formule même de la Dégénérescence !

1. Pendant la correction des épreuves, a paru un ouvrage important d'un de nos collègues de la Société d'Anthropologie, M. STÉPHEN CHAUVET, intitulé : « *L'Infantilisme hypophysaire, etc... précédé d'une classification des syndromes hypophysaires* [*ou prétendus tels*]. » [Paris 1814, Maloine].
Malgré un talent réel d'exposition et une érudition très complète, l'auteur n'a pu malheureusement faire l'impossible, à savoir : donner aux théories hypophysaires la base scientifique qui leur manque totalement, au dire de LAUNOIS et ROY eux-mêmes, ainsi que nous l'avons relevé plus haut. Ce travail ne doit en conséquence, absolument rien changer à la rigueur de nos conclusions définitives.

2. *Loc. cit.*

# CINQUIÈME PARTIE

## PALÉO-ANATOMIE PATHOLOGIQUE DE L'HOMME DE LA CHAPELLE [NÉANDERTHALIEN] — ANATOMIE PATHOLOGIQUE COMPARÉE DU GORILLE ET DES PROBOSCIDIENS ACTUELS ET FOSSILES

---

## CHAPITRE XI

### PALÉO-ANATOMIE PATHOLOGIQUE DE L'HOMME DE LA CHAPELLE TYPE SPÉCIFIQUE DES NÉANDERTHALIENS — ANATOMIE PATHOLOGIQUE COMPARÉE DU GORILLE TYPE SPÉCIFIQUE DES ANTHROPOÏDES

Il m'a semblé utile de réunir à la fois, dans un même chapitre, la description des signes de l'Acromégalie simple de l'homme fossile de La Chapelle-aux-Saints, type du groupe entièrement spécifique des Néanderthaliens, d'une part; et de ceux de l'Acromégalie-Gigantisme du Gorille mâle et âgé, type non encore complètement spécifié des Anthropoïdes, d'autre part. Ces deux groupes marquent, il est vrai, un degré différent de Contre-évolution, mais présentent néanmoins les plus grandes analogies entre eux.

J'avais d'autant plus à cœur de placer ce chapitre en tête même de l'étude de l'Acromégalie-Gigantisme-Nanisme des *Proboscidiens*, que son contenu va nous montrer d'une manière saisissante les rapports étroits unisssant l'Acromégalie humaine, tant actuelle que fossile, à l'Acromégalie animale. Et cette étude préliminaire va non seulement nous servir de transition toute naturelle de la première à la seconde, mais encore, jeter une lumière tellement vive sur l'Acromégalie des autres animaux actuels et fossiles, que ses résultats achèveront de nous en faciliter singulièrement l'examen et la démonstration.

Nous avons déjà insisté sur ce point que, dans les Races humaines, les *caractères extérieurs de la Dysostose acromégalique n'étaient généralement que l'exagération de certains caractères morphologiques normaux eux-mêmes* [οἱ ἄκροι]. Or, chez l'*Anthropoïde* en général et particulièrement chez le *Gorille*, ces derniers sont tellement voisins de ceux de l'Homme acromégalique actuel et surtout, de l'homme fossile de La Chapelle, que la convergence pathologique doit s'y accuser au maximum.

C'est en effet, ce qui arrive pour l'homme acromégalique actuel, d'une part, et pour l'homme de La Chapelle et le Gorille, de l'autre. Et cette convergence s'accentue à ce point entre eux trois qu'elle en devient jusqu'à une identité complète[1].

## § 1. — L'Homme de La Chapelle-aux-Saints est un acromégal-

1. Il importe, de toute nécessité, que nous répétions ici, à propos de l'Homme, tant actuel que fossile, que des Anthropoïdes, une remarque déjà faite antérieurement et qui est relative au terme même d'« Acromégalie ».

Ce terme, en effet, *n'exprime que certains caractères morphologiques extérieurs de leurs extrémités* [οἱ ἄκροι] tels que : torus sus-orbitaire, mains et pieds, et nullement *l'essence même de la maladie*. — « Acromégalie » est un mot qu'il faut savoir oublier complètement, sous peine de ne rien comprendre à l'Anatomie pathologique de l'Homme lui-même. A plus forte raison, si l'on passe à l'étude de celle des Animaux où il perd absolument tout sens ! C'est ainsi que tous les Tétrapodes : les Proboscidiens, les Dinosauriens, etc..., bien qu'atteints de Dysostose acromégalique, ne présentent nullement des extrémités hypermégaliques, comme l'Homme actuel ou fossile et les Anthropoïdes. Et si j'ai cru devoir conserver, pour tous les animaux sans exception, le terme, complètement faux en lui-même : c'est uniquement, ainsi que je l'ai dit, pour rendre hommage au professeur Pierre Marie qui a, le premier incontestablement, signalé la maladie chez l'Homme actuel.

LIQUE SIMPLE ET LE TYPE SPÉCIFIQUE DU GROUPE ENTIÈREMENT DÉGÉNÉRÉ DES NÉANDERTHALIENS.

M. BOULE[1] a définitivement fait ressortir les points suivants, à savoir :

1° Que l'Homme de La Chapelle-aux-Saints, du Moustérien moyen, présente un ensemble de caractères identiques à ceux de certains hommes fossiles trouvés à des niveaux stratigraphiques variables du Pléistocène, à savoir : *La Denise*, *Neanderthal*, *Gibraltar*, *Spy*, *La Naulette*, *Gourdan*, *Malarnaud*, *Sainte-Brelade*, *Krapina*, *La Ferrassie*, *Puy-moyen*, *La Quina*, etc...

2° Que ces caractères les distinguent de ceux de toutes les autres races d'hommes fossiles, soit plus récentes, telles que : *Aurignac*, *Solutré*, *La Madeleine*, *Eguisheim*, etc., soit même contemporaines, voire plus anciennes, telles que *Cro-Magnon* et *Grimaldi* et d'autres plus ou moins analogues à ces dernières.

3° Qu'enfin la race de Neanderthal a définitivement disparu, sans laisser de descendants.

Or M. BOULE ne nous a pas donné la raison de cette disparition complète. Et c'est cette lacune quelque peu importante — on le reconnaîtra aisément, — que je vais essayer de combler, en prouvant que l'extinction du groupe des Néanderthaliens a, comme toujours, pour cause la Dégénérescence.

Je baserai ma démonstration principalement sur les *caractères spécifiques, soi-disant normaux*, bien décrits par le professeur BOULE lui-même, en indiquant qu'ils ne sont, pour la plupart, autre chose que des *caractères spécifiques pathologiques de l'Acromégalie* : cause éloignée évidente, à mon avis, de l'extinction définitive du groupe entier des Néanderthaliens.

1. MARCELLIN BOULE, *loc. cit.*

## LES NÉANDERTHALIENS, SEUL GROUPE HUMAIN NETTEMENT DÉGÉNÉRÉ D'APRÈS LE MODE ANIMAL.

L'Acromégalie en général, qu'elle soit simple, gigantique ou nanique, est proprement un mode de dégénérescence de « l'*animal*, » bien plutôt que de « l'*être pensant* ». Nous savons, en effet, que chez ce dernier, elle n'existe qu'à titre individuel et très exceptionnel. Tandis que nous avons appris déjà et allons le voir de plus en plus, que chez l'animal, l'Acromégalie est au contraire extrêmement répandue sous toutes ses formes. Et cela au point d'englober des espèces entières, des genres, des familles et jusqu'à des ordres et des classes mêmes.

Nous avons vu que, d'un autre côté [chap. v, p. 121 et suivantes], les races humaines actuelles, si dégradées intellectuellement soient-elles, dégénèrent et s'éteignent à la manière des races civilisées. Et c'est par des facteurs dégénératifs vraisemblablement de même nature qu'ont disparu les races humaines fossiles relativement récentes — les races *brachycéphales* dites « préhistoriques », telles que celles de *Cro-Magnon* et autres semblables, chez lesquelles aucune trace d'Acromégalie n'a pu être observée jusqu'à ce jour. Seule la race *dolichocéphale* — généralement, mais non toujours, — plus ancienne, dite de *Neanderthal* et dont l'homme *de La Chapelle* semble réaliser le type, seule cette race, dis-je, dégénère à la manière de l'animal, c'est-à-dire, avec tous les signes de l'Acromégalie. *Et cette race de Neanderthal n'est pas acromégalique individuellement et à titre exceptionnel, comme peut l'être l'homme actuel; mais bien en tant que groupe entier*, c'est-à-dire, de la façon dont sont atteints et disparaissent ou ont disparu la plupart des groupes animaux actuels et fossiles.

Tous les individus, en effet, que nous connaissons du groupe des Néanderthaliens présentent, incontestablement et sans exception, quoique à des degrés variables, présentent, dis-je, les stigmates de l'Acromégalie identiques à ceux que nous allons décrire chez l'homme de La Chapelle, c'est-à-dire, exactement tels qu'on les observe chez l'homme acromégalique actuel — avec cette différence capitale toutefois qu'il existe, chez le Néanderthalien, une certaine unité des caractères pathologiques que l'on ne trouve pas chez l'Acromégalique humain actuel où les types varient à l'infini, comme nous l'avons fait remarquer. Et c'est par là que les Néanderthaliens diffèrent de tous les autres groupes d'hommes fossiles connus[1].

Il semble en conséquence que les hommes dits de « *Cro-Magnon* » qui ont suivi et même précédé ceux de la Race de Neanderthal méritent les premiers la qualification spécifique de « *homo sapiens* » que lui ont donné les Anthropologistes. Et cela, non seulement au point de vue de la morphologie normale, mais encore, à celui de l'Anatomie pathologique.

Ces hommes de Cro-Magnon valaient sans doute, au point de vue intellectuel et moral, ce que vaut l'homme des races inférieures actuelles, lequel, si abruti qu'il puisse être, vit cependant et dégénère *en homme*. Tandis que l'homme de La Chapelle est physiquement et moralement, non même *une*

1. Il n'y a de réserve à faire, peut-être, à cet égard, qu'en ce qui concerne les deux hommes fossiles les plus anciens (*Chelléens*) dont nous possédons quelques débris isolés seulement : je veux parler de ceux de *Piltdown* et de *Mauer* ; nous avons relevé déjà les caractères nettement acromégaliques de la mâchoire de Mauer. Quant à celle de Piltdown, son attribution a été contestée par Ray Lankester ; nous n'en parlerons donc pas.

En ce qui touche les autres os du crâne, fort incomplets, de *Piltdown*, et dont j'ai pu voir les moulages dans le cabinet du Dr Anthony, leur caractère le plus frappant est une épaisseur telle qu'elle ne saurait être comparée à celle des os craniens d'aucun homme connu, actuel ou fossile, normal ou acromégalique. Toutefois l'absence des parties relatives aux sinus craniens, ne permet de tirer aucune conclusion certaine relativement à l'Acromégalie. Et cela d'autant plus que M. A. Smith Woodward, se basant sur les caractères qu'il a pu observer de la région sus-orbitaire gauche dans sa partie externe seule conservée, signale l'absence probable du torus supra orbitalis caractéristique des Neanderthaliens et de l'homme actuel acromégalique. — C'est ce qui légitime nos réserves.

*brute, dans le sens humain,* mais, si j'ose dire, *dans le sens animal,* bien qu'il soit rangé au nombre des hommes par les Anthropologues-Paléontologistes. Ces derniers, en effet, le placent entre l'*Anthropopithecus* et les *Anthropoïdes*, d'une part, et l'Homme actuel d'autre part ; mais en le rapprochant toutefois davantage de celui-ci que de ceux-là.

Dans une note présentée à l'Institut, complétée par un travail plus détaillé, le Dr ANTHONY[1], conclut ainsi : « l'Encé-
« phale de l'homme de La Quina, comme celui de La Chapelle,
« se rapproche davantage de l'encéphale des Anthropoïdes
« qu'aucun cerveau humain actuel. »

Le professeur BOULE[2] a déterminé, avec le même ANTHONY, la capacité cranienne de l'homme de La Chapelle ; SCHAFFHAUSEN, HUXLEY et SCHWALBE, celle des hommes de *Neanderthal* et de *Spy ;* de même que KEITH et SERA l'ont fait pour l'homme de *Gibraltar*[3]. Tous sont arrivés sensiblement à la même conclusion que BOULE et ANTHONY.

Voici, au demeurant, celle de M. BOULE lui-même[4] : « Au
« total, l'encéphale de l'homme de La Chapelle est déjà un
« encéphale humain par l'abondance de sa matière cérébrale.
« Mais cette matière manque encore de l'organisation supé-
« rieure qui caractérise les hommes actuels. »

Enfin, si l'on envisage les choses à notre point de vue principal, il sera permis de dire de l'Homme de la Chapelle, comme du groupe entier des Néanderthaliens :

De par l'Anthropologie, *c'est encore un homme.*

De par la Dégénérescence, *c'est déjà un animal.*

1. Dr R. ANTHONY. C. R. A. S., 1er juillet 1912. — Bulletin et Mém. Soc. d'Anthropologie, p. 117, 1913.

2. M. BOULE ET R. ANTHONY. L'Anthropologie, mars-avril 1911.

3. Voir MAC-CURDY. Revue d'Anthropologie, 1912, p. 108.

4. Annales de Paléontologie, 1911 et 1912, pp. 205-206 et suivantes.

## § 2. — Paléo-anatomie pathologique complète de l'Homme de La Chapelle-aux-Saints.

Il faut distinguer ici :

A. La paléo-anatomie pathologique individuelle.

B. La paléo-anatomie pathologique spécifique, de l'homme de La Chapelle.

La première est exclusivement personnelle à ce dernier. C'est la « *Maladie dégénérative* » qui ne nous donne que la *cause prochaine* de la mort de l'individu.

La seconde au contraire est la « *Maladie dégénératrice* »[1], laquelle nous fournira la *cause éloignée* de sa disparition, en même temps que de celle de tout le groupe des Néanderthaliens auquel il appartient.

### A. — Paléo-anatomie pathologique « individuelle » de l'homme de La Chapelle-aux-Saints

Nous nous bornerons aux quelques remarques suivantes, en ce qui concerne l'affection même à laquelle a succombé *immédiatement* l'homme de La Chapelle.

Les lésions dont il s'agit et qui n'ont pas échappé à M. Boule, ont été qualifiées d' « *Arthritis* » par certains anatomo-pathologistes auxquels ce savant paléontologue, mais qui est lui-même étranger à la médecine, les a montrées. Nous examinerons en conséquence la valeur et discuterons le sens plus précis qu'il convient de donner à ce diagnostic.

Qu'il nous suffise de dire tout d'abord que, d'une manière générale, les altérations sont identiques à celles qui ont été décrites chez les hommes fossiles, tant anciens que récents, contemporains ou même postérieurs à l'*Ursus spelaeus ;* mais

1. Voir le sens exact de ces termes, Chap. IV, pp. 103-104.

tous contemporains des Périodes glaciaires. Il m'a été donné de faire l'étude anatomo-pathologique de ce même Ursidé fossile dans divers Musées d'Italie et particulièrement encore à Londres et à Munich où les pièces m'ont été démontrées par les professeurs Keith et Schlosser.

Enfin, plus récemment encore, mon distingué confrère le Dr Marcel Baudouin m'a fort aimablement permis d'examiner avec lui, dans son cabinet, différentes pièces relatives à l'*homme néolithique des Deux-Sèvres* où il venait de les découvrir, après celles qu'il a trouvées à Vendrest (Seine-et-Marne) et précédemment décrites par ce même auteur[1]. Or, M. Marcel Baudouin et moi, avons été frappés tous deux également de l'analogie parfaite des altérations qu'offrent ces pièces anatomo-pathologiques avec celles de l'homme de la Chapelle.

Je signalerai notamment l'identité absolue de la lésion d'une côte de La Chapelle avec celle que présente la rotule d'un individu des Deux-Sèvres sur laquelle s'observe le dépôt d'une *production osseuse périostique de nature toute spéciale. Cette dernière se présente sous l'aspect d'une matière plastique ossifiée, à surface régulièrement aplatie et munie de stries fines, longitudinales, sensiblement parallèles et égales.*

Sur la rotule, *cette même substance osseuse striée recouvre uniformément toute la face antérieure extra-articulaire du périoste, la surface articulaire elle-même restant saine.*

Sur la côte de La Chapelle, elle circonscrit non moins régu-

1. Marcel Baudouin, *La spondylite déformante chez l'homme de l'époque Néolithique et chez les animaux préhistoriques.* (Archives provinciales de chirurgie, n° 5, 1912, p. 274). Cette même spondylite déformante a été signalée déjà par A. Ruffec et Arnoldo Rietti chez les anciens *Egyptiens* et *Nubiens;* par Sutton, Meckel et Cuvier chez la *Gerboise du Cap* et chez l'*Hyène*, et par d'autres, chez le *Chat* (chat dit *fil de fer* du Musée d'Alfort), ainsi que chez des *Equidés* âgés. Enfin par Cartailhac, Le Baron, Mayer de Bonn, A. et G. de Mortillet, chez *Ursus spelaeus,* Lortet et Gaillard, chez des Momies de *Singes* d'Egypte. Finalement A. Poncet a fourni l'appellation vraie de la même affection, à savoir, celle de : « Rhumatisme tuberculeux ankylosant », chez un autre *Singe cynocéphale* d'Egypte.

lièrement le périoste du corps de la côte comme d'une *bague osseuse saillante*.

Or l'identité d'aspect et de consistance — à La Chapelle et aux Deux-Sèvres — de ces productions osseuses du périoste est tout à fait frappante et nul doute ne peut exister à cet égard.

Divers fragments de cette même substance ostéo-plastique du périoste persistent sur les corps et les lames des vertèbres cervicales des Deux-Sèvres. Plusieurs vertèbres même sont par elle soudées deux à deux.

Au Musée Royal des Chirurgiens de Londres, on peut voir toujours la *même production périostique recouvrant en arrière, sous forme d'une longue bande osseuse ininterrompue, une étendue considérable de toutes les lames et des apophyses épineuses de la colonne vertébrale d'un homme néolithique*.

Les vertèbres cervicales et lombaires de La Chapelle offrent en outre, de même que celles des Deux-Sèvres, des traces évidente d'*ostéo-arthrite déformante*, avec production d'*ostéophytes revêtant parfois le caractère d'*OSTÉOMES VRAIS *et situés soit à distance des corps vertébraux et des lames, soit sur ces derniers eux-mêmes*.

On trouve de plus, à La Chapelle, des lésions évidentes d'*Arthrite sèche* [dont la nature tuberculeuse n'est plus mise en doute] : 1° à la tête humérale droite, laquelle a subi comme une usure par frottement d'une partie de la surface articulaire allant jusqu'à la polissure [BOULE].

2° Pareilles lésions d'arthrite sèche avec usure partielle des surfaces articulaires, s'observent à la cavité cotyloïde gauche. De plus, le sourcil cotyloïdien est muni de végétations osseuses assez saillantes et irrégulières [BOULE].

Enfin, ce qui reste de l'articulation sacro-iliaque droite recèle des traces d'*ostéo-arthrite*. De même les mâchoires, surtout l'inférieure, dénotent des lésions de *polyarthrite alvéolo-dentaire* [BOULE].

**Précision du Diagnostic.**

Comment doit-on interpréter toutes ces diverses lésions? — C'est évidemment de l' « *Arthritis* », ainsi qu'on l'a dit à M. Boule ; mais c'est une Arthritis de nature toute particulière.

En effet, depuis les travaux d'Antonin Poncet [1] de Lyon et de ses élèves, on a reconnu chez l'homme actuel une série de manifestations arthritiques d'apparence rhumatismale sans doute, mais d'origine franchement tuberculeuse, quoique l'on n'y décèle pas toujours la présence du bacille. C'est ce que mon regretté ancien collègue de la Société de Chirurgie, le professeur A. Poncet a appelé le « *Rhumatisme tuberculeux* » ou encore « *la Tuberculose inflammatoire* ».

Les idées de Poncet ont été généralement admises par tous ceux qui possèdent une pratique un peu étendue de la tuberculose. Pour moi, je m'y suis rallié complètement, dès le début, tant j'y trouvai l'explication satisfaisante des nombreux faits que j'avais observés dans ma longue pratique de la Médecine. On sait, aussi bien, que dans ces derniers temps, le cadre de la tuberculose a été singulièrement élargi et qu'on y rattache aujourd'hui une infinité de lésions tant osseuses, que viscérales, tendineuses, etc. auxquelles le bacille de la tuberculose paraissait jadis totalement étranger.

Telles sont encore les « *Tuberculoses atypiques* » de Landouzy, L. Bernard, Gougerot, etc...

Ce qui caractérise le Rhumatisme tuberculeux, c'est le polymorphisme de ses lésions osseuses notamment. « Ce sont, « disent Poncet et Mailland [2], des ostéophytes du périoste dont

1. A. Poncet et R. Leriche. *Le Rhumatisme tuberculeux et la Tuberculose inflammatoire*, 2 vol.

2. Antonin Poncet et Maurice Mailland. *Rhumatisme tuberculeux (Pseudo-rhumatisme d'origine bacillaire)*, in : L'œuvre chirurgicale de Critzmann, nº 34, Paris. Masson, 1903.

« le caractère est de se montrer souvent à distance des lésions « ostéo-articulaires et de se traduire parfois par des OSTÉOMES « VRAIS, tout à fait indépendants des exostoses de crois- « sance. »

C'est exactement ce que l'on constate chez tous les hommes fossiles, en général, comme nous venons de le voir, et ce que nous avons vérifié notamment chez l'homme de La Chapelle.

D'autre part, une phalange d'*Ursus spelaeus* de Munich, reproduite dans l'ouvrage d'ABEL [1] et que m'a montrée le professeur SCHLOSSER, offre des lésions identiques, *avec production à distance de celles de l'articulation, d'un ostéome nettement caractérisé.*

Aux dernières époques glaciaires surtout, où les hommes et les animaux vivaient dans des conditions hygiéniques déplorables, soit dans des cavernes, soit sous des abris insuffisamment protecteurs; au froid, à l'humidité; parfois sans air et sans lumière; avec une nourriture souvent insuffisante, etc., il eût été surprenant, dis-je, que dans de telles conditions, la tuberculose ne sévît pas rigoureusement!

Il paraît être certain même que nous assistons ici, soit à la production d'une forme nouvelle, soit même peut-être, à celle d'une association microbienne, plus complexe encore que ne l'est celle de l'hybride Arthritis-tuberculose. *L'ostéo-périostite caractérisée par la production de cette substance plastique striée et spéciale que nous venons de décrire tout à l'heure, semble, en effet, être particulière aux hommes et aux animaux de l'époque glaciaire.* Du moins n'a-t-elle pas été signalée, que je sache, dans le Rhumatisme tuberculeux de l'homme et des animaux actuels.

Ce fait me paraît digne de fixer l'attention des Anatomo-pathologistes et de provoquer de leur part des recherches plus

1. O. ABEL. *Loc. cit.*, fig. 38, p. 91.

attentives. C'est là bien évidemment une maladie spéciale à l'époque glaciaire du Plio-Pleistocène.

Ces périodes glaciaires ont eu leurs *Faunes et leurs Flores spéciales*, pourquoi n'auraient-elles pas aussi leur *Pathologie spéciale?* — Cela semble infiniment probable : les conditions de la vie, en effet, ayant varié dans le même sens à la fois pour tous les êtres vivants, animaux et végétaux.

En ce qui concerne particulièrement l'homme de La Chapelle, nous croyons pouvoir conclure avec d'autant plus de raison à l'existence chez lui de la Tuberculose, qu'elle est prouvée indubitablement par l'anatomie pathologique.

Nous allons démontrer de plus que ce même homme fossile était un dégénéré comme l'étaient la totalité des Néanderthaliens sur lesquels nous relèverons les signes de l'Acromégalie.

Or, nous l'avons dit plus haut, la tuberculose est la maladie dégénérative par excellence ; c'est-à-dire que la dégénérescence constitue son « *terrain d'élection* ».

Or c'est ce *terrain* qu'il nous faut étudier à présent.

### 1re Conclusion.

*L'homme de La Chapelle est atteint de Rhumatisme tuberculeux, d'une forme spéciale commune aux différentes Races humaines et Espèces animales des Périodes glaciaires.*

### B. — PALÉO-ANATOMIE PATHOLOGIQUE « SPÉCIFIQUE » DE L'HOMME DE LA CHAPELLE, TYPE DES NÉANDERTHALIENS. — CARACTÈRES DE LA DYSOSTOSE ACROMÉGALIQUE QUE PRÉSENTE SON SQUELETTE [1].

Rappelons d'abord que les signes de la Dysostose acromégalique sont les suivants :

1. Nous renvoyons au travail magistral de M. le professeur BOULE pour la description de la Morphologie normale : mais en faisant remarquer de suite

1° Signe pathognomonique invariable : Sinusomégalie du Frontal.

2° Signes pathognomoniques variables : Sinusomégalies d'autres os de la face ou du crâne et signe Mandibulaire de KEITH.

3° Signes généraux secondaires de diverses dysostoses du squelette.

Or chez l'homme de La Chapelle, en plus des signes secondaires, nous trouvons réunies à la fois et la Sinusomégalie du Frontal et celle des deux Maxillaires supérieurs. Quant au *signe Mandibulaire de* KEITH, l'état défectueux de la mâchoire ne permet pas de se prononcer sur sa réalité ou non.

### 1° SINUSOMÉGALIE FRONTALE

Cette sinusomégalie, signe pathognomonique invariable de la Dysostose acromégalique, est ici invisible en raison de l'absence d'une coupe cranienne quelconque. Mais M. BOULE a bien voulu me montrer sur le crâne même de La Chapelle comment il a procédé pour constater l'existence de l'énorme développement du sinus frontal : c'est à l'aide d'une sonde molle introduite par une brèche osseuse de la table externe. L'on peut ainsi se rendre compte exactement de la dilatation surtout transversale du même sinus frontal, alors que ce dernier s'étend relativement très peu en hauteur.

Ce fait était d'ailleurs facile à prévoir, à cause du sillon horizontal profond, en forme de gouttière, que présente le Frontal immédiatement au-dessus du Torus et par analogie

que l'auteur décrit comme étant normaux beaucoup de caractères qui, à nos yeux, sont au contraire purement acromégaliques. Chaque fois que cela sera possible, nous emploierons le texte même de M. BOULE dont nous tirerons les déductions pathologiques qu'il nous paraît comporter, c'est-à-dire qu'elles seront le plus généralement tout autres que les siennes. Ce mode de procéder simplifiera la discussion, en même temps qu'il en assurera la parfaite sincérité.

complète avec ce qui se voit chez le *Gorille*. Or chez ce dernier, la paroi cranienne se réduit, à ce même niveau du sillon, à l'accolement des deux tables osseuses, sans interposition de diploé, pour ainsi dire.

Il existe, en effet, chez notre homme, un *Torus supra orbitalis* dont la manière d'être se rattache à celle de la sinusomégalie frontale elle-même. Nous allons d'ailleurs nettement établir cette corrélation sur le *Gorille* où la disposition du sinus est absolument la même à cet égard. Voici, au demeurant, en quels termes s'exprime le professeur Boule, à propos de ce même Torus de l'homme de La Chapelle :

« *Les arcades sourcilières sont énormes, aussi saillantes que* « *sur le crâne de Néanderthal; elles forment un bourrelet continu, sans dépression glabellaire, et ce bourrelet est surmonté* « *d'une large gouttière s'étendant d'une apophyse orbitaire à* « *l'autre.* »

J'ajouterai qu'il n'existe pas de trous sus-orbitaires normaux. A gauche, il y a seulement une ébauche de trou normal. Par contre, toute la surface du Torus est, de part et d'autre, émaillée de petits trous multiples.

L'Identité de la convergence anatomo-pathologique se poursuit exactement entre l'homme fossile et le gorille, puisque chez tous les deux le Torus est constitué anatomiquement de la même façon. Des deux côtés, en effet, nous trouvons même continuité de ce Torus, d'une part, et, d'autre part, mêmes anomalies des trous vasculaires. Il n'y a de différence que dans la saillie du Torus généralement plus prononcée chez le *Gorille*.

Mais cela s'explique très bien par ce fait déjà signalé, à propos de l'Homme acromégalique actuel, à savoir : que les déformations extérieures de l'Acromégalie ne sont jamais que l'exagération des caractères morphologiques normaux du groupe auquel appartient l'individu que l'on considère. Or la saillie des arcades sourcilières est normalement bien plus prononcée chez les Singes en général et chez les Anthropoïdes en particulier, qu'elle ne l'est chez l'Homme actuel en général.

D'autre part, nous trouvons — toutes proportions gardées comme volume — ce même Torus supra-orbitaire de l'homme fossile, chez le Géant humain acromégalique actuel. C'est exactement la même structure anatomique osseuse, le même effacement des trous sus-orbitaires, leur même remplacement par de petits trous osseux multiples. Avec cette seule différence cependant que le *Torus est généralement interrompu à la glabelle, chez l'homme acromégalique actuel, alors qu'il est continu chez l'homme de La Chapelle ; chez ceux de La Denise, de Neanderthal, etc., bref, de tous les Néanderthaliens, d'une part ; et, d'autre part, chez le Gorille.* Nous tombons de la sorte sur une convergence pathologique de l'Homme actuel acromégalique, non tant avec le Gorille et le Néanderthalien, qu'avec le *Chimpanzé et le Gibbon* dont le Torus présente exactement la même disposition que chez l'homme acromégalique actuel, *quant à l'interruption glabellaire.*

Bien plus, dans certains cas — tel celui du *Géant acromégalique actuel du Museum — le Torus devient continu, c'est-à-dire, sans qu'il y ait interruption glabellaire* (Verneau). Il en est de même du Torus du *crâne acromégalique actuel de Clamart* (Félix Regnault)[1]. En un mot, *chez ces deux Géants acromégaliques actuels, la forme du Torus se rapproche davantage du Néanderthalien et du Gorille que du Chimpanzé et du Gibbon.*

Ce dernier fait achève le parallélisme parfait entre le Gorille, le Chimpanzé, le Gibbon, l'homme de la Chapelle, d'une part, et le Géant acromégalique humain actuel, d'autre part. Et n'est-on pas en droit de dire qu'il constitue à lui seul — on l'avouera

1. Ce dernier crâne a disparu du Musée de Clamart où M. le Dr Toupet, prosecteur, et moi l'avons cherché en vain.

sans peine — une première preuve des plus sérieuses de la nature acromégalique de ce détail de Morphologie, soi-disant normale ?

Aussi bien, cette saillie des arcades sourcilières faisant ressembler l'homme acromégalique actuel au Gorille est tellement frappante, que certains auteurs tels que : BARNARD DAVIS d'abord, puis HUXLEY, FREUND, CUNNINGHAM, et plus récemment, HARRY CAMPBELL[1], ont émis l'idée que l'Acromégalie de l'homme actuel était une sorte « d'*Évolution régressive vers le* « *type Anthropoïde* » ! Alors que c'est tout simplement d'une convergence pathologique qu'il peut être vraiment question[2] ! Car, tout en reconnaissant que les analogies morphologiques normales sont incontestables, il n'en est pas moins avéré que les caractères pathologiques se surajoutent ici, en les exagérant aux caractères normaux eux-mêmes, comme d'habitude du reste, dans l'Acromégalie : il ne faut pas craindre de le répéter.

Enfin ce Torus supra orbitalis exagéré, révélateur de la Sinusomégalie frontale, a été constaté par les auteurs chez tous-les autres Néanderthaliens dont une portion suffisante du frontal a été conservée, tels que ceux de *La Denise*, d'abord (1844), de *Neanderthal*, ensuite (1853), puis de *Gibraltar*, de *Spy*, de *Krapina*, de la *Ferrassie*, du *Moustier*, de *la Quina*, etc...

Viennent ensuite plusieurs points où j'ai le regret de me séparer de M. BOULE :

« *Il arrive à beaucoup d'Anthropologistes*, dit ce dernier, « *quand ils traitent des crânes du type de Néanderthal, de parler indifféremment du développement des arcades orbitaires et*

1. HARRY CAMPBELL. *North West London Clin. Society*, 12 décembre 1894.

2. Ce serait donc plutôt le contraire qui est la vérité. Car le Gorille, à ne considérer les choses qu'au même point de vue, ne constitue qu'une réversion Contre-Évolutive vers le type humain pathologique de l'Acromégalie !

« *du développement des sinus frontaux, comme si les deux phé-* « *nomènes étaient liés l'un à l'autre.* OR NOUS SAVONS AUJOURD'HUI « QU'ILS SONT AU CONTRAIRE INDÉPENDANTS. »

— « OR », c'est par là précisément où notre avis diffère, et de la manière la plus complète ! J'en donnerai plus en détail les raisons quand nous traiterons la question à propos du *Gorille*.

« *Chez le Chimpanzé et le Gorille surtout, continue l'auteur,* « *l'énorme visière est compacte, les sinus sont petits et confinés* « *à la région glabellaire.* »

— M. BOULE n'a évidemment en vue que les Anthropoïdes *jeunes* : les descriptions et photographies des coupes de Torus des vieux Gorilles que nous relatons, le démontreront péremptoirement. [Voir la figure 4, tabl. icon. n° I; plus loin encore, fig. 13 et 14.] Je continue la citation :

« TURNER *a montré que chez les Australiens, où se rencontrent* « *les plus fortes arcades orbitaires, les sinus frontaux sont sou-* « *vent rudimentaires ou absents et le torus se projette bien en* « *avant des sinus aériens.* »

— J'ai étudié attentivement les crânes des Australiens de la section d'Anthropologie du Museum et de l'école d'Anthropologie, au point de vue de l'Acromégalie. Malheureusement il n'existe presque pas de coupes de ces crânes australiens ! De telle sorte que je n'ai pu vérifier cette assertion de TURNER laquelle, si elle était confirmée, serait plutôt une présomption d'Acromégalie. Nous savons, en effet, que la *Sinusomicrosie* — en tant, du moins, que pur effet de l'*ostéosclérose !* — est non moins un signe pathognomonique de l'Acromégalie que ne l'est la *Sinusomégalie* elle-même. Au surplus, les Australiens, M. BOULE le reconnaît lui-même, avec TURNER, CUNNINGHAM et KLAATSCH « ont des crânes à caractères fort hétérogènes ». Beaucoup, il est vrai, sont plus ou moins épaissis, éburnés et lourds, particulièrement celui d'Adélaïde (N° 1527 du Museum). Les saillies sourcilières sont généralement plus ou moins accusées ; mais ne constituent nulle part un Torus comparable à celui des Néanderthaliens et des hommes acromégaliques actuels dont ces mêmes saillies sourcilières — autant du moins qu'on en peut juger par les seuls caractères extérieurs — ne paraissent pas présenter la même structure à la fois ostéoporeuse et ostéoscléreuse, ni les mêmes anomalies des trous osseux vasculo-nerveux : *la structure acromégalique*, en un mot. Ces mêmes saillies sont prononcées au maximum sur les crânes des Tonga ; un peu moins sur ceux de Tasmanie et de l'île de Pâques, moins encore ou pas, à Taïti, Touamotou, Marquises, Nouvelle-Zélande, Nouvelle-Calédonie ; *enfin cette saillie des sourcils est absente sur les crânes de toutes les femmes.*

De plus, sur aucun crâne de l'un et de l'autre Musées, *il n'y a d'effacement des Fosses canines : toutes au contraire sont parfaitement creuses.* — Ce qui permet d'affirmer l'absence de sinusomégalie des maxillaires supérieurs[1].

*Au point de vue de l'Anatomie normale*, ces types d'Australiens ont été considérés par HUXLEY, QUATREFAGES ET HAMY, SOLLAS, comme des intermédiaires entre l'homme actuel et le Néanderthalien ; mais ils se distinguent essentiellement, à

1. Dans toute la collection du Museum on ne relève que deux crânes en coupes !... et sans mâchoires, pouvant être interprétés dans le sens de l'Acromégalie. Le premier représente la coupe sagittale de celui d'un nègre créole de Cuba (DE LACAZE-DUTHIERS). Il offre un épaississement ostéoscléreux très prononcé de la calotte. Rétrécissement partiel du sinus frontal, avec végétations verruqueuses ou mûriformes de la paroi interne. Les sinus sphénoïdaux, par contre, sont très dilatés.

Pareilles végétations verruqueuses ou mûriformes s'observent également sur la table interne de la calotte cranienne du géant acromégalique *Baptiste Brendel* (cabinet MANOUVRIER. Ecole d'Anthropologie). — Il s'agit donc probablement d'un cas individuel d'Acromégalie.

Le second donne la coupe horizontale d'un crâne de nègre ainsi étiqueté : *Hypertrophie osseuse* (*Collect.* DUMONTIER, n° 39).

La calotte est aussi fort épaissie. Malheureusement la coupe passe *au-dessus* de la région occupée normalement par le sinus frontal. De sorte qu'il est impossible de se prononcer.

mon avis, de ce dernier par l'ABSENCE COMPLÈTE D'UN SIGNE SPÉCIFIQUE D'ACROMÉGALIE — c'est-à-dire appartenant à tous les individus d'un même groupe. — Dès lors, la saillie sourcilière devient, chez ces Australiens, d'ailleurs assez divers, devient, dis-je, un simple caractère morphologique normal, les rapprochant purement et simplement des singes. *Il y a lieu toutefois de faire des réserves quant à la possibilité de « l'Acromégalie individuelle », chez quelques-uns d'entre eux*, en raison de l'examen insuffisant qu'il m'a été donné d'en pratiquer, toujours faute de coupes[1] !...

*Quoi qu'il en soit, une chose semble, dès à présent, acquise, c'est qu'il n'existe aucune race humaine actuelle dont tous les individus, sans exception, soient frappés d'Acromégalie. Et tel est le fossé profond qui les sépare de la race de Neanderthal spécifiquement acromégalique, ainsi que nous allons le démontrer.*

Pour en revenir à l'assertion de TURNER dont il vient d'être question tout à l'heure, relativement à l'absence de sinus frontaux chez certains Australiens, citons encore M. BOULE :

« *Il en serait de même, continue-t-il, d'après* SCHWALBE, *pour* « *Néanderthal dont les sinus frontaux sont rejetés en arrière et* « *limités en avant par une paroi osseuse très épaisse. La Chapelle* « *paraît être assez différent à cet égard, etc* .. »

— SCHWALBE ne dit pas du tout qu'il n'y a point de sinus; mais seulement que ce dernier est limité par un Torus épaissi : ce qui est la vérité pour Neanderthal aussi bien que pour La Chapelle. Le degré d'épaisseur est seul variable, comme il l'est d'ailleurs chez l'Acromégalique actuel. Il ne faut pas oublier, en effet, qu'outre l'*ostéoporose* du sinus frontal — dont la sinusomégalie n'est que l'expression la plus complète — il existe le plus généralement une *ostéosclérose* extrêmement accusée de la paroi antérieure du même sinus. Et

1. Quand donc comprendra-t-on qu'un *Musée de crânes, sans coupes*, n'est pas fait pour y pratiquer des recherches vraiment scientifiques ?...

cela aussi bien chez l'homme acromégalique actuel que chez le Néanderthalien et le Gorille, et, plus encore, chez ces deux derniers que chez le premier. Cette ostéosclérose va même, chez l'homme acromégalique actuel, jusqu'à obturer plus ou moins complètement parfois, la lumière du sinus [*Sinusomicrosie*] et [*Asinusie*] ainsi qu'on le voit chez le *Géant du Musée Broca* et chez tous les *Cétacés* [fig. 1, tabl. n° I].

Et M. BOULE termine ainsi ce qui a trait au Torus : « *Dès « lors quelle est la signification physiologique des énormes « arcades orbitaires des Anthropoïdes, du Néanderthalien et des « Australiens?* JE NE CONNAIS PAS DE RÉPONSE SATISFAISANTE A CETTE « QUESTION, *etc.* »

— Ni moi non plus! — *Au point de vue physiologique normal, s'entend!* Nous nous expliquerons plus loin à cet égard, nous contentant, pour l'instant, de prendre acte de cet aveu de l'auteur.

### 2° SINUSOMÉGALIE DOUBLE DES MAXILLAIRES SUPÉRIEURS

Grâce à la destruction de la paroi externe des fosses nasales *gauches*, on pénètre facilement avec l'index dans toute la cavité de l'Antre d'Highmore du même côté et dont l'exploration digitale révèle l'énorme dilatation. De plus la *paroi antérieure de ce même Antre est fort amincie, presque papyracée (papyrostose) par points et nettement translucide*; ainsi qu'il m'a été donné de le démontrer *de visu* à M. BOULE.

A *droite*, une substance plastique, introduite artificiellement pour relier entre elles les diverses pièces du crâne, empêche de constater l'état d'épaisseur de la portion de paroi correspondante. On peut remarquer cependant que ce qui n'a pas été caché, de la même paroi, par la matière plastique, *n'est nullement translucide et semble même avoir conservé, plus ou moins, son épaisseur normale.*

*Il existe donc une irrégularité d'épaisseur des parois tout à fait évidente : à gauche, où elle est fort amincie, presque papyracée et à droite, où, au contraire, elle est épaisse et opaque.* Et cela malgré que les sinus maxillaires soient atteints des deux côtés de Sinusomégalie. Ce qui est prouvé, à droite, par le comblement de la Fosse canine et, de plus, à gauche, par *la transformation de la Fosse en une élevure au fond de laquelle se voit le trou sous-orbitaire.* — Disposition dans les détails précis de laquelle nous n'allons pas tarder à pénétrer dans un instant. — Enfin, par l'exploration digitale directe de la cavité de l'Antre du même côté.

J'ai pu, je le répète, faire constater moi-même ces faits à M. Boule à l'examen minutieux duquel ils avaient toutefois échappé tout d'abord. L'éminent paléontologiste avait noté, en effet, l'asymétrie faciale, mais sans remarquer qu'elle fût due, pour une grande part, à la Sinusomégalie double et inégale, avec dystrophie papyracée, indubitablement acromégalique — pour un médecin du moins — de la paroi antérieure du sinus maxillaire gauche.

Il est donc parfaitement établi :

1° Que les deux sinus maxillaires supérieurs sont dilatés anormalement au point d'effacer complètement les deux cavités des Fosses canines.

2° Que cette dilatation anormale est franchement plus accusée à gauche qu'à droite : ce qui a déterminé en partie l'asymétrie faciale ;

3° Que la paroi antérieure du sinus gauche est considérablement diminuée d'épaisseur [papyrostose].

— Qui donc oserait prétendre que de tels caractères soient *normaux ? — Ils sont, au contraire, incontestablement pathologiques.*

Or, parmi ces causes pathologiques, il n'en est que *quatre* qui soient capables de déterminer pareille dilatation des deux sinus maxillaires à la fois, à savoir :

1° UN ABCÈS OSSEUX ;

2° UNE TUMEUR ;

3° UNE ANOMALIE SIMPLE ;

4° UNE DYSOSTOSE ACROMÉGALIQUE.

1° et 2° D'*abcès osseux ou de tumeur*, il n'y a pas l'ombre de traces.

Dans le premier cas, en effet, la surface osseuse intérieure de l'Antre serait rugueuse — et elle est parfaitement lisse.

Dans le second cas, cette même surface serait plus ou moins bosselée — or elle est uniformément dilatée dans tous les sens.

Il eût fallu d'ailleurs que, dans l'une et l'autre occurrence, les lésions fussent bilatérales — ce qui ajoute encore à l'invraisemblance. Et cette invraisemblance même devient une impossibilité, si l'on considère que *la Sinusomégalie maxillaire bilatérale est un fait absolument constant chez tous les Néanderthaliens dont il constitue l'un des caractères spécifiques, d'après le dire de* M. BOULE *lui-même.*

Enfin 3°, l'idée d'une *Anomalie simple* est formellement contredite *par l'inégalité d'épaisseur des parois des deux sinus, avec dysostose papyracée* [*papyrostose*] d'un seul côté.

4° Ne reste que la *dysostose acromégalique* qui seule rende parfaitement compte de cette dilatation, à la fois inégalement anormale et simultanée des deux sinus maxillaires.

*C'est donc bien évidemment à une Sinusomégalie de nature acromégalique des deux maxillaires supérieurs que nous avons affaire.* Il n'y a pas, je crois, de contestation possible sur ce point !

Toutefois et dans le but de dissiper définitivement tous les doutes qui auraient pu exister dans l'esprit de l'un ou de l'autre de mes collègues et rendre la démonstration plus éclatante encore, je me décidai à présenter, en séance publique du 5 mars 1914, à la Société d'Anthropologie, deux crânes d'Acromégaliques actuels bien connus. Ils appartiennent tous deux au Musée Dupuytren. Nous n'examinerons, pour simplifier, que les sinus des maxillaires supérieurs.

**1° Crâne de la femme Héron.** — Le premier est celui de la *femme Héron, veuve Beaufils.* Il a été étudié par PIERRE MARIE qui en a fait le modèle de son « *type mince* ». [*Macroplastie de* MANOUVRIER] puis par AUGUSTE BROCA, FÉLIX REGNAULT et d'autres.

Il présente une remarquable *sinusomégalie double des deux maxillaires supérieurs.* Je fais constater à mes collègues que les deux Antres d'Highmore sont extrêmement boursouflés et que les parois en sont *fortement papyracées dans tous les sens.* Non seulement les deux Fosses canines sont absentes, mais *la Fosse gauche est remplacée par une élevure au fond de laquelle se remarque un trou sous-orbitaire unique.* [Type A, figure 12.]

**2° Crâne de la femme Gallet.** — Le second crâne, celui de la *femme Gallet*, est non moins connu que le premier et a été étudié par les mêmes que ci-dessus. PIERRE MARIE en a fait le modèle de son « *type large et épais* » [*Euryplastie de* MANOUVRIER].

Relativement aux Sinus des Maxillaires supérieurs, voici ce qu'on observe :

Sinusomégalie du Maxillaire droit. *Le trou sous-orbitaire est situé au fond d'une petite saillie ou mamelon qui remplace la Fosse canine.* [Type A, figure 12].

Pas de Sinusomégalie appréciable à gauche.

### Comparaison de ces deux crânes avec celui de La Chapelle.

Si l'on vient à placer ces deux crânes d'acromégaliques humains actuels, à côté du crâne de La Chapelle, on remarque ce qui suit :

**TABLEAU DES CARACTÈ**
**DES SINUS MAXILLAIRES SUPÉRIEURS**
**AVEC CEUX DE L'HOMME DE LA CHAPEL**

| | | SINUSOMÉGALIE |
|---|---|---|
| Cranes du Musée Dupuytren d'Acromégaliques humains actuels | Femme Gallet [type *Euryplastique*]. | Unilatérale (droite) *Asymétrie faciale maxi* |
| | Femme Héron [type *Macroplastique*]. | Bilatérale [*en museau*] *Asymétrie faciale légère* |
| Crane de l'homme de La Chapelle-aux-Saints | | Bilatérale [*en museau*] *Asymétrie faciale légère* |
| Cranes de divers Gorilles vieux et d'Anthropoïdes. Chez les Anthropoïdes les lésions acromégaliques sont fonctions des espèces ou variétés. — *Toujours maxima chez le Gorille* [*Géant du groupe*] *ainsi que chez les Mâles, suivant la loi ci-dessus établie.* | | Variable [chez le Gorille] tantôt Bilatérale [*en museau maximum, le plus souvent*] tantôt Unilatérale (rare) tantôt Absente (assez fréquemment surtout chez jeune). *Asymétrie varia* selon les cas. |
| | | Typ… Les deux Types |

## …OMO-PATHOLOGIQUES COMPARÉS
## …ACROMÉGALIQUES HUMAINS ACTUELS
## …ILLE ET DES ANTHROPOÏDES

| PAROIS | FOSSES CANINES et types d'émergence du trou sous-orbitaire | |
|---|---|---|
| …apyracées à droite. Épaisses à gauche. | Fosse canine *comblée* à droite [Type A]. *Sensiblement normale* à gauche. | |
| …racées et transparentes … maximum des deux …ées. | *Les deux* Fosses canines *comblées* { à gauche : [Type A] à droite : [Type B] } | Identité absolue dans les 2 cas. |
| …apyracées translucides à gauche. Épaisses à droite. | *Les deux* Fosses canines *comblées* { à gauche : [Type A] à droite : [Type B] } | |
| …ulières et Variables suivant les espèces d'Anthropoïdes, les âges et les sexes. | Fosses canines tantôt existantes, tantôt comblées [chez le Gorille et l'Orang : Types d'émergence variables]; tantôt type A, comme dans l'Observation I, tantôt type B, comme dans l'Observation II]. [Voir les observations de Gorilles.] | Identité dans quelques cas. |

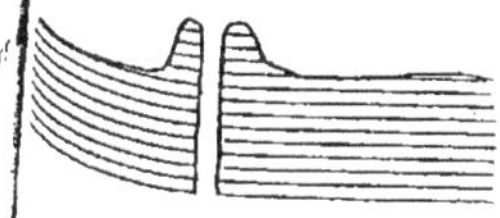

Type B

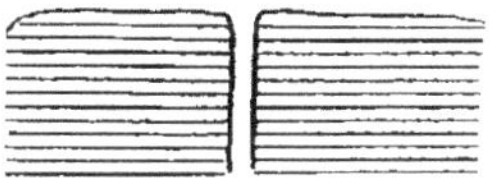

Fig. 12.

…ergence du paquet vasculo-nerveux, au niveau du Trou sous-orbitaire.

1° Identité complète, en ce qui concerne la Sinusomégalie unilatérale seulement de la *femme Gallet.*

2° Identité complète et absolue — degré de la papyrostose mis à part — en ce qui concerne la Sinusomégalie bilatérale de la *femme Héron.*

Il existe *deux types* différents dans le mode d'émergence du paquet vasculo-nerveux — émergence qui a lieu au point même du trou sous-orbitaire [à la surface bombée de la paroi antéro-externe du Sinus : au niveau de ce qui, à l'état normal, est la *Fosse canine*]. Nous appellerons ces deux types : A et B.

Type A : *l'émergence se fait au sommet d'un petit mamelon.* [La coupe rappelle celle d'un petit volcan.]

Type B : *au niveau même de la paroi.*

Le croquis de la [figure 12] ci-contre représente les deux types.

Ce tableau fait ressortir comparativement d'une manière très nette, et jusque dans les plus infimes détails, l'identité absolue des caractères anatomo-pathologiques chez l'Acromégalique humain actuel, l'homme de La Chapelle, le Gorille Vieux et les Anthropoïdes.

La lecture de ce tableau est vraiment saisissante et très suggestive. Elle démontre — sans réplique possible — l'identité des lésions anatomo-pathologiques de l'homme acromégalique actuel et de celles de certains Anthropoïdes (le Vieux Gorille principalement).

*L'absence des Fosses canines du crâne* de La Chapelle n'a pas échappé à M. Boule : « De là, dit-il, une *disposition en museau* « que je n'ai pu retrouver sur aucun crâne d'homme actuel. « Les races les plus inférieures : *Australiens, Boschimans,* « *Esquimaux*, etc... ont toutes des Maxilliaires supérieurs à « surfaces externes très concaves. »

— Outre que cette constance des Fosses canines des races inférieures actuelles est très exacte, c'est un argument de plus en faveur de la thèse que nous défendons relativement à la non-acromégalie spécifique des *Australiens*. Et je ne puis que savoir gré à M. Boule d'avoir constaté leur différence — à mes yeux capitale à ce point de vue — avec l'*homme de La Chapelle,* en dehors de toute idée préconçue de sa part : ce qui ajoute encore à la valeur de l'observation.

L'auteur qui dit n'avoir pu constater cette forme « *en museau* », chez l'*homme « actuel* », eut dû ajouter : chez « l'homme actuel *sain* ». Lorsque, en effet, ce même homme actuel devient acromégalique, il offre parfois [voir la femme Héron du tableau et différents cas semblables de Launois et Roy] exactement et pour des raisons identiques, cette même disposition « *en museau* » de l'homme de La Chapelle.

M. Boule rappelle encore à ce propos que Huxley et Sollas avaient constaté ce même comblement des Fosses canines sur le crâne de *Gibraltar*, ainsi que Hamy, sur celui de *Gourdan*. Lui-même retrouve ce caractère sur le crâne de *Ferrassie I* et pense qu'il a existé sur celui de *Moustiers*. D'autres l'ont décrit sur les crânes de *Krapina* et de *Spy*, etc...

Ce qui revient à dire que tous ces auteurs constatent l'existence simultanée des Sinusomégalies maxilliaires doubles, avec disparition des Fosses canines et celle de la Sinusomégalie Frontale, avec Torus supra-orbitalis.

*Il est donc bien établi, de l'aveu unanime des Anthropologues, que, chez tous les Néanderthaliens connus, les Sinusomégalies frontales et maxillaires supérieures bilatérales existent à la fois ; si bien qu'elles sont passées chez eux à l'état de caractères spécifiques.*

Or je ferai remarquer, encore un coup, que cette coexistence des mêmes Sinusomégalies est observée si souvent dans l'Acromégalie de l'Homme actuel — ainsi que nous venons de le préciser minutieusement — qu'elle donne parfois à ce dernier, comme au Néanderthalien, comme au Vieux Gorille mâle, l'aspect dit : « *en museau* ». Exemple : la *femme Héron*. [Voir notre tableau].

C'est même ce qui a dû motiver l'opinion précitée de Freund et d'autres encore, attribuant faussement l'Acromégalie de l'homme actuel à un « *retour au type Anthropoïde.* »

Cette opinion est, je le répète, complètement erronée, car la Sinusomégalie maxillaire supérieure bilatérale n'est point passée — comme nous venons de le voir chez la *femme Gallet* — à l'état de caractère spécifique chez l'homme acromégalique actuel, ainsi qu'elle l'est certainement devenue chez les Néanderthaliens. [Nous en avons donné les raisons à la 4e partie.]

## Conclusions.

J'estime donc avoir démontré, dès à présent, d'une manière *irréfragable*, en séance publique et pièces en mains — car il ne saurait être question ici de simples analogies, mais bien d'une identité complète, absolue — j'ai, dis-je, démontré :

1° Que l'Homme de la Chapelle-aux-Saints, de même que tous les Néanderthaliens, est atteint de Sinusomégalie Frontale ;

2° Que les mêmes sont atteints de Sinusomégalie bilatérale des maxillaires supérieurs ;

3° Que ces Sinusomégalies étant toutes des signes pathognomoniques de la Dysostose acromégalique, il en résulte que le groupe entier des Néanderthaliens appartient à l'Acromégalie.

Il ne peut, je crois, subsister le moindre doute à cet égard. Et nous serions en droit de nous en tenir à ces preuves, si d'autres encore ne venaient les corroborer en les complétant, si possible, par leur parallélisme.

3e DYSOSTOSES DE LA MACHOIRE. — PARALLÈLE ENTRE LES MACHOIRES DE LA CHAPELLE, DE SPY ET DE MAUER, D'UNE PART, ET DE CELLE DE L'ACROMÉGALIQUE HUMAIN ACTUEL, DE L'AUTRE. — « SIGNE MANDIBULAIRE DE KEITH » AVÉRÉ CHEZ SPY I, RUDIMENTAIRE CHEZ MAUER ET KRAPINA.

M. BOULE dit des cavités glénoïdes, qu'elles sont : « *vastes,* « *que leurs dimensions sont en rapport avec celles des volumineux* « *condyles de la mâchoire inférieure.* »

Quant à la mâchoire elle-même, il la trouve : « *remar-* « *quable par sa robusticité, la forte épaisseur du corps de l'os,* « *l'élargissement de l'apophyse montante, la grande largeur et* « *la forme aplatie du condyle, la faible profondeur de l'échan-* « *crure sigmoïde... les apophyses géni, bien développées,* etc. »

Ce sont là autant de caractères fréquents de la mâchoire acromégalique de l'homme actuel et que l'on trouve bien plus accentués encore sur la mâchoire de Mauer dont l'Ecole d'Anthropologie possède un moule remarquable.

**Caractères acromégaliques de la mâchoire de Mauer.** — Voici les caractéristiques principales de cette dernière mâchoire qui appartient peut-être à un individu d'une autre race que celle des Néanderthaliens; mais dont la nature acromégalique me semble incontestable, [malgré l'absence du reste du crâne]. Cette mâchoire est remarquable par sa massivité extraordinaire excédant de beaucoup celle d'aucun Néanderthalien. Elle atteint et dépasse même celle de certains Anthropoïdes et rappelle un peu jusqu'à celle des *Proboscidiens;* si bien qu'on peut dire de la mâchoire de Mauer qu'elle est « Mastodontiforme ». La branche montante, en effet, est très large relativement à la hauteur, comme chez *Mastodon* et les Proboscidiens, en général, ainsi que nous ne tarderons pas à le constater. L'échancrure sigmoïde, très atténuée — plus encore que chez La

Chapelle et le *Gorille* et autant que chez le *Gibbon*. L'angle goniaque de 107° est plus petit que la moyenne assignée à celui de la mâchoire de l'homme actuel normal et se rapproche de celle des Anthropoïdes. Chez l'homme acromégalique actuel, l'angle goniaque est fort variable. Chez le même encore, chez La Chapelle et chez Mauer, la surface articulaire des condyles est carrée au lieu d'être allongée comme chez l'homme actuel normal. Les apophyses *géni* sont très rugueuses, larges et saillantes.

— Autant de caractères de l'Acromégalie de l'homme actuel. Enfin, comme sur la mâchoire de La Chapelle, j'ai pu relever sur ce moule très précis, je le répète, de celle de Mauer, les anomalies des trous mentonniers. A droite, il est vrai, le trou est unique et normal ; mais à gauche, il existe une série verticale de trois trous de grosseurs inégales, et, latéralement à ceux-ci, quatre autres trous plus petits. Semblables anomalies s'observent sur la mâchoire de La Chapelle, sauf que l'anomalie est à gauche, chez La Chapelle, et à droite, chez Mauer. Chez La Chapelle, en effet, le trou mentonnier gauche est unique et gros, mais normal ; le droit est dédoublé et ces deux trous sont séparés l'un de l'autre par un pont osseux transversal, saillant, de la table externe. C'est une particularité déjà signalée par Auguste Broca chez l'Acromégalique humain actuel. [Voir page 235].

Sur la mâchoire de La Chapelle, les dents sont à peu près absentes et les alvéoles elles-mêmes, en grande partie détruites ou déformées. Chez Mauer, au contraire, toutes les dents sont presque intactes et l'on peut voir un notable relèvement en avant et en haut de la ligne alvéolaire. C'est un rudiment du signe mandibulaire de Keith. Une disposition semblable se remarque sur le moule de la portion antérieure de la mâchoire de Krapina déposé à la section d'Anthropologie du Museum. Rien de pareil ne peut exister sur la mâchoire de La Chapelle.

eu égard à la destruction de presque toutes les alvéoles.

Cette dernière mâchoire présente de plus des caractères incontestables de régression sénile fort analogues à ceux de la mâchoire de la femme acromégalique, Héron, du Musée Dupuytren et représentée dans la thèse citée de De Souza-Leite.

**Mâchoire de Spy I.** — Il n'en est heureusement pas de même pour la mâchoire de Spy I en ce qui concerne la denture. Cette dernière mâchoire est incomplète, il est vrai, en bien des parties importantes [Absence totale des condyles et, partielle, des apophyses coronoïdes ; contours imprécis du trou et des saillies osseuses, sur les moules du Muséum et de l'Ecole d'Anthropologie] ; mais toutes les dents sont en place.

Ici le signe mandibulaire de Keith se révèle au contraire avec une évidence parfaite, ainsi qu'on en peut juger d'après les photographies ci-dessus. [Fig. 7 et 7 *bis*, Tabl. icon. N° II].

Il manque, il est vrai, au tableau des anomalies acromégaliques des trois mâchoires de Spy, de La Chapelle et de Mauer, le prognathisme du menton qu'on observe souvent dans l'Acromégalie de l'homme actuel. Ici au contraire, la saillie en avant du menton est non seulement absente, mais le menton est au contraire fuyant.

Or j'ai déjà fait remarquer, à propos des observations de Keith sur la mâchoire acromégalique de l'Anglo-Saxon actuel, que les caractères acromégaliques de cette dernière me paraissent être fonctions de la Race et n'étaient, souvent, que l'exagération des caractères de celle même à laquelle appartiennent les individus. Or le caractère spécifique normal du Néanderthalien est celui de l'Anthropoïde au menton naturellement fuyant. L'on peut remarquer, aussi bien, sur les figures 7 et 7 *bis* que le menton de Spy est presque droit, surtout si on le compare à celui de La Chapelle. Le menton de Mauer est non moins fuyant que ce dernier.

Ici encore, il ne faut pas se laisser suggestionner par le dispositif acromégalique tel que le décrivent les auteurs chez l'Acromégalique français, de la mâchoire humaine actuelle consistant, le plus souvent, il est vrai, mais non toujours, en un prognathisme accentué de la région mentonnière (Menton dit : « de Polichinelle » ou « en galoche »). Encore un coup. ce prognathisme, pour être fréquent, est fort variable dans son degré. S'il est des cas où il saute aux yeux (Géant du Muséum) (fig. 8), il en est d'autres, où il est à peine marqué (femme Héron du Musée Dupuytren), d'autres mêmes où il est discutable.

Lorsqu'on place les deux mâchoires de Mauer et de Spy sur un plan horizontal, les deux mentons « portent à faux » — ce qui tient, comme on l'a vu, au relèvement des branches horizontales et s'observe aussi chez le Géant du Muséum (Voir fig. 8 *bis*).

Nous savons, au demeurant, que le « signe mandibulaire de Keith », pour être variable, n'en est pas moins pathognomonique de l'Acromégalie. Or son existence est tout-à-fait incontestable sur la mâchoire de Spy I. Elle se retrouve même, quoiqu'un peu moins marquée, sur celles de Mauer et de Krapina.

**Conclusions.** — En résumé, les mâchoires de La Chapelle, de Mauer et de Spy présentent toutes trois, à des degrés différents, les principaux caractères habituels de la mâchoire acromégalique actuelle. Celle de Spy I possède de plus le « signe de Keith » nettement accusé ; sur celles de Mauer et de Krapina, il est aussi existant, bien qu'à un plus faible degré ; quant à son absence sur celle de La Chapelle, elle peut être due à la détérioration subie.

### 4° AUTRES DYSOSTOSES DU CRANE ET STIGMATES DÉGÉNÉRATIFS CONCOMITANTS [CRÊTES OSSEUSES CRANIENNES]

M. BOULE fait encore observer : « *que le crâne est remarquable* « *par l'épaisseur des os* ». Cet épaississement porte surtout sur la calotte.

— Nouvelle analogie avec l'acromégalique actuel. C'est même à cette circonstance heureuse qu'on doit la conservation relativement fréquente de la calotte et du Torus sus-orbitaire du Néanderthalien. La base du crâne est, comme d'habitude, en grande partie détruite, notamment le Sphénoïde : c'est pourquoi nous manquons absolument de renseignements sur l'état de la Fosse pituitaire. Lacune regrettable sans doute ; mais qui est largement comblée par la présence des sinusomégalie cranio-faciales ci-dessus décrites, et plus nettement pathognomoniques de l'Acromégalie que ne l'est la dilatation de cette même Fosse pituitaire, ainsi que nous l'avons démontré plus haut.

« *Le trou occipital est très allongé dans le sens antéro-posté-* « *rieur.* » — Il est plutôt arrondi, chez l'homme normal et, fort irrégulier dans sa forme, chez l'acromégalique actuel.

« *Les deux condyles de l'occipital sont aplatis d'avant en* « *arrière, ou du moins à peine convexes.* » — A l'état normal, ils sont très convexes ; tandis que chez l'acromégalique, ils s'aplatissent comme chez La Chapelle.

**Crêtes osseuses craniennes.** — « *Il n'y a pas de protubérance* « *occipitale externe*, ajoute l'auteur ; *mais une sorte de bour-* « *relet transversal qu'il appelle : Torus occipitalis transversus* ». — M. MANOUVRIER y voit plutôt une « *crête occipitale* » rudimentaire, analogue à celle qu'il a décrite chez *Anthropopithecus*. Et j'incline à croire que c'est avec raison[1].

Semblable crête a été décrite ainsi par Verneau[2], chez le Géant du Museum : « La suture sagittale, dit-il, est synostosée « dans toute son étendue et, à sa place, se voit une crête qui « va du bregma au lambda ».

Le géant Botis[3] présente exactement et à la même place que le géant du Museum, pareille crête saillante. Mais au lieu de n'être que rudimentaire, cette crête est au contraire très nettement accusée, comme on peut le voir sur notre figure 11 *bis*.

C'est donc un Stigmate de Dégénérescence concomitant fort analogue, au siège près, à celui de l'homme de La Chapelle et, partant, un point d'analogie de plus de ce dernier avec le

1. D'après Le Double (*Traité des Variations des os du crâne de l'homme*, *loc. cit*, p. 10), cette *crête* qu'il appelle aussi *torus occipitalis transversus*, serait une anomalie fréquente « dans certaines races préhistoriques » (il ne spécifie point) et dans les races inférieures actuelles : Papous, Néo-Zélandais, etc. Merckel a noté sa présence sur un Cafre et un nègre du Congo. D'après Ecker, il se trouve presque sans exception sur les crânes de la Floride. Très commun sur les crânes trouvés par Sachs, près du Caire, dans un cimetière mahométan du XIIIe siècle. Enfin, avec Hartmann, Le Double y voit un *représentant de la crête occipitale transverse des Gorilles*. — Ce qui rapproche son opinion de celle de Manouvrier.

La fréquence relativement grande de l'anomalie chez l'homme de toutes les époques, me semble prouver :

a) Qu'elle n'est, en général, qu'un stigmate dégénératif de faible importance ;

b) *Qu'elle n'est pas non plus une lésion acromégalique : l'acromégalie étant au contraire fort rare, nous le savons, chez l'homme actuel quelqu'inférieur que soit son développement cérébral ;*

c) Que, par conséquent, dans l'Acromégalie elle ne joue que le rôle de *stigmate concomitant de Dégénérescence.*

Or — nous ne craignons pas de le répéter encore — les « Stignates concomitants » n'ont par eux-mêmes aucun caractère acromégalique : ils sont simplement surajoutés aux Dysostoses. Ils peuvent donc être ou ne pas être, sans que les conditions foncières de la Dystrophie acromégalique en soient altérées le moins du monde. Ces Stigmates ne font que souligner encore davantage la nature dégénérative de l'Acromégalie. Ils ne valent donc qu'au seul titre de *caractères corroborants*

Nous souhaitons que cela soit entendu définitivement !...

2. Voir Launois et Roy. *Loc. cit.*, p. 441.

3. Launois et Roy, fig. 25 [reproduite par notre fig. 11 *bis*]. — Dans la légende de cette dernière, il s'est glissé un double *lapsus*. Il faut lire : « *à* « *la place de la suture sagittale*, au lieu de : *le long de la suture saggittale*. »

Géant acromégalique actuel ainsi qu'avec les Anthropoïdes.

Quant à l'absence de Protubérance occipitale externe, elle est bien loin d'infirmer le diagnostic d'Acromégalie : le même Géant acromégalique du Museum n'ayant pas non plus de Protubérance occipitale. C'est même une anomalie de plus à l'actif de ce géant. Et M. Verneau ne manque pas à le faire remarquer.

**Palais**. — L'auteur trouve que le palais « *de La Chapelle,* « *comme celui de Spy, de Krapina, de la Ferrassie, est remar-* « *quable par sa grande superficie, surtout en largeur : ce qui lui* « *donne la forme en Upsilon, comme chez les Anthropoïdes,* « ajoute-t-il. »

Or cette même forme « en Upsilon », — ou « en fer à cheval », terme encore usité par les médecins, — est précisément celle du Géant acromégalique humain actuel (Launois, Keith). Quant aux Anthropoïdes et notamment au Gorille, nous allons démontrer qu'ils sont tous plus ou moins acromégaliques.

« *Chez les hommes inférieurs actuels, dit encore* Boule : *Aus-* « *traliens, Mélanésiens, Esquimaux, etc..., qui ont un grand* « *palais, celui-ci est relativement plus développé dans le sens de* « *la longueur que de la largeur.* »

Or nous avons vu que leur acromégalie spécifique ne nous paraissait pas démontrée. Et ce fait le prouve une fois de plus.

Les figures comparatives [Voir 4e Partie, Fig. 9, 9 *bis*, 9 *ter*, Tabl. icon. N° III], que nous rapportons d'après Keith[1] et Boule, montrent clairement cette différence d'une part, entre le palais à surface elliptique du Tasmanien, c'est-à-dire, normal, et d'autre part, le palais de forme en upsilon ou en fer à cheval, des hommes de La Chapelle, de Spy, de Krapina, de la Ferrassie et de Gibraltar, forme caractéristique de l'acro-

1. A. Keith. *Problems relating to the Teeth of the Earlier Forms of Prehistoric Man, loc. cit.*

mégalique humain actuel : la femme Héron, par exemple.

Nous renvoyons à ce que nous avons dit plus haut relativement au palais de l'Acromégalique humain actuel et à celui du Néanderthalien.

### 5° Dysostoses du squelette des membres en général

Les dysostoses du squelette en général, telles que : élargissement des trous osseux, rugosités des insertions musculaires, sont des caractères secondaires de l'Acromégalie et dont la valeur n'est pas comparable à ceux que nous avons précédemment passés en revue. M. Boule en donne des descriptions détaillées et nous y renvoyons le lecteur d'une manière générale.

Notons seulement ceci : « *les côtes sont toutes remarquables* « *par leur robusticité et leur volume qui dépasse de beaucoup les* « *côtes de l'homme actuel... plus épaisses aussi.* »

Outre les rugosités osseuses du crâne, nous nous bornerons à signaler quelques autres caractères du squelette des membres décrits par l'auteur et qui paraissent se rapporter à l'Acromégalie.

Aux membres supérieurs : humérus, radius et cubitus, à épiphyses très volumineuses. Toutes les insertions musculaires, sont fortement marquées et rugueuses. Le V deltoïdien, vigoureusement dessiné par des empreintes saillantes. Coulisse bicipitale, limitée par des crêtes rugueuses.

— M. Boule en croit pouvoir déduire que l'homme de La Chapelle devait être « fort vigoureux ». Or nous avons déjà vu, par l'exemple de la femme Héron, dénuée de toute force musculaire, que ces rugosités ne constituent nullement une preuve de vigueur, mais bien un signe d'Acromégalie!

« *Métacarpiens, à la fois longs et trapus, avec de très fortes* « *têtes articulaires... Il en est de même des phalanges.* »

Aux membres inférieurs : Diaphyses massives et *extrémités épiphysaires très volumineuses*. Tête du fémur : très volumineuse. Péroné très gros : développement énorme de la malléole externe. Tarse : insertions ligamentaires et gouttières tendineuses vigoureusement accusées : « *Métatarsiens et Phalanges :* « *remarquables par leur robustesse générale et la grosseur de* « *leurs extrémités ; le premier relativement très volumineux*. » — On reconnaît dans la description de ces extrémités volumineuses : mains et pieds, les ἄκροι de Pierre Marie, description que complète encore celle de l'énorme saillie du Torus sus-orbitaire.

Tous ces caractères rappellent fortement ceux du Gorille. Mais si on les compare à ceux du Géant acromégalique humain actuel, ils sont plutôt moins accusés. Comme chez le Gorille, l'ostéosclérose des membres est sans doute, quoique plus faiblement, dominante : l'ostéoporose y fait plus généralement défaut.

Bref, en dehors des signes pathognomoniques précités, les caractères acromégaliques des Membres sont un peu atténués si on les oppose aux lésions les plus habituelles du Géant acromégalique actuel *jeune*. Mais elles se rapprochent beaucoup de celles du squelette général de la femme acromégalique Héron précitée, du Musée Dupuytren, et qui, de même que le squelette de La Chapelle, offre certains caractères de sénilité.

L'on peut dire encore que l'homme de La Chapelle n'est pas un « Géant acromégalique », mais bien un « Acromégalique simple », chez lequel les lésions du squelette des membres sont ou absentes, ou tout au moins, fort réduites, alors qu'elles sont, au contraire, constantes chez l'Acromégalique-Géant.

Mais tout en étant constantes et maxima chez le Géant, elles n'y sont même pas toujours nettement accusées. C'est au point que les premiers observateurs ont pu prétendre tout d'abord que, dans le Gigantisme acromégalique, le squelette des membres lui-même, à l'exception des extrémités — les ἄκροι, en un mot — étaient complètement indemnes! Et c'est, je le répète, mon excellent ami, le professeur, alors aide d'anatomie, AUGUSTE BROCA[1], qui le premier a attiré l'attention sur les lésions des membres autres que celles des extrémités.

Enfin, il ne faut pas oublier que le Géant acromégalique actuel devient rapidement cachectique, qu'il meurt généralement en pleine jeunesse et qu'enfin, il est complètement stérile. Tandis que l'homme de La Chapelle n'est pas, je le redis encore, « un géant », mais un homme de taille moyenne ($1^{m}$,63 d'après BOULE). Il est de plus infiniment probable que lui ou les autres Néanderthaliens sont parvenus à se reproduire, tant bien que mal, avant leur disparition définitive.

Ce sont là des caractères d'autant plus curieux et plus singuliers, qu'ils rapprochent les Néanderthaliens des animaux acromégaliques, tels que les Éléphants et les Baleines, chez lesquels pareille diminution de fécondité s'observe. Il semble donc que ce groupe humain soit le premier, et aussi le seul, qui bénéficie de la *loi d'Atténuation* que nous avons établie chez les Animaux.

Pour toutes ces raisons, il va de soi qu'on ne rencontre chez eux que des lésions relativement atténuées, en ce qui concerne les membres ; mais elles sont parfaitement caractéristiques, en ce qui touche les signes pathognomoniques essentiels, à savoir : les sinusomégalies frontale et maxillaires supérieurs et, pour certains d'entre eux, le « signe Mandibulaire de KEITH ».

**Conclusions générales.**

C'est à dessein que nous avons serré de très près le texte de M. BOULE, lui laissant même le plus souvent la parole, dans la

1. AUGUSTE BROCA. *Un squelette d'Acromégalique, loc. cit.*

description des caractères spécifiques, soi-disant normaux, de l'homme de La Chapelle et des Néanderthaliens. Or l'auteur – sans s'en douter le moins du monde — n'a décrit, le plus généralement, que des caractères incontestablement acromégaliques et dont certains même, comme les sinusomégalies du frontal et des maxillaires supérieurs, sont les signes pathognomoniques les plus avérés de l'Acromégalie. Avec Fraipont, pour l'homme de Spy, il a reconnu en l'homme de La Chapelle, ainsi qu'en tous les Néanderthaliens, un type très différent des hommes fossiles de Cro-Magnon, Aurignac, Solutré, La Madeleine, Eguisheim, etc..., très différent aussi de tous les hommes actuels. C'est pourquoi il a proposé d'en faire une espèce humaine spéciale : « l'*Homo Neanderthalis.* » Mais cette espèce constitue *un groupe essentiellement dégénératif*, formé exclusivement par un ensemble d'individus portant tous, sans exception, les caractères de l'Acromégalie. Ce groupe dégénératif est tout à fait comparable à celui des *Cétacés*, des *Dinosauriens*, des *Ptérosauriens* et des *Ratites* que nous avons déjà vus et à celui des *Proboscidiens* que nous n'allons pas tarder à déterminer.

Le groupe de « l'Homo Neanderthalis » *est un groupe dégénératif bien plus homogène encore que ne l'est, à ce point de vue pathologique, celui des Anthropoïdes lui-même.* Dans ce dernier, en effet, comme nous allons le voir, le type acromégalique n'a pas encore acquis chez tous le caractère nettement spécifique qu'il a atteint chez les Néanderthaliens. C'est chez ces derniers, en effet, que nous trouvons le premier exemple d'un groupe tout entier où la Dystrophie acromégalique a revêtu absolument le caractère spécifique, c'est-à-dire, la fixité complète par l'hérédité pathologique.

De telle sorte qu'il est plus exact de dire, qu'au point de vue de la Dégénérescence en général, et à celui de l'Acromégalie, en particulier, c'est le Néanderthalien et non l'Anthropoïde, qui marque véritablement la transition de l'homme actuel aux groupes animaux dégénérés totalement : les Proboscidiens, par exemple.

C'est ce que le tableau suivant des « Nouvelles Séries de Formes dégénératives » chez les Mammifères supérieurs terrestres va faire ressortir plus clairement encore.

### § 3. — Nouvelles « séries de formes dégénératives[1] ». — Similitude avec le Schéma des composés cycliques des Chimistes. — Les quatre chaînons et les trois degrés de l'Acromégalie-Gigantisme chez les Mammifères supérieurs terrestres.

On pourra s'étonner que nous placions ces « Nouvelles séries de Formes dégénératives » au chapitre de l'Homme de la Chapelle, plutôt qu'à celui des Proboscidiens où leur rang serait — en apparence du moins, plus logiquement tracé.

Il n'en est rien pourtant. Déjà antérieurement, en effet [voir Chapitre Intercalaire], nous n'avons pas hésité à couper la série des *Dinosauriens* par celle des *Ptérosauriens,* bien que ces animaux appartînssent à 2 classes différentes de Reptiles.

Nous allons procéder de même pour les Mammifères supérieurs terrestres, en mélangeant indifféremment les *Néanderthaliens*, les *Anthropoïdes* et les *Proboscidiens*.

C'est que le point de vue où nous nous plaçons, répétons-le une fois de plus, est exclusivement celui du mode suivant lequel s'exerce la Dégénérescence en général. *Il ne vise, en effet, que la Contre-Évolution de l'Acromégalie-Gigantisme, en dehors de toute autre considération soit de groupe soit de génétique.*

Ici encore, nous formons le vœu que les Paléontologistes n'en soient pas trop interloqués !... Qu'ils se rassurent, au

1. Nous employons ici le terme de « *Formenreihe* » imaginé par les Paléontologistes viennois à propos de l'Evolution normale des *Ammonitidés.*

contraire, car dès à présent déjà — en ce qui concerne les Proboscidiens, et surtout plus loin, au chapitre spécial qui leur est consacré — nous aurons grand soin de rétablir le complet parallélisme de l'Évolution et de la Contre-Évolution.

Nous avons le premier décrit précédemment des « Séries de Formes dégénératives » de certains Thalassothériens tels que les *Zyphiidés* et les *Halicores* — le premier, du moins, en leur donnant leur véritable appellation acromégalique. Ces Séries de Formes, soi-disant normales, avaient, en effet, été indiquées déjà par le professeur Abel, par imitation de ses concitoyens Viennois — voire, dans le but non avoué assurément, bien que parfaitement évident, de m'imiter moi-même, ainsi que j'en ai discrètement fait la remarque dans ce qui précède... Or, malgré son plagiat manifeste, ce Paléontologiste avait méconnu la vraie nature acromégalique de ces mêmes Séries! [Voir l'Introduction pp. 65-69].

Voici les principaux chaînons de l'Acromégalie-Gigantisme que nous avons pu asseoir chez les Mammifères supérieurs terrestres. Ces Séries dégénératives se rapprochent beaucoup des premières que nous avons fournies. Elles les dépassent même comme netteté, en ce sens que les caractères giganto-acromégaliques qu'elles font ressortir en arrivent jusqu'à se confondre avec ceux qu'on observe chez l'homme actuel.

Pour les raisons qui ont été données antérieurement [voir Chap. du Gigantisme, p. 175 et encore pp. 253-254], le premier anneau marquant le début des Phylum est nécessairement celui de l'Acromégalie simple. Et bien qu'en général il soit difficile de remonter jusqu'à leurs débuts mêmes, on a réussi néanmoins à y atteindre dans quelques cas.

Chacune de ces Séries dégénératives part donc de l'Acromégalie simple [qui constitue leur premier chaînon]. Cette

Acromégalie devient ensuite graduellement du Gigantisme — de par la loi précitée « d'Augmentation de taille dans les Rameaux phylétiques » de DEPÉRET[1] : loi qui n'est, en réalité, que la vraie loi du Gigantisme, comme nous l'avons déjà prouvé et comme ce qui va suivre achèvera de le démontrer plus nettement encore. Cette loi, en effet, d'Evolutive qu'elle est d'abord, ne tarde pas à se muer, insensiblement et fatalement, en loi Contre-Evolutive du Gigantisme.

Nous assignons QUATRE CHAÎNONS à cette Contre-Évolution. Et ces chaînons — chez les Proboscidiens du moins — se confondent eux-mêmes intimement avec ceux de l'Évolution normale, bien plus absolument encore que nous ne l'avons vu chez les Thalassothériens, à savoir :

1er CHAÎNON OU PÉRIODE PRÉLIMINAIRE DU GIGANTISME PROPREMENT DIT. — C'est d'abord l'Acromégalie simple, sans Gigantisme.

2e CHAÎNON OU 1er DEGRÉ DU GIGANTISME — On voit alors le vrai

[1] Qu'il me soit permis, à propos de cette même loi du Gigantisme, de réparer une omission tout à fait involontaire de ma part, relative à ALBERT GAUDRY lequel a nettement entrevu la *loi d'Augmentation ou d'Accroissement de taille*, plus tard établie par CHARLES DEPÉRET.

Voici, en effet, ce qu'on lit dans un travail de GAUDRY [ce travail est intitulé : *Essai de Paléontologie philosophique*, Paris, Masson, 1896, p. 67].

« Il est vraisemblable que l'accroissement des Herbivores, qui forment « les espèces les plus nombreuses, a été favorisé par l'extension des angio- « spermes et notamment les graminées ; l'accroissement des Carnivores a « été à son tour favorisé par la multiplication des Herbivores dont ils fai- « saient leur nourriture. *Mais certainement à ces causes, il faut en ajouter « d'autres qui sont encore ignorées. Nous sommes arrivés à cet état de la « Science où nous constatons beaucoup de choses, où nous en expliquons « très peu.*

« La progression dans les grands corps animaux n'a pas été indéfinie ; « elle s'est arrêtée chez les Articulés, dans le Primaire ; chez les Reptiles, « dans le Secondaire ; chez les Mammifères terrestres, à la fin du Ter- « tiaire. Cependant le perfectionnement des êtres semble être continu. Il « faut conclure de là que le développement de la matière n'est pas la con- « dition essentielle du progrès ; le progrès réside dans une sphère plus « haute. »

— GAUDRY, pas plus que DEPÉRET, n'a vu la vraie cause de l'Extinction des Espèces par le Gigantisme. Pas plus que lui, il n'a eu l'intuition de la Dégénérescence ; comme lui aussi, il soupçonne des causes qu'il ignore, et se renferme dans des réserves dénotant un esprit scientifique aussi réel que rigoureux.

Gigantisme, mais sans persistance des cartilages épiphysaires.

3e Chaînon ou 2e Degré du Gigantisme, avec persistance plus ou moins durable de ces mêmes cartilages épiphysaires.

4e Chaînon ou 3e Degré du Gigantisme. — Enfin s'observe la fixation complète et définitive de ce dernier caractère.

Or cette fixation, bien entendu, ne s'obtient pas brusquement en général. Il y a au contraire de nombreux chaînons intermédiaires, chaînons dont beaucoup nous échappent, il est vrai ; mais dont nous pouvons parfois rattacher un certain nombre les uns aux autres.

D'autres fois cependant le 1er et surtout le 2e Degré du Gigantisme paraissent être sautés et tout le groupe passe d'emblée au 3e.

L'aboutissement de la chaîne entière est réalisé par le Géant acromégalique humain actuel, avec persistance invariable des cartilages épiphysaires. Telle est la forme, en un mot, qu'on a appelée le *Gigantisme infantile* et qui, réalisant le *summum* des lésions de l'Acromégalie-Gigantisme détermine régulièrement, chez tous les Mammifères supérieurs, l'extinction des Phylum. C'est particulièrement chez les Éléphants que ce mode d'extinction se montre de la manière la plus éclatante.

Le premier chaînon de notre schéma part de l'*homme fossile de Neanderthal* [Acromégalique simple ou Période préliminaire]. Il passe ensuite au *Gorille* [Géant acromégalique du 1er Degré]. Puis graduellement, aux premiers *Mastodontes* et aux *Éléphants primitifs du Siwalik* [2e Degré] ; aux Éléphants fossiles anciens, tels que *E. Meridionalis* [2e et même 3e Degré] ; puis enfin à *E. primigenius* et aux *Éléphants actuels* [3e Degré].

Il revient, en même temps, à l'*Homme Géant acromégalique actuel* [3e Degré]. Donc les derniers Éléphants, tant fossiles qu'actuels, constituent, avec le Géant acromégalique humain, le dernier chaînon.

En résumé : partie de l'Homme fossile de Neanderthal, la

chaîne idéale se soude au chaînon de l'Homme actuel. C'est donc une chaîne ininterrompue et fermée, assez comparable, si l'on veut, au schéma imaginé par les Chimistes, schéma qui est celui des *Composés cycliques à chaîne fermée.*

Chez un certain nombre de Mammifères supérieurs, le cycle de la Contre-Évolution n'arrive pas jusqu'à terme. La chaîne se rompt brusquement, sous l'influence d'une cause efficiente quelconque produisant prématurément la disparition de ces groupes. C'est alors, — si l'on veut bien me permettre de continuer la comparaison jusqu'au bout, — le schéma appelé par les mêmes Chimistes : *schéma des composés cycliques à chaîne ouverte.*

Or, c'est ce qui précisément se réalise chez les Néanderthaliens.

### *A.* — Série humaine

Ici, en effet, la chaîne ne parvient même pas à se former et se brise dès le premier anneau. La série se borne à un seul et unique exemple, à savoir : le groupe des *Néanderthaliens.* Et cette Série s'arrête forcément à l'Acromégalie simple, *c'est-à-dire qu'elle avorte dès son origine, dès la Période préliminaire même.*

Il ne faut pas oublier, en effet, que les Néanderthaliens, pour n'occuper que l'échelon humain le plus extrêmement inférieur, n'en sont pas moins des *hommes,* ainsi que nous venons de l'établir. Or, nous avons vu précédemment que la loi du Gigantisme de Depéret est l'attribut exclusif des groupes animaux. Cette loi s'arrête par conséquent aux Rameaux phylétiques de l'Homme actuel, quels qu'ils soient. Nul de ces derniers groupes pouvait donc atteindre au Gigantisme. En tant que groupe, du moins, car, individuellement, l'homme lui-même, de toutes les époques et de toutes les races, est capable de devenir un Géant ; mais à titre particulier seulement et toujours, par de rares exceptions.

B. — Série des Anthropoïdes

1. *Gibbon.* — acromégalique simple, de type franchement *macroplastique.*

2. *Chimpanzé.* — acromégalique simple, de type mixte *euryplastique* et *macroplastique.*

3. *Orang.* — acromégalique simple, de type plutôt *euryplastique.*

— Il semble que ces Anthropoïdes échappent encore à la loi de Depéret et qu'ils se rapprochent à ce point de vue, comme à d'autres encore, des Néanderthaliens. Tous ces groupes d'anthropoïdes, en effet, ne paraissent pas devoir parcourir jusqu'au bout le cycle de leur Contre-Évolution, mais s'arrêtent en deçà du Gigantisme. La preuve en est donnée par ce fait que, considérablement réduits par les causes variées ci-dessus indiquées [voir 3e Partie, chap. vi, p. 156 et suivantes], ils sont complètement localisés à des régions nettement restreintes.

Viennent ensuite quelques intermédiaires, — types *non fixés*, ou, peut-être, *hybrides ?* — entre le Chimpanzé, l'Orang et le Gorille, et décrits par divers auteurs.

4. *Gorille.* — C'est le seul géant acromégalique du groupe des Anthropoïdes, encore qu'il n'atteigne que le 1er degré du Gigantisme acromégalique, — degré du Gigantisme non seulement, sans persistance des cartilages épiphysaires ; mais encore, *avec suture prématurée de ces mêmes épiphyses.*

Donc, de même que les autres Anthropoïdes, il n'a pu parachever, quoique Géant, le cycle de sa Contre-Évolution. Le Gorille toutefois est le plus rapproché du but, car ainsi que le remarque le professeur Émile Haug [1] « le Gorille est étroite-

1. Emile Haug. *Traité de Géologie*, p. 42.

ment localisé au Gabon ». C'est pourquoi il est infiniment probable qu'il disparaîtra le premier de tous ses congénères.

### C. — Série des Proboscidiens en général

**Remarques communes à tous les Proboscidiens.** — Notons tout d'abord ce fait extrêmement important, à savoir que : chez les Proboscidiens en général, la Contre-Évolution suit exactement et pas à pas, les phases elles-mêmes de ce qu'on y a appelé jusqu'à ce jour : l'*Évolution normale*. Nous ferons remarquer en outre que les Paléontologistes n'ayant accordé jamais la moindre attention à la présence ou à l'absence des cartilages épiphysaires — pas plus, d'ailleurs, qu'à aucun autre signe de l'Acromégalie-Gigantisme, ont, dis-je, complètement négligé d'en relever le moins du monde les caractères ou les symptômes.

C'est pourquoi nous ne pourrons parler que des pièces originales étudiées par nous-même dans les Musées de Paléontologie et d'Histoire Naturelle. Nous négligerons aussi les plâtres seuls, soit en moulages, soit, surtout, en raccommodages dont on a, en vérité, abusé un peu partout !

La série des Proboscidiens sera la seule dont nous pourrons donner la Contre-Évolution à peu près complète, depuis le début du Phylum principal, jusqu'à sa fin, et cela, grâce aux belles découvertes faites au Fayum, [Egypte] par le professeur Andrews de Londres.

Enfin nous renvoyons, pour les détails, aux chapitres spéciaux consacrés aux différents genres ou espèces de Proboscidiens, nous bornant, pour l'instant, à mettre simplement en relief quelques points afférents à l'objet même des Séries dégénératives.

### D. — Série des Mastodontes

1. — *Mœritherium Lyonsi* Andrews.

[Éocène moyen et supérieur, d'après Andrews; Oligocène, d'après Schlosser] : Acromégalique simple.

... Ici il existe une lacune.

« Il règne encore, dit, en effet, Depéret, faute de type de « passage, une certaine incertitude sur les relations géné- « siques précises de ce genre avec le suivant. »

— L'on sait déjà [voir plus haut] que les *relations génésiques* nous paraissent, jusqu'à un certain point, négligeables; en raison de l'incertitude qui règne plus ou moins souvent sur leur réalité. Nous ne visons, en effet, que les *relations dégénératives*, toujours parfaitement démontrables, au contraire.

2. — *Paleomastodon minor* Andrews [Éocène supérieur]. C'est d'abord un Acromégalique simple, devenu graduellement Géant.

D'après Andrews, en effet, la mutation gigantique de Paleomastodon minor se serait produite à la même période géologique de l'Éocène supérieur; mais sans persistance des cartilages épiphysaires. C'est donc le premier cas avéré d'Acromégalie-Gigantisme [1er Degré].

3. — *Paleomastodon Wintoni* Andrews. [Eocène supérieur d'après Andrews; Oligocène, d'après Schlosser] : Acromégalie-Gigantisme, avec persistance encore irrégulière des cartilages épiphysaires [Gigantisme acromégalique du 2e degré].

4. — *Mastodon Angustidens Pygmæus* Depéret. [Miocène inférieur.]

Or Depéret ne fournit aucun renseignement relatif à l'état des cartilages de conjugaison, prouvant ainsi que l'auteur lui-même de la « loi de l'augmentation de taille » n'a pas su voir — quoique médecin — le vrai Gigantisme. Alors que ce dernier est, ainsi que nous l'avons démontré, l'aboutissement forcé de la loi évolutive normale si brillamment établie par lui! C'est décidément un oubli qu'il faut renoncer à comprendre...

... Nouvelle lacune d'intermédiaires inconnus?

4. — *Mastodon angustidens* [Miocène [2]. — Sansan] : Géant acromégalique du 2e degré.

Les cartilages épiphysaires deviennent ensuite de plus en plus persistants, comme chez les suivants :

5. — *Mastodon longirostris.* [Miocène [3]. — Simorre, Eppelsheim].

6. — *Mastodon arvernensis.* [Pliocène [1-2]. — Auvergne, Toscane, Vallée du Pô.]

Et enfin 7. — *Mastodon Americanus = Ohioticus = Andicus.* [Pléistocène d'Amérique] où il atteint successivement le 3e degré du Gigantisme acromégalique.

### E. — Série des Dinotherium

Ch. Depéret [1] a fait cet aveu que nous recueillons précieusement, à savoir que : « Chez Dinotherium tout se réduit, en « fait de changement, à une augmentation graduelle et fort « sensible de la taille...

« Le rameau Dinotherium, dit-il, a très peu changé depuis « son apparition en Europe, au début du Miocène, jusqu'à son « extinction à la fin de cette période : tout se réduit, semble-« t-il, à une augmentation graduelle et fort sensible de la « taille, depuis la forme relativement petite du début, le « *D. Cuvieri* des Sables de l'Orléanais, jusqu'à l'énorme ani-« mal des couches Pontiques de Roumanie, trouvé par Stefa-« nescu, *D. Gigantissimum.* »

— Il a fallu en arriver là pour que l'auteur voulût bien pro-

1. Ch. Depéret, *loc. cit.*, pp. 186, 205, 245.

noncer le nom latin du Géant; quant au nom français de « Gigantisme », il ne paraît pas plus exister à ses yeux que la chose elle-même !!... Il ajoute cependant ceci : « *D. Gigantis-* « *simum est le mammifère le plus formidable qui ait vécu dans* « *les temps géologiques... Il évolue sans autre variation, au point* « *que toute distinction spécifique serait impossible en dehors de* « *ce caractère.* »

— C'est, en un mot, de la Contre-Évolution que décrit avec une déconcertante inconscience, le professeur Depéret ! Et cette inconscience est d'autant plus surprenante qu'il ajoute :

« *On pourrait faire beaucoup de remarques analogues pour* « *d'autres groupes éteints ou en voie d'extinction, par exemple* « *les Paléonthéridés, les Tapiridés, les Créodontidés, les Ano-* « *plothéridés, les* Mastodontes, *les Toxodontes, etc...* »

Le malheur est que les documents précis sur les Dinotherium sont fort rares, comme nous le verrons. Nous avons pu néanmoins constater chez eux l'existence des cartilages épiphysaires et de quelques autres signes évidents de Gigantisme-Acromégalique. Malgré cela, les renseignements sont, en général, trop brefs et trop insuffisants pour nous permettre de faire entrer, d'une manière satisfaisante, vu le peu de chaînons connus, de faire entrer, dis-je, les Dinothéridés dans une série de formes dégénératives.

### *F.* — Série des éléphants

Pas plus que pour les Dinotherium, on n'a pu remonter à l'origine même des *Elephas*. Ce qui est certain, c'est que *Stegodon* du Siwalik qui est considéré par beaucoup de Paléontologistes comme un intermédiaire entre *Mastodon* et *Elephas*, est déjà un Géant-Acromégalique à cartilages épiphysaires plus ou moins persistants [2e degré].

On pourra suivre la Contre-Evolution complète des Éléphants au chapitre spécial. Ce qui m'a paru démontré, c'est que *E. pri-*

*migenius* fossile atteint le 3ᵉ degré du Gigantisme, ainsi que *E. Indicus* et *E. Africanus* actuels.

Nous aboutissons de la sorte au type du Géant acromégalique humain actuel chez lequel la Dysostose ne s'observe qu'à l'état individuel et toujours très rarement, sous les deux formes suivantes, à savoir :

1° GIGANTISME ACROMÉGALIQUE AU 3ᵉ DEGRÉ, SOUS LA FORME DITE « INFANTILE ».

Par là est réalisé le schéma de la chaîne cyclique fermée de l'Acromégalie-Gigantisme, schéma dont nous avons signalé l'analogie avec celui des composés chimiques.

Partie, en effet, de l'Acromégalie simple ou Période préliminaire [de l'homme actuel et du Néanderthalien], cette chaîne idéale se ferme sur le Gigantisme acromégalique du 3ᵉ Degré — ou forme infantile — chez le Géant acromégalique [même homme actuel]. Or cette forme infantile est identique à celle des Éléphants actuels et fossiles.

Enfin, pour compléter jusqu'au bout l'analogie du schéma avec ce qui, d'après A. PICTET de Genève [Discours à la Société Helvétique des Sciences naturelles, 1915] se passe pour l'albumine vivante, ici également : « *La cyclisation est la mort* ». *Car cette cyclisation marque aussi la disparition* [*ou mort*] *de l'espèce*.

2° GIGANTISME ACROMÉGALIQUE AU 1ᵉʳ DEGRÉ.

— C'est-à-dire, sans persistance des cartilages épiphysaires et avec sutures prématurées.

Cette forme qui rapproche l'homme actuel du *Gorille* est plus exceptionnelle encore que ne l'est la précédente. Exemple unique jusqu'à ce jour : Géant du Musée Broca.

## § 4. — FACTEURS PATHOLOGIQUES ANTÉRIEUREMENT INVOQUÉS A PROPOS DES NÉANDERTHALIENS

On a invoqué des facteurs pathologiques divers pour expliquer les caractères mêmes du squelette des Néanderthaliens.

Dès le début, en effet, Virchow et Ch. Vogt, ont trouvé une allure vaguement pathologique au crâne de Neanderthal. C'était, disaient-ils, un malade, un idiot, de par sa calotte cranienne.

Que les Néanderthaliens soient tous des malades : cela me semble incontestable. Mais il n'a été fourni aucune preuve certaine que le crâne trouvé par le Dr Führot à Neanderthal, appartînt à un idiot proprement dit. Il est simplement démontré, comme nous l'avons fait remarquer, que le Néanderthalien était un individu intellectuellement très inférieur.

On n'a pas oublié la lutte, célèbre jadis, que Virchow et Ch. Vogt soutinrent à ce propos contre Hamy, Schaffhausen et d'autres. Mais l'Acromégalie n'était connue à cette époque, d'aucun de ces savants.

Il n'y a pas lieu de s'arrêter à l'opinion de Sera qui a cru trouver au crâne du Néanderthalien de Gibraltar, les caractères du Rachitisme. Or ces derniers diffèrent complètement d'avec ceux de l'Acromégalie que présentent incontestablement tous les Néanderthaliens.

Ce fut Barnard Davis qui le premier, au dire de Keith, reconnut quelque ressemblance entre le crâne du Néanderthalien et celui de l'Acromégalique actuel. Le professeur Keith poussa plus avant cette preuve, en comparant le Torus supra orbitalis des Néanderthaliens étudié par lui, notamment celui de Gibraltar, à celui des Acromégaliques actuels qu'il observait, d'une part, et, d'autre part, à celui des Gorilles dont il démontrait en même temps — et pour la première fois — le caractère nettement acromégalique.

**Réponse à une Objection générale**[1].

Certains nous ont fait cette objection : « *Comment se fait-* « *il que ces Néanderthaliens, quoique tous frappés d'Acromé-*

1. Dans mes communications des 5 et 19 février, et 5 mars 1914, à la

« *galie, aient pu exister en tant que race humaine susceptible de* « *se reproduire, alors que la stérilité est le caractère habituel de* « *l'Acromégalie de l'homme actuel?* »

A cela nous répondons :

1° Que la gravité de la dystrophie chez ce dernier, est subordonnée à la « *forme* » de l'Acromégalie elle-même. Cette gravité est maxima dans la forme du « Gigantisme acromégalique du type infantile, c'est-à-dire de celui qui s'accom« pagne de la persistance des cartilages de conjugaison « [3e Degré]. » Elle est notablement moins grave, « quand il « n'y a pas persistance de ces mêmes cartilages [1er Degré], et, moins encore, dans l'Acromégalie simple, » c'est-à-dire, sans

SOCIÉTÉ D'ANTHROPOLOGIE, des objections qu'il m'avait plu de provoquer moi-même, m'ont été adressées avec une profusion plutôt copieuse et peut-être trop ardente, tant à propos de l'Homme de La Chapelle que des Anthropoïdes. Ces objections dont, à mon grand regret, le BULLETIN *de la même Société n'a gardé aucune trace*, venaient de la part de deux collègues dont l'un m'a demandé après coup de lui garder l'anonymat. Malgré la singularité de cette demande, j'y ai souscrit volontiers et lui continuerai le bénéfice de l'impersonnalité qu'il réclame.

Malgré cela, tant j'estime nécessaire la contradiction, quelle qu'elle soit, je me suis, dis-je, efforcé, à la correction des épreuves, de tenir largement compte de ces mercuriales — dans la mesure du moins où certaines objections méritaient d'être retenues. Quant à celles qui dénotaient, soit le parti pris, soit parfois même une connaissance insuffisante des questions traitées, la grande majorité de nos collègues en ont fait eux-mêmes justice !

Enfin, dans ma dernière communication du 4 février 1916 [*destinée sans doute, comme d'autres, à demeurer inconsignée dans le* BULLETIN] et où j'apportais les preuves décisives et irrécusables de mes théories, j'ai eu, dis-je, la satisfaction de constater que, devant l'évidence des faits, mes deux fougueux adversaires de 1914, qui d'abord paraissaient irréductibles, avaient bien voulu — tous deux cette fois-ci, — remettre leurs flèches dans le carquois,

Quant à la SOCIÉTÉ GÉOLOGIQUE, le premier accueil [B. S. G. F. 20 juin 1910] pour avoir été plus réservé, n'en a pas moins été très froid... Mais, dans la Séance du 21 février 1916 [C. R. Sommaire S. G. F.], je présentai les photographies des faits anatomo-pathologiques principaux sur lesquels est basée ma théorie de la Contre-Évolution. Ces preuves parurent avoir enfin conquis et définitivement aussi, tous les suffrages de mes collègues dont la haute tenue scientifique, on le sait, est grandement appréciée dans le monde entier. Plusieurs d'entre eux poussèrent même l'amabilité jusqu'à m'en adresser leurs félicitations. — Flatteuse revanche de mes débuts plutôt fâcheux à la même Société !

Gigantisme ou Nanisme. Tel est précisément le cas des Néanderthaliens.

2° Mais il existe chez ces derniers une autre cause d'atténuation bien plus grande encore : c'est celle qui résulte de leur *quasi-animalité* ». On ne rencontre pas, avons-nous dit, chez l'homme actuel, de Race acromégalique certaine. Les races humaines actuelles, en effet, nous l'avons démontré, si dégradées soient-elles, dégénèrent de la même manière que les races d'hommes civilisés — c'est-à-dire, sans Acromégalie. Et si les Néanderthaliens ont dégénéré comme les races animales devenues acromégaliques, c'est précisément *parce qu'ils ne sont pour ainsi dire pas des hommes* — ou à peine des hommes. Ils jouissent dès lors du bénéfice de la loi « *d'Atténuation des symptômes dégénératifs* » ci-dessus formulée pour les animaux.

Or ces derniers peuvent vivre et se reproduire quoique acromégaliques et même, quoique acromégaliques--géants infantiles, comme nous le voyons chez les Eléphants.

A plus forte raison, les Néanderthaliens ont-ils pu le faire, eux qui ne sont que des Acromégaliques simples !

Chez les animaux eux-mêmes, l'Acromégalie simple n'a généralement pas suffi à déterminer la disparition d'un groupe : il a fallu le plus souvent que la complication du Gigantisme ou du Nanisme s'ajoutât à l'Acromégalie, comme chez les Éléphants fossiles disparus ou les Éléphants actuels, en voie de disparaître.

Si donc le Néanderthalien s'est éteint, quoique n'étant qu'un acromégalique simple, c'est parce qu'il est, à ce point de vue pathologique, l'*intermédiaire véritable* — nous venons de l'établir — *entre l'homme actuel et l'animal lui-même*. Rien d'étonnant dès lors que le Néanderthalien participe à la fois aux avantages et aux inconvénients de cette situation un peu mixte.

Les Néanderthaliens se sont nécessairement reproduits,

dans une certaine mesure, puisqu'ils présentent *tous* les mêmes caractères acromégaliques et que ces caractères n'ont pu être généralisés et fixés ainsi que par l'hérédité. Mais ils se sont reproduits fort mal, de même que les Éléphants et les Baleines actuels. Si bien qu'ils n'ont pas tardé à s'éteindre définitivement. M. Boule et les autres Anthropologistes constatent bien le fait, mais sans nous en donner la moindre explication. Et telle est la lacune que, encore un coup, nous avons essayé ici même de combler.

En ce qui concerne plus particulièrement l'homme de La Chapelle, nous croyons avoir fourni, de sa disparition, une double preuve, à savoir : 1° Cause éloignée : l'Acromégalie ; 2° Cause prochaine : le Rhumatisme tuberculeux. La preuve des causes de sa disparition est donc complète et indiscutable.

---

## CHAPITRE XI *bis*.

### ANATOMIE PATHOLOGIQUE COMPARÉE DU GORILLE ACTUEL GÉANT ACROMÉGALIQUE DU 1er DEGRÉ

Nous venons de voir que le groupe des Néanderthaliens, représenté par les restes de l'Homme de La Chapelle-aux-Saints, offre tous les caractères incontestables de l'Acromégalie simple.

Chez les Anthropoïdes, les signes acromégaliques se révèlent, chez certains sujets du moins, avec un luxe de preuves plus éclatantes encore, particulièrement chez le Gorille mâle et âgé, lequel présente ces signes au maximum du groupe.

Et le Gorille offre ces caractères anatomo-pathologiques au plus haut degré, parce que, chez lui, l'Acromégalie se complique encore de Gigantisme,

Si les descriptions anatomiques des Anthropoïdes en général — et celles du Gorille plus particulièrement — manquent souvent d'unité, cela tient à ce que chaque Anatomiste n'a décrit qu'un petit nombre de sujets, sans trop s'occuper de ceux mêmes qu'il ne connaissait point pratiquement.

De sorte que si l'on vient à faire l'inventaire de toutes ces descriptions, on est surpris d'y trouver un véritable manque d'ensemble et, même, une certaine confusion qu'explique le *polymorphisme* réel de ces animaux. C'est ce qui faisait dire à Isidore Geoffroy Saint-Hilaire[1] « qu'il ne connaissait chez

1. Cité par H. Neuville. *A propos d'un crâne de Gorille,* etc. — L'Anthropologie. T. XXIII. 1912, p. 564.

« aucun siuge des différences plus marquées et plus considé-
« rables que celles qu'on observe chez le *Gina* [Gorille] ; et ces
« différences sont telles que si je n'avais pas sous les yeux une
« série presque complète d'individus des deux sexes et de dif-
« férents âges, je douterais que tous peuvent appartenir à la
« même espèce ».

Ce sont précisément ces deux facteurs : *l'âge et le sexe* — auxquels paraît s'ajouter encore *le groupement familial* — qui règlent principalement ce polymorphisme des Anthropoïdes en général et particulièrement celui du Gorille, ainsi que Isidore Geoffroy Saint-Hilaire l'a vu clairement. Mais ce qu'il n'a pas vu et ce que tous les zoologistes qui sont venus après lui, n'ont pas saisi davantage, c'est le facteur commun, unique et primordial de ce même polymorphisme. Or ce facteur des facteurs, c'est LA DÉGÉNÉRESCENCE ACROMÉGALIQUE, comme je vais m'efforcer de démontrer.

Mon distingué ami, M. Henri Neuville, dans un esprit critique fort judicieux, a insisté avec raison sur l'inanité — déjà reconnue en partie par Pouzargues — de ces distinctions spécifiques entre les Gorilles, à savoir :

*Troglodytes Savagei* (Owen), *Gorilla Castaniceps* (Hack), *Gor. Mayêma* (Alix et Bouvier), *Gor. Beringei* (Matschie), *Gor. Diehli* (*id.*) *Gor. Jacobi* (*id.*) Parfois même on a placé, tantôt dans le groupe des Gorilles, tantôt dans celui des Chimpanzés, des intermédiaires — soi-disant ou réels — entre ces deux groupes des Anthropoïdes signalés ou distingués déjà par Walter Rothschild, Duckworth, Keith et surtout par M^lle^ Oppenheim. Or toutes ces distinctions sont uniquement basées, soit sur l'existence ou la non existence, soit sur la saillie plus ou moins accusée des *crêtes craniennes* que nous prouvons n'être autre chose que des *anomalies dégénératives* à des degrés divers.

Dans notre démonstration, nous userons de la méthode analytique la plus rigoureuse. C'est pourquoi nous allons donner la parole tout d'abord aux faits. Dans le cours même de leur énumération, nous les interpréterons et discuterons les interprétations que d'autres en ont données. Car c'est en nous emparant immédiatement de ces mêmes faits que nous éviterons de discuter dans le vide.

Nos observations portent principalement sur les crânes du Cabinet d'Anatomie comparée du Museum. Nous les avons choisis à dessein, en raison même de ce qu'ils appartiennent généralement à des sujets âgés et à des mâles. Or nous avons déjà fait remarquer, à maintes reprises, que l'Acromégalie s'attaque tout d'abord à ces catégories d'individus lorsqu'elle envahit un groupe animal. Et quand la prise de possession du groupe devient un fait accompli, les lésions anatomo-pathologiques atteignent toujours leur maximum chez les mêmes mâles âgés. C'est, en effet, ce que nous allons vérifier de la manière la plus complète et la plus démonstrative chez les Gorilles. Et plus encore, si cela est possible, chez les Proboscidiens où l'Acromégalie-gigantisme atteint son maximum de fixité par l'hérédité pathologique.

## Observations de quelques Gorilles vieux du Cabinet d'Anatomie comparée du Muséum

Observation I. — **Très vieux Gorille** [N° 12.746]. — *Exploration du haut Benito. — Coupe transversale. — Pas de Mandibule. — Dents de la Mâchoire supérieure très usées.*

C'est un fait acquis que chez l'homme, les dysostoses acromégaliques s'accentuent de plus en plus avec l'âge. C'est d'ailleurs ce que M. le professeur Keith a parfaitement établi chez le Gorille et qu'il a bien voulu me faire constater lui-même sur les pièces du Musée des Chirurgiens de Londres. Mais, ni dans ce Musée, ni dans aucun autre de ceux que j'ai parcourus, il ne m'a été donné de voir un Gorille où les dysostoses sinusomégaliques aient atteint le degré extrême de développement où elles sont parvenues chez ce sujet sur lequel on observe les caractères suivants :

*Sinusomégalie générale, non seulement des sinus frontaux, mais encore de presque tous les os du crâne et de la face.* En effet, il y a d'abord : *sinusomégalie frontale* formant deux énormes sinus multiloculaires, à deux loges latérales principales séparées par une épaisse cloison médiane [Voir fig. 4, Tabl. icon. N° 1].

Cette disposition offre une identité frappante, d'une part, avec celle que présentent les crânes humains acromégaliques actuels, reproduits d'après l'ouvrage de Launois et Roy [Voir fig. 2 et 3] et, d'autre part, — surcroît de ressemblance aussi remarquable qu'inattendue — *avec la coupe d'une sinusomégalie vertébrale de Dinosaurien* [fig. 5, même tableau icon.] reproduite d'après Marsh, par Zittel, dans son traité de Paléontologie. Enfin les constatations faites par M. le professeur Boule sur le sinus frontal de l'Homme de La Chapelle, nous permettent d'affirmer que la coupe de ce dernier — si elle eût été opérée — serait non moins analogue à celle que nous donnons du Sinus frontal de notre Gorille ; à celle des Sinus frontaux des géants acromégaliques actuels ; enfin à celle du Sinus vertébral du Dinosaurien, ainsi que le montrent nos figures 2, 3, 4 et 5, d'une manière véritablement saisissante.

Ces deux grands sinus frontaux sont flanqués, de part et d'autre, de *deux autres sinus plus petits*, plus anfractueux, et communiquant largement, d'un côté, avec les *Sinus ethmoïdaux et Sphénoïdaux tous deux fortement exagérés* [Voir fig. 4] et s'étendant, d'un autre côté, jusque sur les *Pariétaux* dont le diploë est en grande partie caverneux ou largement ostéoporeux. Mais ce n'est pas tout :

*Les Sinus maxillaires supérieurs (Antres d'Highmore) sont confondus avec ceux que forment anormalement les deux os Malaires, pour constituer ensemble un seul et vaste antre d'Highmore.* Quant aux *Fosses canines*, elles sont, — cela va de soi — toutes deux *absentes* et remplacées par des *élevures* du type A, figure 12 (comme chez l'Homme de La Chapelle, et comme elles le sont souvent chez l'Homme acromégalique actuel).

Ces dispositions sont, en effet, complètement identiques à celles de la géante acromégalique précitée de Woods-Hutchinson à propos de laquelle on lit dans Launois et Roy page 119 :

« Un très frappant exemple de l'état de raréfaction pour ne pas « dire, de *l'état caverneux*[1], des os est visible dans l'état des *Sinus* « *frontaux* qui forment d'énormes cavités mesurant 2 pouces contre « 3/4 de pouce, d'avant en arrière, et 1/2 pouce en profondeur, le « *tissu osseux étant réduit à une simple écaille de l'épaisseur d'une feuille* « *de papier* [*papyrostose*]. Le même état se retrouvait dans le *Sinus*

1. « *Cavernous* » [Voir p. 210. Chap. intercalaire des Dinosauriens.]

« *maxillaire* criblé sur la tubérosité, tandis que l'écaille du temporal « était si épaisse que *la rainure de l'artère méningée moyenne formait* « — exactement comme chez les Dinosauriens [Voir p. 234] — *une perforation longue de 1/2 pouce à droite. L'os malaire est creux et l'apophyse zygomatique est réduite à l'épaisseur d'un carton* ».

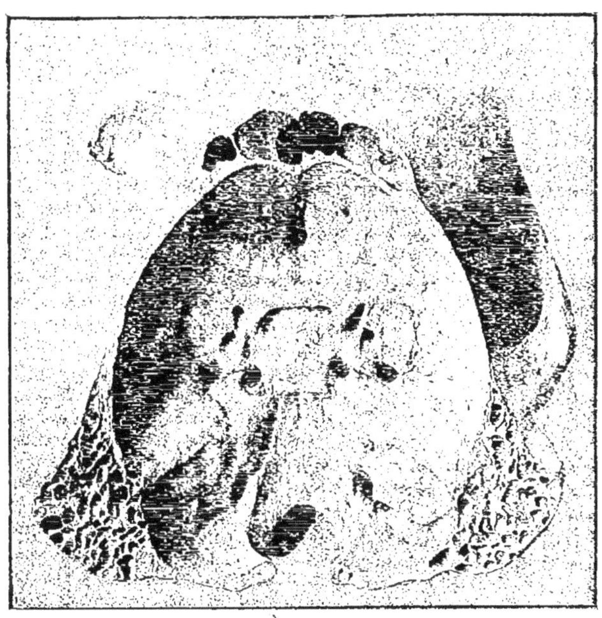

Fig. 13.
Coupe horizontale du crâne d'un vieux Gorille [non décrit] montrant les apophyses mastoïdes boursouflées par l'ostéoporose.

Les *Apophyses Mastoïdes* de notre Gorille sont *fortement boursouflées* et remontent d'une façon insolite très haut en arrière. [Ce boursouflement est considérablement plus accusé que cela se voit sur la figure 13 laquelle se rapporte à un autre Gorille du Museum.] Or chez le jeune Gorille, ces apophyses sont très petites, peu ou pas ostéoporeuses, à peine marquées et très basses.

— Disons que ces sinusomégalies mastoïdiennes sont fréquemment notées dans les Observations de géants acromégaliques humains actuels. — Et nous allons trouver cette même sinusomégalie mastoïdienne chez plusieurs autres Gorilles, quoique, sans doute, à un degré moins accentué qu'elle ne l'est ici.

La figure 13 représente la coupe horizontale du crâne d'un gorille non décrit ici, mais qui donne une idée suffisamment démonstrative de la sinusomégalie à laquelle atteignent parfois les apophyses mastoïdes.

Voilà des faits qui nous édifient sur la valeur de l'affirmation suivante que je lis dans une description de l'anatomie normale des Anthropoïdes et dont l'auteur n'a eu certainement en vue que des crânes de gorilles jeunes : « *L'apophyse mastoïde*, dit cet auteur, *n'existe que chez le gorille qui en a un rudiment* ». — Il faut avouer qu'ici, le « rudiment » s'est quelque peu développé ! On trouve, il est vrai, des gorilles adultes sans apophyse mastoïde bien accusée (comme dans l'Observation V). Beaucoup d'acromégaliques humains ont aussi une apophyse mastoïde normale, alors que chez d'autres, elle est plus ou moins sinusomégalique. C'est que les dysostoses acromégaliques sont notablement variables, chez l'homme actuel comme chez les Anthropoïdes, en dehors, bien entendu, de celles qui sont rigoureusement constantes et pathognomoniques : je veux dire, les sinusomégalies frontales.

Pour terminer la description des caractères acromégaliques de ce crâne de vieux gorille, disons que le Torus supra-orbitalis est très développé (en proportion de la sinusomégalie, et de plus, la paroi antérieure de ce même torus s'est encore épaissie par l'ostéosclérose). Les trous sus-orbitaires sont absents et remplacés par une multitude de petits trous. — Ce sont les dispositions mêmes — sinusomégalie et épaississement du torus, anomalies et multiplicité des trous sus-orbitaires — qui se présentent généralement chez le géant acromégalique humain actuel et chez l'acromégalique simple de La Chapelle. Nous les retrouverons chez les autres gorilles que nous allons encore passer en revue.

Observ. II. — Gorille (1885-707. Mont Bouda, Haut Benito). — Sans mandibule ni section sagittale. *Le Torus sus-orbitaire, très saillant, est couvert de végétations osseuses, ainsi que toutes les crêtes du crâne.* Au torus : un gros et un petit trou sus-orbitaires à gauche : deux petits trous à droite. Multiples petits trous de part et d'autre, en outre.

Faute de coupe, on ne peut voir la sinusomégalie frontale. *L'un des antres d'Highmore est énorme.* Une ouverture accidentelle permet de voir qu'il communique avec de *larges sinus malaires. Sinusomégalie très accusée des apophyses mastoïdes* toutes deux largement boursouflées, [avec ouverture accidentelle]. Les deux *fosses canines* son absentes : elles sont *toutes deux très bombées et remplacées par des surfaces d'émergence du trou sous-orbitaire* [Type B, fig. 12].

Observ. III. — Gorille (A. 12. 1886-295). — Crane complet; dents légèrement usées, sans section sagittale, mais largement ouvert.

Torus moins saillant que les deux précédents. Même trous sus-orbitaires multiples.

*Sinusomégalie frontale s'étendant latéralement sur les pariétaux également intéressés en partie.* Antres d'Highmore non bombés. Les deux fosses canines existent. Trous sous-orbitaires uniques et très gros. Crêtes osseuses du crâne simples, sans végétations.

Mandibule : uniformément *épaissie* dans les branches, échancrure sigmoïde peu profonde. *Ligne alvéolaire légèrement et insensiblement relevée en avant et en haut,* en plan oblique régulier, depuis l'angle. (Keith).

Trou dentaire inférieur unique, gros. Nombreux petits trous de la région symphysienne.

Notons encore de fortes *rugosités très saillantes*, en forme de stries parallèles que présente la face interne de la région angulaire et marquant les *insertions musculaires pterygoïdiennes*. Ces stries rugueuses sont plus ou moins habituelles chez le gorille, comme chez l'acromégalique humain. — *Elles ne sont donc pas rien que le fait du régime frugivore ainsi qu'on l'a prétendu à tort.*

Observ. IV. — Gorille (Papion noir du cap. A. 3904). — Crane complet. Dents a peine usées. Pas de coupe, mais brèches suffisantes, sauf au frontal.

Crêtes craniennes simples. *Pariétaux* très rugueux à leur surface. Leur *diploë est très développé, spongieux. Table interne très épaissie* (Keith).

Torus sus-orbitaire assez accusé. Trous sus-orbitaires absents, remplacés par des petits trous multiples. Antre d'Highmore modérément développé. *Fosses canines existantes.* — Ce qui prouve que le comblement de cette fosse n'est pas encore devenu, chez le gorille, un caractère spécifique fixe comme chez le Néanderthalien. Les trous sous-orbitaires sont au nombre de sept, simples mais irréguliers de formes. Les autres *trous craniens sont très dilatés*. Les apophyses mastoïdes peu accusées.

Mandibule : *Ligne alvéolaire uniformément relevée en avant* (Keith). Trous mentonniers : dix trous symétriques, irréguliers de formes, d'un côté; de l'autre, il y a un seul trou allongé à axe vertical avec quelques trous fort petits.

Observ. V. — Gorille (A. 7533. AC. N° 1148-1887). — Coupe sagittale. Sans mandibule. Dents légèrement usées. Torus sus-orbitaire peu épais. Trous sus-orbitaires remplacés par de nombreux petits trous.

*Sinusomégalie frontale : cloison médiane épaisse séparant deux grandes cavités. Alvéoles osseuses latérales, multiples, allant se confondre avec les sinus ethmoïdaux très développés.* Les antres d'Highmore paraissent normaux : les deux fosses canines sont existantes et creuses. Trous sous-orbitaires uniques. *Os malaires très amincis. Sinus du corps sphénoïdal très larges à cloisons internes très épaisses.* Apophyses mastoïdes peu développées.

*Crêtes osseuses craniennes sans rugosités : mais à diploë très osteoporeux et très spongieux.*

Observ. VI. — Gorille (Troglodites gorilla du Gabon ; don Laboulay, avril 1849.

Crane complet. Coupe sagittale ; dents assez peu usées. Torus ordinaire. *Sinusomégalie frontale à cloison médiane épaisse. Sinus anfractueux latéraux communiquant avec les sinus frontaux et se prolongeant jusque dans la crête médiane sagittale composée d'un tissu très spongieux.*

Les antres d'Highmore peu développés. Fosses canines creuses. (figure 14).

*Sinusomégalie de la voûte palatine et de l'os intermaxillaire,* comme chez l'éléphant d'Afrique et dans de rares cas d'acromégalie chez l'homme actuel (Launois et Roy). Nous signalerons sur ce gorille, le *développement anormal de la selle turcique :* le gorille, comme tous les singes et d'autres animaux encore (Proboscidiens) ne présente habituellement aucune trace de fosse pituitaire. Chez eux, ainsi que chez la plupart des Mammifères (le lapin excepté), l'hypophyse nage librement dans le liquide céphalo-rachidien où il peut se développer, nous l'avons déjà dit, sans laisser aucune empreinte sur le squelette. Le cas présent est donc une exception unique, non seulement chez le gorille, mais chez tous les Mammifères acromégaliques. (Figure 14).

*Très larges sinus des os malaires.* Les *apophyses mastoïdes élargies et sinusomégaliques.*

Mandibule : Très massive ; branches montantes à angle presque droit ; échancrure sigmoïde peu prononcée ; condyles carrés. Insertions musculaires rugueuses et saillantes. *La ligne alvéolaire est uniformément relevée en avant en plan incliné régulier* (Keith).

Trous mentonniers : deux trous inégaux irréguliers à gauche ; un trou simple et gros à droite. Quelques petits trous à la symphyse.

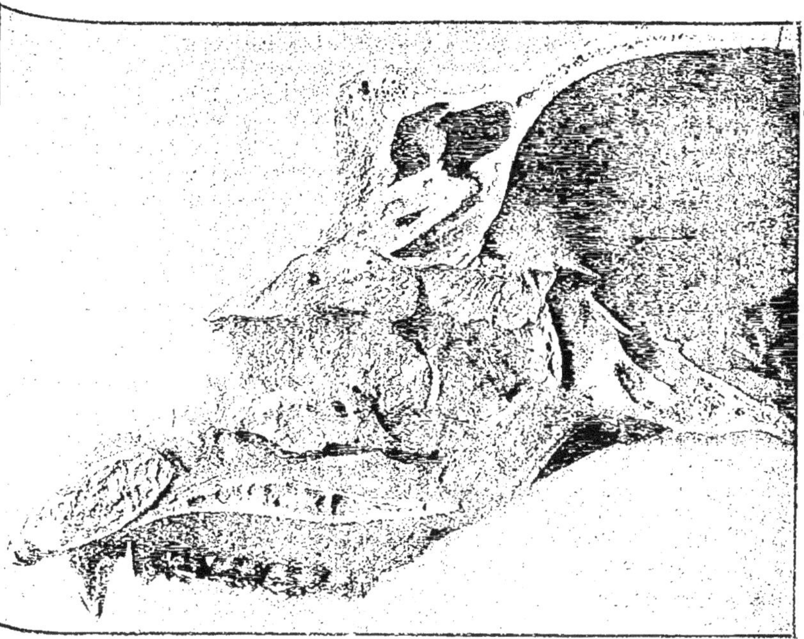

Fig. 14. — Observation VI. Sinusomégalies de la voûte palatine et de l'os intermaxillaire, [exactement comme chez l'Elephas Africanus actuel (voir fig. 18) chez lequel ces caractères acromégaliques sont devenus spécifiques]. — Développement anormal de la Selle Turcique (exception unique chez tous les Mammifères acromégaliques). — La Fosse pituitaire est inexistante chez tous les Singes, à l'état normal. — Cliché Cintract).

Nous nous bornerons à ces quelques exemples qu'il nous paraît inutile de multiplier. Ils nous suffisent à titre de termes de comparaison et pour marquer l'identité parfaite qui relie entre elles l'Acromégalie de l'Homme actuel, de l'homme fossile de Neanderthal et du Gorille. Nous n'avons pas, en effet, la prétention de traiter la question complète des Anthropoïdes. Ces observations nous paraissent assez satisfaisantes aussi pour prouver la justesse de l'opinion de I.-G. Saint-Hilaire sur le Polymorphisme du Gorille. Mais, à y regarder de près, l'on s'aperçoit que ce polymorphisme porte, ainsi qu'on en peut juger, *non sur des caractères morphologiques normaux, mais uniquement sur des caractères acromégaliques ou des stigmates dégénératifs simplement concomitants (crêtes osseuses du crâne)*.

C'est un polymorphisme analogue que nous observons sur les Géants acromégaliques humains actuels. Sauf que chez l'homme actuel, les manifestations acromégaliques sont à la fois moins nombreuses et moins accusées qu'elles ne le sont chez les vieux Gorilles. Chez le même homme actuel, en effet, les caractères acromégaliques sont plus variables encore et n'ont pu être fixés par l'hérédité pathologique, ainsi qu'ils l'ont été chez les Néanderthaliens. Il découle de là que les Anthropoïdes (*Orangs, Chimpanzés, Gibbons* et même les *Gorilles*) ne sont pas encore passés au rang « *d'espèces spécifiquement dégénératives* » aussi complètement que le sont devenus les Néanderthaliens.

Les quelques Gorilles que nous venons de décrire sont représentés par leurs dysostoses les plus caractérisées, notamment par celle qui est la plus pathognomonique : la Sinusomégalie frontale [et cranio-faciale en général]. Celle-ci s'y montre dans toute sa splendeur, si l'on peut dire, tant elle est poussée à l'extrême chez certains individus [Observ. 1 surtout]. C'est ce qui nous permet de conclure que le Gorille vieux est incontestablement un Acromégalique. Il est de plus un « *Géant* », si on le compare aux autres Anthropoïdes, tous plus ou moins acromégaliques eux-mêmes, quoique dans une mesure en général moindre que le Gorille. C'est un géant acromégalique de la catégorie assez rare de ceux que nous avons déjà signalés chez l'homme actuel : je veux parler de ceux chez lesquels la croissance est tellement rapide que les cartilages de conjugaison se soudent de très bonne heure [Géant du Musée Broca]. Dans ces cas, *l'anomalie des cartilages épiphysaires se traduit, non par un retard, mais bien au con-*

*traire par une accélération de consolidation osseuse* [Gigantisme du 1er Degré].

Le fait est qu'on ne rencontre point de squelette de *Gorille* sur lequel puissent se voir des traces de ces mêmes cartilages. En ce qui me concerne, je n'en ai vu aucun de ce genre, ni dans les Musées d'Histoire naturelle, ni dans les laboratoires.

### CRÊTES OSSEUSES CRANIENNES DES ANTHROPOÏDES

Ce que nous venons de dire est une preuve de la *rapidité du développement général du squelette des Gorilles.* Et les crêtes osseuses qu'ils présentent au crâne ne sont autre chose que la conséquence de cette croissance trop rapide des os craniens, d'une part, et de leur suture prématurée coïncidant avec l'accélération de l'ossification des cartilages épiphysaires de tous les os du squelette, d'autre part.

Telle est bien, en effet, l'origine justement assignée à ces crêtes par le Dr Anthony qui en a fait l'objet d'une étude spéciale fort remarquable, — si du moins l'on se place en dehors de toute autre considération d'Étiologie, ainsi qu'il l'a fait lui-même, c'est-à-dire, *au point de vue morphogénique exclusif.*

Mais M. Anthony ne nous donne que la *cause prochaine :* cela ne suffit point. Il faudrait remonter jusqu'à la *cause éloignée* de cette dysharmonie du développement squelettique : or c'est justement ce que le même Anthony oublie de faire.

Cette dysharmonie, en effet, se trouve être *la substance même de la Dégénérescence*, d'après le professeur Landouzy [Voir ci-dessus p. 248]. Et c'est là ce qui a complètement échappé — quoique médecin — au Dr Anthony.

Dans le cas qui nous occupe, ce qui nous intéresse le plus, c'est l'anomalie elle-même de la suture prématurée. Car, nous ne craignons pas de le répéter encore : « qui dit *anomalie,* dit le plus généralement, *Dégénérescence* ». C'est pourquoi, les crêtes craniennes des Gorilles, sans être précisément de nature acromégalique, n'en constituent pas moins des *Stigmates concomitants de Dégénérescence* de l'Acromégalie. Et cela est encore clairement prouvé par les deux cas déjà signalés des Géants du Muséum [Verneau] et de Simon Botis, de Buday et Jancso [Voir fig. 8 et 11 *bis*]. Ces Géants acromégaliques présentent, en effet, tous deux une crête sagittale concomitamment avec les lésions de l'Acromégalie. Ajoutons encore à ces faits, la crête occipitale (torus occipitalis transversus) de l'homme acromégalique de La Chapelle.

Ce n'est que consécutivement que ces crêtes osseuses craniennes peuvent prendre part elles-mêmes à la dysostose acromégalique et devenir ostéoporeuses, avec ou sans végétations osseuses, comme dans les exemples des Gorilles ci-dessus. [Observations V et VI.

Ce qui, au surplus, prouve encore que ces crêtes des Gorilles ne sont pas des caractères spécifiques normaux, c'est qu'elles n'existent pas toujours, même chez les Mâles [Gorille *Dedieka*]. D'un autre côté, les crêtes se voient parfois chez la femelle [Jourdan]. D'après Neuville [1], Duckworth et Oppenheim : « tous « les Gorilles mâles adultes présentent des crêtes, alors que « les femelles en sont dépourvues — en principe seulement — « car il y a des exceptions, et la variabilité de la disposition « des crêtes sagittales chez le Gorille et, ajoute Neuville, chez « le Chimpanzé, est extrême ».

Si bien qu'on a cru pouvoir faire de ces cas exceptionnels, des espèces distinctes ou nouvelles, comme nous l'avons déjà vu et comme l'a justement fait remarquer *H. Neuville*.

1. H. Neuville. *Loc. cit.*, p. 582.

## CHAPITRE XII

### ANATOMIE PATHOLOGIQUE COMPARÉE DES PROBOSCIDIENS ACTUELS ET FOSSILES

#### § I. — ÉLÉPHANTS EN GÉNÉRAL, ACTUELS ET FOSSILES

Nous avons démontré, dans la première partie de ce travail, qu'en ce qui touche les Mammifères, les *Baleines* et autres *grands Cétacés* justifiaient pleinement, de par l'anatomie pathologique, l'appellation de « *Monstres marins* » qui leur a été donnée.

Nous espérons, dans cette dernière Partie, en arriver de même à la preuve complète, qu'à côté de ces monstres marins, il a existé et il existe encore, chez les Mammifères, de véritables *Monstres terrestres* appartenant non moins que les premiers, à la *Tératologie* : ce sont les *Proboscidiens*.

Si, au point de vue Morphologique normal, les Proboscidiens s'éloignent plus de l'homme actuel que ne le font les Anthropoïdes, ils s'en rapprochent davantage, au point de vue de la Dégénérescence. En effet, chez tous les Proboscidiens Géants, le type pathologique revêt exactement cette forme du gigantisme acromégalique, que chez l'homme actuel, on a appelée *la « forme infantile »*, c'est-à-dire, *celle qui a pour caractéristique le retard de consolidation des cartilages de conjugaison des os*. L'on peut dire de plus que les Éléphants-Géants présentent ce même caractère au maximum. Et c'est pour cette raison précisément que nous les avons choisis comme but principal de l'étude de Paléopathologie comparée qui va terminer notre démonstration. Par l'inédit des documents ramassés, cette dernière sera comme le vrai couronnement de notre thèse.

Une autre considération non moins importante a fixé notre choix sur l'Éléphant, c'est parce que, seul de tous les Proboscidiens, il est encore actuellement vivant. L'Anatomie comparée pourra assez souvent nous venir en aide. — Pas autant toutefois qu'on pourrait le croire, car les occasions d'étudier à fond l'Anatomie de l'Éléphant sont, en somme, assez rares. Et cette étude, que je sache, ne semble pas avoir été suffisamment poussée : de telle sorte qu'elle présente encore des lacunes assez considérables, notamment en ce qui concerne le cerveau dont il m'a été malheureusement impossible de me procurer un exemplaire tout à fait satisfaisant.

Cette identité complète qu'offre la Dégénérescence Gigantique de l'Eléphant avec celle qu'affecte parfois celle de « l'Homo sapiens », ne doit pas trop surprendre si l'on considère que l'Éléphant passe, à juste titre, pour l'un des animaux les plus intelligents qui existent. Or nous avons établi plus haut cette loi, que la nature de la Dégénérescence était fonction du développement intellectuel.

L'on peut même remarquer qu'à l'égard de la Dégénérescence, les Éléphants en général sont plus rapprochés encore de l'homme actuel que ne l'est l'homme de La Chapelle-aux-Saints lui-même. Nous venons de voir, en effet, que chez celui-ci, comme chez tous les autres Néanderthaliens, l'Acromégalie ne s'est pas compliquée de Gigantisme et n'a été observée que sous sa forme la plus simple : je veux dire, sans Gigantisme ni Nanisme.

Or chez l'Éléphant, aussi bien que chez l'homme actuel, non seulement il existe à la fois des Acromégaliques-géants et des Acromégaliques-nains, mais on les rencontre encore avec le même degré de fréquence relative. Car chez l'un et l'autre, le

Gigantisme acromégalique s'observe plus souvent que le Nanisme acromégalique : ce qui complète l'identité.

Mais, hâtons-nous de le dire : cela n'est vrai que si l'on ne considère que *les proportions relatives des types pathologiques*. Si, en effet, on se place au point de vue absolu de leur fréquence, chez l'homme actuel et les Proboscidiens, la différence devient au contraire énorme, mais en faveur de ces derniers.

La vérité est que, si chez l'homme actuel, *le Gigantisme et le Nanisme dégénératifs simples* sont assez fréquents — le premier plus que le second — le *Gigantisme acromégalique* y est une rareté pathologique et le *Nanisme acromégalique*, une rareté plus grande encore.

Tandis que chez les Proboscidiens, le Gigantisme acromégalique est à ce point répandu, qu'*il s'y est fixé invariablement dans tous les groupes, par l'hérédité, de manière à passer au rang de caractère spécifique*. Il en est de même du *Nanisme acromégalique* des Eléphants, quoique dans une proportion numérique beaucoup plus faible.

Quant au *Gigantisme simple* et au *Nanisme simple* : ils n'existent ni l'un ni l'autre, chez les Proboscidiens, alors que ces derniers, qu'ils soient fossiles ou actuels, sont tous invariablement *acromégaliques*.

Enfin l'*Acromégalie simple* ne se montre qu'au début du Phylum, chez *Mœritherium* et chez *Paleomastodon minor*.

D'un autre côté, l'*Acromégalie simple* de l'homme actuel est encore une rareté plus grande, si c'est possible, que ne l'est l'Acromégalie gigantique elle-même.

Finalement la Dégénérescence de l'Éléphant diffère aussi de celle du *Gorille*, en ce sens que, chez ce dernier, le *Gigantisme acromégalique ne s'accompagne pas de retards de consolidations osseuses*. Le Gorille, nous venons de le voir, est plutôt anormal en sens contraire, car il offre l'exemple de sutures prématurées de certains os du crâne déterminant la formation des crêtes osseuses, ainsi que nous l'avons démontré plus haut.

Tous les Éléphants fossiles cependant ne présentent pas le retard de consolidation des épiphyses dont nous venons de parler. Il en est au contraire chez lesquels ce retard n'existe pas, bien que l'Acromégalie constitue toujours leur lien commun. Chez les Éléphants-nains, en effet, la dysostose se traduit, comme chez les Gorilles, par une suture prématurée. L'on peut dire que, chez l'Éléphant, l'anomalie s'exerce en deux sens diamétralement opposés : « l'anomalie par excès et l'anomalie par défaut » de I.-G. SAINT-HILAIRE. D'où cette division naturelle des Éléphants, au point de vue de la Dégénérescence, division qui s'applique encore exactement à celle de l'homme acromégalique actuel ; à savoir :

1° *Acromégaliques, avec retard de consolidation des épiphyses* : c'est la majorité. Ex : Éléphants géants. [Géants-Acromégaliques du 3e Degré].

2° *Acromégaliques, sans retard de consolidation ou bien, avec consolidation prématurée des épiphyses* : c'est la minorité. Ex : Éléphants-nains.

Quant aux deux autres groupes de Proboscidiens : *Dinotherium* et *Mastodon*, ils sont tous Acromégaliques-Géants avec retard de consolidation des cartilages épiphysaires. Ils ne font donc partie que de la première catégorie exclusivement.

## § 2. — ÉLÉPHANTS ACROMÉGLIQUES-GÉANTS AVEC PERSISTANCE DES CARTILAGES DE CONJUGAISON [GÉANTS-ACROMÉGALIQUES DU 3e DEGRÉ]

Nous avons vu que chez le Géant acromégalique humain dit à « *forme infantile* », la persistance des cartilages de conjugaison a pu être observée jusqu'à l'âge de 32 ans (Géant Charles).

Chez tous les Proboscidiens-Géants et spécialement chez l'Éléphant, cette limite d'âge se trouve singulièrement reculée, sinon indéfiniment retardée.

Je rappellerai ici ce que j'ai dit à propos de cette persistance prolongée d'une manière indéfinie, pour ainsi dire, des cartilages épiphysaires chez certains Nains de l'espèce humaine actuelle ; à savoir que cette longue persistance des cartilages n'implique nullement l'idée que ces derniers restent aussi longtemps fonctionnels. Autrement l'animal ne cesserait jamais de grandir ! — Ce qui n'est pas. Il doit donc arriver nécessairement que ce même cartilage épiphysaire perde, en fin de compte, sa faculté ostéogénétique. Ce doit être bien évidemment la raison pour laquelle la soudure du cartilage à la diaphyse ne s'opère jamais, ou presque jamais, pour certains Éléphants que nous mentionnerons.

Il arrive même, qu'à la longue, le cartilage épiphysaire lui-même a complètement cessé d'exister et s'est plus ou moins ossifié, ou plutôt, *dysossifié*, car la diaphyse est généralement ostéoporeuse dans son voisinage. On remarque alors, à la limite de l'ancien cartilage, un changement de direction et de coloration des trabécules osseuses, tantôt sous forme de sillon, tantôt, au contraire, de léger bourrelet[1] ; mais le plus souvent, d'une simple ligne marquant indubitablement le contour supérieur du cartilage de conjugaison, lequel devient ainsi facilement reconnaissable. C'est ce que j'appelle : « *la ligne épiphysaire* ». Et cette ligne épiphysaire se retrouve souvent chez les plus vieux Éléphants. Mais ce qui prouve que la soudure entre la diaphyse et l'épiphyse ne devient jamais complète, c'est que *les os fossiles se disjoignent, le plus généralement, au niveau même de cette ligne épiphysaire*. Le fait aussi bien a été vérifié

1. Ainsi qu'on peut le voir sur deux fémurs, l'un de *Mastodon Humboldti* (n° 35-18), l'autre, de *Mast. Ohioticus* (Ac. n° 2020), placées à gauche et à droite, à l'entrée de la grande salle de Paléontologie du Museum.

sur des os demeurés en place. Nous reviendrons d'ailleurs sur ce point un peu plus loin.

Il paraît en être de même chez les Éléphants actuels. Deux exemples de ces derniers, choisis l'un dans le groupe de l'*Elephas Africanus* et l'autre, dans celui de l'*Elephas Indicus*, vont de suite nous le démontrer d'une manière saisissante.

### 1° Elephas Africanus actuel.

C'est ainsi qu'on voit au Musée d'Histoire Naturelle de Milan le squelette entier monté d'un *Elephas Africanus* mâle ayant vécu de très nombreuses années à la Ménagerie des Jardins publics où il avait été admis à un âge qualifié d'*adulte* par M. X... professeur de Zoologie. Ce dernier qui veut bien nous fournir ce renseignement, ajoute que l'animal est mort *cachectique, à la suite d'une longue maladie*, sans que ce professeur puisse préciser davantage la nature même de la maladie. — *Cachexie giganto-acromégalique tuberculeuse*, sans doute, pareille à celle qui d'ordinaire marque la fin du Géant acromégalique humain.

Or, chez cet éléphant, la majorité des épiphyses, aussi bien celles des os plats que des os longs, sont encore parfaitement distinctes et non définitivement consolidées.

J'ajoute que la ligne alvéolaire de la Mandibule est fortement relevée en avant et en haut — *Signe Mandibulaire de* Keith — signe que nous allons rencontrer chez tous les Éléphants âgés, actuels ou fossiles, surtout chez les mâles.

### 2° Elephas Indicus actuel.

L'on peut rapprocher ce cas de celui du Musée de Longchamp à Marseille où se trouve un autre squelette entier et monté, mais d'*Elephas Indicus*. Cet Éléphant, mâle également, vécut durant 25 ans au Jardin Zoologique où il était connu sous le nom de Toby. Il y mourut en 1886, à l'âge de 156 ans *(sic)* — du moins, au dire du gardien quelque peu *Marseillais,* sans doute... Il est vrai que certains auteurs ont parlé de 150 et même de 200 ans, pour l'âge auquel peuvent atteindre parfois les Éléphants ! Ce qui n'est pas douteux : c'est l'extrême vieillesse de cet animal, prouvée par ses molaires très usées, par ses défenses extraordinairement longues et entrecroisées aux extrémités [1], alors qu'elles sont habituellement plutôt courtes chez l'Eléphant d'Asie. A ces caractères de vieillesse, vient s'ajouter encore le *signe mandibulaire de* KEITH, ici encore bien nettement accusé.

Quant aux cartilages épiphysaires, ils sont sans doute en grande partie soudés. On en remarque cependant des traces encore évidentes, au bord spinal de l'Omoplate gauche. Elles sont assez apparentes aux épiphyses des membres antérieurs, alors que les lignes épiphysaires ont complètement disparu aux membres postérieurs. Enfin on remarque une ostéoporose très prononcée des extrémités, principalement des parties épiphysaires distales des os des deux avant-bras.

Il résulte donc de l'examen de ces deux squelettes, que, aussi bien chez *Elephas Africanus* que chez *E. Indicus* actuels, le retard de consolidation des cartilages épiphysaires peut être vraiment considérable. C'est même au point que l'on ne rencontre que peu d'os isolés de l'un ou l'autre groupe d'Éléphants actuels qui soient absolument soudés. Ce qui est certain, c'est qu'il en est ainsi sur la plupart des squelettes montés, dits « *d'adultes* » qu'on rencontre dans les Musées. — Il va de soi que j'élimine les squelettes manifestement

1. Nous verrons plus loin que WEITHOFER a imaginé sans raison, d'après le caractère analogue présenté par deux Éléphants fossiles (*E. Meridionalis*), de créer une espèce nouvelle : *E. lyrodon* (Défenses en forme de lyre).

« *jeunes,* » c'est-à-dire, où les défenses sont à peine marquées et les molaires à développement faible et non usées. Mais ces derniers mis à part, on remarque que la plupart des lignes épiphysaires sont visibles sur les squelettes montés d'*E. Africanus et Indicus* (South Kensington), d'*E. Indicus* (Turin) d'*E. Indicus* (Milan) d'*E. Indicus,* variété *Sumatra* (Frankfort) etc..., etc...

Si des Éléphants actuels, nous passons aux Éléphants fossiles, nous rencontrons toujours le même caractère des épiphyses, plus ou moins accusé, sans doute; *mais qu'il est possible de constater dans tous les genres et dans toutes les espèces de Proboscidiens, depuis Palaeomastodon.*

Il en est ainsi, en effet, pour les squelettes de toutes les espèces fossiles de Proboscidiens qu'il m'a été donné d'examiner en assez grand nombre dans les divers Musées d'Histoire naturelle, tant français qu'étrangers. Toutefois, il m'a paru que dans le groupe *Elephas*, en général, et spécialement chez *E. primigenius,* ce caractère de non consolidation des épiphyses était en général plus prononcé et plus constant que dans les genres *Mastodon* et *Dinotherium.* Tout en faisant, bien entendu, la part, pour ces derniers groupes, de leur ancienneté plus grande et, partant, du moindre état de conservation des os.

En ce qui concerne *E. primigenius,* on peut dire que la persistance des cartilages épiphysaires des membres y est aussi fréquente qu'elle se montre chez les Éléphants actuels. Enfin, c'est encore chez *E. Primigenius*, parfois même, chez *E. Antiquus,* que l'on observe la plus grande netteté des contours cartilagineux de conjugaison, non seulement à ceux des membres, mais encore à ceux des os plats où ils sont généralement plus ou moins effacés ou même entièrement soudés.

C'est ainsi que sur plusieurs Bassins d'*E. Primigenius* contenus dans la vitrine N° 31 du South Kensington Museum, on voit, particulièrement bien conservé, le *cartilage en Y* de la cavité cotyloïde. Ce même cartilage en Y est encore assez apparent sur un Bassin d'E. *Antiquus* (W. Case 33). A part ces cas, il ne m'a pas été donné d'observer des faits semblables, dans d'autres Musées, car les Bassins des Proboscidiens fossiles sont généralement fort mal conservés. Et cela est d'autant plus une rareté, en ce qui concerne *E. Antiquus* dont les os sont le plus souvent en assez mauvais état et duquel aucun Musée ne possède, que je sache, de squelette complet — même approximativement.

Sur le squelette du « *Mahmouth de Lierre* » de Bruxelles, presque toutes les épiphyses restent assez nettement distinctes. On peut même, à l'examiner de près, en reconnaître un certain nombre sur la photographie du fameux *Mahmouth de Saint-Pétersbourg* déposée sur le piédestal de celui de Lierre. Citons, à propos de ce dernier, les épiphyses suivantes : Radius gauche : distale ; Fémur gauche : proximale ; Fémur droit : distale ; Tibia et Péroné droits : distales etc...

Les mêmes constatations peuvent se faire sur le squelette entier d'un autre *Mahmouth* récemment trouvé par Dietrich à Steinheim (Württemberg) et monté au Musée de Stuttgart, par les soins éclairés du professeur Fraas fils.

Il va de soi que cela s'entend des os bien conservés. Encore que, même sur les os brisés, cette observation de la persistance de la ligne épiphysaire, puisse se faire assez souvent. Car, en raison du « lieu de moindre résistance, » qu'offrent les os, au niveau de l'insertion du cartilage de conjugaison à la diaphyse, leur rupture même, à ce point précis, démontre le défaut réel de suture ayant existé sur le vivant.

Ce fait m'a été confirmé avec une grande précision par M. Bercigli, le sympathique et distingué conservateur du Musée de Florence. M. Bercigli, en effet, a recueilli luimême et *sur place*, un fémur d'*E. Antiquus*, dans le Pléistocène inférieur de Castro, près d'Arezzo. *Ce fémur était en trois fragments détachés et parfaitement intacts : la diaphyse et les deux épiphyses.* Il a suffi ensuite de les recoller, pour reconstituer, sans la moindre addition, le fémur complet que m'a présenté le même M. BERCIGLI.

Sans doute la rupture est loin de se présenter toujours avec une netteté pareille. Et les fragments sont le plus souvent plus ou moins irréguliers. Il faut réparer les pertes de substance et trop fréquemment hélas ! le mastic et le plâtre se substituent non seulement à l'épiphyse, mais parfois jusqu'à la diaphyse elle-même[1].

Et cette fixité de la persistance des cartilages de conjugaison chez les Proboscidiens, principalement chez les Éléphants, est à ce point constante, qu'elle en acquiert la valeur d'un véritable caractère spécifique.

Pour éviter les redites fastidieuses, nous ne la signalerons point chaque fois qu'elle se rencontrera, nous bornant à le faire çà et là chez les différentes espèces de Proboscidiens et pour fournir la preuve qu'on peut l'observer invariablement chez toutes.

Citons cependant quelques squelettes montés de Mastodontes dont la mention n'a pas trouvé place dans ce qui suit :

*Mastodon Americanus* du Diluvium de Newburgh (E.-Unis)

1. Ces *truquages* ne se pratiquent pas rien que sur les os détachés. Beaucoup de squelettes montés dits « entiers » ne le sont — tout le monde le sait — que grâce à des additions quelquefois fort importantes. Et je connais tel squelette monté d'Éléphant fossile dont le crâne lui-même est presque entièrement en plâtre !... Je sais que les éminents conservateurs MM. SMITH WOODWARTH et ANDREWS du Musée de Londres et MM. BOULE et THÉVENIN, du Muséum, ont mis bon ordre à tous ces maquillages dont on a jadis considérablement abusé. A Bruxelles, les pièces sont exposées dans leur *intégralité absolue* et l'on doit en savoir le plus grand gré à M. le Professeur DOLLO qui, le premier, a réalisé ce desideratum, au point de défier toute critique. Et de même qu'une œuvre d'art incomplète gagne à ne pas être achevée artificiellement, de même les pièces fossiles. Que dirait-on, en effet, de celui qui s'aviserait de donner des bras à la Vénus de Milo ?

(prof. KLINGLIN). Musée de Frankfort : Lignes épiphysaires apparentes des quatre membres; rebords scapulaires et iliaques ; apophyses épineuses de plusieurs vertèbres dorsales.

*Mastodon Americanus* de S. Kensington Muséum présente sans doute de nombreux ossements munis de leurs lignes épiphysaires ; mais M. ANDREWS nous ayant assuré que le squelette avait été monté avec des os d'animaux divers, quoique de même variété, nous n'en ferons pas un état détaillé.

*Mastodon angustidens* (Museum). La plupart des épiphyses étant trop empâtées de plâtre et de mastic, l'on ne peut distinguer un peu que les lignes épiphysaires des deux têtes des Fémurs.

### § 3. — ÉLÉPHANTS ACROMÉGALIQUES-NAINS, SANS PERSISTANCE OU BIEN, AVEC CONSOLIDATION PRÉMATURÉE DES CARTILAGES DE CONJUGAISON.

Certains Paléontologistes rattachent les Éléphants-nains, avec POHLIG, à *Elephas Antiquus*, alors que d'autres, avec ANDREWS, en font autant d'espèces plus ou moins spéciales, telles que : *E. Melitensis* (FALCONER), *E. Cypriodes* (MISS BATE), *E. Mnaidriensis* (ADAMS). Quoi qu'il en soit, tous les Éléphants-nains présentent un caractère négatif commun : c'est qu'on ne rencontre chez eux, contrairement à tous les autres Éléphants et Proboscidiens, non seulement aucun retard de consolidation des cartilages épiphysaires, mais encore qu'on y observe au contraire *une suture prématurée de ces mêmes cartilages*.

C'est ce qu'a bien voulu constater avec moi M. le professeur ANDREWS dont la haute compétence en pareille matière est connue de tous. J'ai pu faire remarquer ainsi à l'éminent paléontologiste anglais, sur l'ensemble le plus complet qui existe de pièces relatives aux différentes espèces ou variétés d'Éléphants-nains — je veux parler de la collection du Musée d'Histoire naturelle de South Kensington — j'ai pu lui faire remarquer, dis-je :

1° *Qu'aucun os d'Eléphant-nain, de tout le Musée, présente la moindre trace de cartilage de conjugaison.*

2° *Qu'en ce qui concerne les os fragmentés, nul n'est cassé au niveau d'un cartilage épiphysaire,* ainsi que nous savons que cela se passe généralement chez les autres Éléphants et Proboscidiens géants.

Au Musée d'Histoire naturelle de Bruxelles, on peut voir, côte à côte, deux squelettes d'Éléphants montés — je ne dis pas « entiers », car dans ce Musée on n'expose que des pièces absolument authentiques et intactes, c'est-à-dire, *sans addition d'aucune pièce artificielle !*

L'un est le « *Mahmouth de Lierre* » dont il a été déjà question, l'autre est l' « *Eléphant nain d'Hoboken* ». Chez le premier (Géant), la plupart des épiphyses ne sont pas soudées. Tandis que chez le second (Nain), elles le sont toutes, sans en excepter une seule.

Le contraste en est véritablement frappant, et l'on peut lire sur la Pancarte du Mahmouth : « *Mâle n'ayant pas atteint l'âge adulte* ». — C'est qu'évidemment l'auteur de la notice estime que l'animal étant encore doué de ses cartilages épiphysaires, doit être « *jeune* ». Alors que le même auteur s'imagine sans doute que l'Éléphant-nain, dont tous les cartilages sont soudés, doit être « vieux » ou du moins « adulte ».

Or c'est le contraire qui me paraît être la vérité, et le « *jeune* », c'est l'Eléphant-Nain ; tandis que le « *vieux* », c'est le Mahmouth géant ! Ce qui, en effet, autorise à le croire, c'est que le Mahmouth, d'une part, possède le signe mandibulaire de Keith lequel ne se rencontre accusé à ce point, que chez les Eléphants âgés ; et que, d'autre part, l'Eléphant nain ne possède pas ce signe, c'est-à-dire que sa ligne alvéolaire ne se relève pas en avant. Or seuls les Eléphants réellement jeunes offrent une ligne alvéolaire plus ou moins horizontale de la Mandibule.

De plus, le développement extrême des Défenses[1] démontre surtout la vieillesse du Mahmouth. Ce dernier a donc *usurpé* la qualité de « jeune » que lui attribue sa pancarte et que mériterait plutôt son voisin, l'éléphant-nain.

Si, d'un côté, à ces faits de soudure constante des épiphyses des Eléphants-nains, nous opposons, d'un autre côté, ceux de non-consolidation de ces mêmes épiphyses chez les Eléphants-géants, nous établissons du même coup la cause immédiate du Nanisme des premiers et celle du Gigantisme des seconds.

Quant à l'Acromégalie des Eléphants-nains, elle est prouvée d'abord par la Sinusomégalie commune aux deux espèces d'Eléphants. Et encore, par le signe mandibulaire de KEITH que présente avec évidence un *Elephas Mnaidriensis* de S. Kensington où je l'ai signalé à M. ANDREWS. Ce dernier m'a fait remarquer même, à ce propos, que l'animal devait être *âgé*, étant muni de sa troisième Molaire. Ce qui justifie ce que nous avons dit de la nature sénile de ce caractère.

Pour toutes ces raisons, il nous est permis, je crois, d'affirmer que le groupe des Eléphants fossiles de petite taille était composé d'individus à la fois Nains et Acromégaliques, c'est-à-dire, *doublement dégénérés.*

L'on est en droit cependant de se demander pourquoi les Éléphants géants acromégaliques — malgré qu'ils se trouvent en voie de disparition — soient arrivés néanmoins jusqu'à aujourd'hui même, alors que les Éléphants-nains, acromé-

1. La disposition de ces énormes défenses est *en vrilles à pointes externes*, comme d'ailleurs chez la plupart des vieux *Mahmouths*. Chez notre vieil *E. Indicus* de Marseille et chez deux individus appartenant à *E. Meridionalis* de Florence, elles prennent la forme d'une *lyre*, à pointes internes. Ces formes différentes ne sont que des hypertrophies exagérées et séniles d'un organe habituellement déjà tératologique par lui-même, comme nous le verrons.

galiques comme eux, ont subi rapidement la disparition complète et définitive[1] ?

### Caractère insulaire des Éléphants-nains.

On en trouve, je crois, la raison dans les conditions spéciales dans lesquelles ont vécu ces animaux.

Tous les Paléontologistes ont été frappés de cette circonstance que *les Éléphants-nains ont habité les îles*, principalement celles de la Méditerranée : Sicile, Malte, Sardaigne, Crète, Chypre. Quant à ceux de Gibraltar et de Hoboken, ils ne font sans doute pas exception à cette règle générale, car ces deux localités étaient probablement insulaires au moment où y habitaient les Éléphants-nains.

D'abord Gibraltar n'étant relié au continent, aujourd'hui du moins, que par un isthme fort rétréci, a dû en être détaché complètement durant les vicissitudes orogéniques du détroit du même nom. Quant à Hoboken, il y a eu probablement, vers le Pléistocène inférieur ou moyen, époque à laquelle y a vécu l'Éléphant-nain, quelque dérivation brusque de l'Escaut provoquant la formation d'une île. Des dérivations analogues se sont produites certainement dans le fleuve et dans la même région,

1. Il est incontestable que le groupe que les Paléontologistes ont appelé « les Eléphants nains » a disparu sans retour.

Certains voyageurs cependant ont parlé d'Eléphants de petite taille rencontrés par eux au cœur de l'Afrique. Il s'agirait alors, si le fait était confirmé, d'*une variété naine de l'Elephas Africanus actuel.*

D'un autre côté, j'ai pu examiner dans les magasins de réserve du Muséum, les os détachés d'un *Eléphant-nain d'Asie*, provenant de la ménagerie Bostock où il avait été montré de son vivant. Contrairement aux Eléphants-nains fossiles, cet individu présente une *conservation remarquable, non seulement de tous les cartilages épiphysaires, mais encore de leur état complètement cartilagineux.* C'est au point que les épiphyses se sont la plupart détachées des diaphyses par un mécanisme déjà indiqué à propos des Eléphants géants fossilisés.

Ce type de Nanisme de l'Eléphant d'Asie actuel se rapproche de celui de certains nains humains lesquels, nous l'avons vu, présentent souvent cette même anomalie.

à l'époque Pleistocène supérieure, lors de la création du « *Grand marais quaternaire du nord de la Belgique* ». Ce dernier, en effet, est ainsi mentionné par Dollo : « Pendant la première « moitié, dit-il, de la longue période caractérisée par la faune « du Mahmouth, de vastes marécages s'étendaient, au Nord « du pays. »

Il est dès lors très vraisemblable qu'à un moment donné, l'*Eléphant d'Hoboken* s'y soit trouvé isolé dans une île, comme tous ses congénères de la Méditerranée. Par là se trouve détruite la seule exception apparente à la qualité *exclusivement insulaire de tous les Éléphants-naïns fossiles connus* et qui datent tous de la même époque. On peut donc considérer le fait comme acquis.

Or, de tout temps, les Paléontologistes se sont préoccupés des flores et des faunes spéciales caractérisant les îles.

« Certaines îles, dit le professeur Haug [1], sont remarquables « par la présence de *Races naines de chevaux*, et, un *bœuf-* « *nain* se rencontre dans les Açores. »

D'autres ont cité l'exemple de l'*Hippopotame nain, fossile, de Madagascar à épiphyses toutes soudées*, dont le Musée de Munich possède un magnifique squelette monté.

Il est donc démontré que des animaux nains autres que les Eléphants s'observent dans les îles.

*Mais la vie insulaire ne produit pas rien que le Nanisme : le Gigantisme lui-même s'y rencontre également.* Et c'est une preuve de plus de la solidarité étiologique de ces deux dystrophies opposées — solidarité que nous avons établie plus haut, par « *la loi de coexistance du Gigantisme et du Nanisme.* » D'après Baur, en effet [Voir chap. du Nanisme], « aux îles Gala- « pagos, les *Tortues terrestres géantes* sont représentées par « trois espèces dont l'une se trouve dans la plupart des îles de

1. E. Haug. Traité de Géologie, p. 43.

« l'Archipel, tandis que les deux autres sont cantonnées cha-
« cune dans une île unique[1] ».

Je n'entreprendrai pas de passer en revue les opinions variées, parfois même fantaisistes, émises par les auteurs, pour expliquer ces particularités biologiques. Seules les théories relatives aux Eléphants-nains nous arrêteront un instant.

Beaucoup ont prétendu, avec POHLIG, que leur petite taille résultait de l'insuffisance de la nourriture que ces Eléphants avaient peine à trouver dans un espace aussi restreint qu'une île. Mais MISS BATE, faisant observer avec raison, que le prétexte ne pouvait valoir pour une île de l'étendue de la Sicile, a proposé l'explication suivante : d'après elle, ces divers Eléphants-nains ne seraient autre chose que des *formes restées primitives de l'Elephas Antiquus*. Et le professeur DEPÉRET, faute de mieux sans doute, s'est rallié à cette manière de voir que ne partagent nullement d'autres paléozoologistes. POHLIG notamment, en fait aussi un *Elephas Antiquus* ; mais *dégénéré*, dit-il. Quant à ANDREWS, il s'en éloigne d'autant plus, qu'à ses yeux, nous l'avons dit, les Eléphants nains sont autant d'espèces plus ou moins distinctes.

Une chose étonne, c'est que parmi les différentes causes invoquées, personne n'ait songé à celle qui vient tout d'abord à l'esprit, à savoir : *le climat, soit maritime, soit estuairien* lui-même !

Si nous observons, en effet, ce qui se passe aujourd'hui, nous remarquons que les Eléphants actuels vivent d'habitude plutôt dans l'intérieur des terres que sur le bord immédiat de la mer. On les trouve de préférence dans les marécages, mais dans les *marais d'eau douce*. Il est dès lors assez vraisemblable que le changement de milieu aura été pour eux, je ne veux certes pas dire la cause principale, mais une cause adju-

1. E. HAUG. *Loc. cit.*

vante de Dégénérescence. Et cela d'autant plus que ce même changement a dû s'opérer *brusquement*. Par des dérivations fluviatiles, pour Hoboken ; par des tremblements de terre, pour Gibraltar et les îles méditerranéennes où ces phénomènes sismiques sont aujourd'hui même presque habituels, si l'on peut dire.

Mais quoi qu'il puisse être de cette cause adjuvante de Dégénérescence, il en existe une autre, bien plus active et plus puissante encore : LA SÉGRÉGATION. Si, en effet, l'on veut bien se reporter au Chapitre III, paragraphe I, on verra que les conditions de production de la Dégénérescence que nous y déterminons, sont ici exactement réalisées. Et cela d'autant plus que la brusquerie avec laquelle la Ségrégation a dû se produire s'est ajoutée encore aux autres facteurs dégénératifs.

En effet, dans le cas des Eléphants-nains, nous trouvons :

1° *Des générateurs déjà par avance dégénérés*, à la fois par l'Acromégalie et le Gigantisme (dont ils étaient atteints, ainsi que tous les Proboscidiens, depuis Palaeomastodon).

2° *Un milieu « inadaptatif »*, à savoir :

A. *Milieu et climat*. — Devenus brusquement marins, de terrestres qu'ils étaient auparavant.

B. *Alimentation*. — Changement de flore et, partant, de nourriture, devenue, peut-être, elle-même insuffisante dans les petites îles.

L'on se rend bien compte par là que, grâce à l'accumulation sur un seul point de tous les facteurs imaginables de Dégénérescence, cette dernière ait pu atteindre son *summum*, c'est-à-dire, l'extinction complète des Eléphants-nains.

Enfin cette manière d'expliquer les choses offre encore cet avantage de se concilier avec toutes les autres théories successivement émises par les Paléontologistes, en déterminant d'une manière plus précise la part de Vérité contenue dans les unes et les autres.

## § 4. — Signes acromégaliques des Proboscidiens

Sinusomégalie. — Le signe pathognomonique par excellence de la dysostose acromégalique, la Sinusomégalie cranienne en général et frontale en particulier, se décèle, chez tous les Proboscidiens, avec un éclat incomparable. Le développement exagéré des Sinus du crâne a du reste frappé d'étonnement tous les observateurs, depuis Buffon et Cuvier. Et cela d'autant plus qu'ils n'y trouvaient aucune explication plausible. Celle qui, à défaut de meilleure, paraît aujourd'hui le plus en vogue, est purement dynamique et ne repose que sur une question d'équilibre de la tête. Nous nous sommes déjà heurté à une théorie de ce genre à propos de l'Osteoporose des *Baleines et des Dinosauriens*, et nous n'avons pas eu de peine à en démontrer l'inanité. Nous n'allons pas tarder à aborder cette discussion. Mais avant que d'y atteindre, jetons un coup d'œil rapide sur le mode d'apparition et sur l'évolution — il serait plus exact de dire : la contre-évolution — de la Sinusomégalie dans le Phylum des Proboscidiens.

Nous avons déjà plus haut donné un aperçu général de cette Contre-Évolution ; mais il nous paraît utile d'y revenir plus en détail.

## § 5. — Contre-évolution ou phylogénie de la sinusomégalie cranienne des Proboscidiens

La sinusomégalie se montre dès l'origine du rameau, au Fayoum (Eocène [2-3]) chez le premier d'entre eux : *Moeritherium* lequel, d'après M. Andrews, avait la taille (3 pieds) et la forme extérieure du *Tapir*, C'était un acromégalique simple, car, au dire de M. Andrews, il présentait déjà de la sinusomégalie cranienne. Je n'ai pu m'assurer du fait que sur quelques fragments de crânes et non sur la tête entière du *Moeritherium Lyonsi* Andrews. Cette tête ayant été montée et raccommodée avec le plus grand soin par ce dernier lui-même, il a bien voulu me renseigner sur la structure des parties profondes sinusomégaliques et m'apprendre notamment que le cerveau était non seulement plus volumineux que ne le sont ceux des autres Mammifères primitifs du Tertiaire, mais encore que celui du *Tapir* actuel. Le volume globuleux de ce cerveau de *Moeritherium* explique sans doute, en partie, le développement du sinus frontal, ainsi qu'on le voit chez d'autres animaux qui, sans être acromégaliques, ont également un cerveau globuleux; *mais cela ne rend pas compte de la Sinusomégalie des autres os craniens qu'offre le Moeritherium*. Le caractère acromégalique de ce dernier ne saurait donc être douteux.

Ajoutons que de plus, les os du crâne sont très épais et très denses (ostéosclérose), ainsi que le constate le doigt introduit par *un trou occipital fort élargi en travers et rétréci d'avant en arrière, caractère qu'il conservera dans la série entière des Proboscidiens*. M. Andrews me fait constater que ce même trou occipital est plus large que ne l'est celui du *Palaeomastodon*, quoique ce dernier soit notablement de plus grande taille que *Moeritherium*.

La Mandibule de Moeritherium,est massive dans son ensemble, comme nous la retrouverons généralement chez les Mastodontes. La ligne alvéolaire est horizontale. L'unique branche montante restée à peu près intacte, est courte et large, l'angle presque droit, est épaissi en bourrelet. Il existe trois trous dentaires inférieurs [sans doute bilatéraux].

Enfin : une large ouverture des fosses nasales, *avec des os nasaux de petite dimension, comme chez tous les Proboscidiens et — j'ajoute — comme chez la plupart des Hommes acromégaliques actuels dont les nasaux sont aussi généralement petits*[1].

1. Launois et Roy. *Loc. cit.*

Nous trouvons, en un mot, dès *Moeritherium*, certains des caractères acromégaliques que nous pourrons suivre dans la branche *Mastodon*.

A l'Eocène supérieur viendrait s'ajouter au *Moeritherium*, d'après Andrews, et sans interruption[1], *Palaeomastodon minor* dont il n'existe qu'un fragment de mandibule et qui n'est encore qu'un acromégalique simple. Mais le Gigantisme vient compliquer l'acromégalie dès le même Eocène supérieur, chez *Palaeomastodon Wintoni* (Andrews), surtout chez *P. Beadnelli* (taille de 4 à 6 pieds). Et l'on peut déjà observer la persistance des cartilages épiphysaires de certains os de l'un et de l'autre *Palaeomastodon*. De plus, la Sinusomégalie y est beaucoup plus accentuée que chez *Moeritherium*. En effet, sur un crâne de *P. Wintoni*, le doigt pénètre, à travers une brèche, dans de *larges sinus frontaux et pariétaux alors que les défenses sont à peine dessinées*, peut-on dire. — Ce fait est à retenir au point de vue théorique que nous discuterons plus loin. — Mêmes caractères d'épaisseur du crâne et de la Mandibule que chez Moeritherium. Les trous sous-dentaires commencent à devenir irréguliers comme ils le seront généralement chez les Proboscidiens[2] (2 gros trous chez *P. Wintoni*, 1 gros trou chez *P. Beadnelli*).

**Développement graduel de la Dysostose sinusomégalique dans le groupe des Proboscidiens en général et dans celui des Tapiridés.**

Quant au mode du développement de la dysostose sinuso-

1. D'après d'autres paléontologistes, *Palaeomastodon* n'apparaîtrait qu'à l'Oligocène (Schlosser).

2. Nous faisons cette remarque une fois pour toutes, car il eût été vraiment fastidieux de faire le relevé de toutes ces anomalies des trous osseux des Proboscidiens ! Ce n'est, aussi bien, qu'un caractère secondaire de l'Acromégalie et nous avons préféré nous en tenir aux signes plus importants.

mégalique dans l'ensemble du groupe des Proboscidiens et dans celui des Tapiridés, voici ce qu'on observe :

C'est d'abord un tissu ostéoporeux à cellules uniformes,

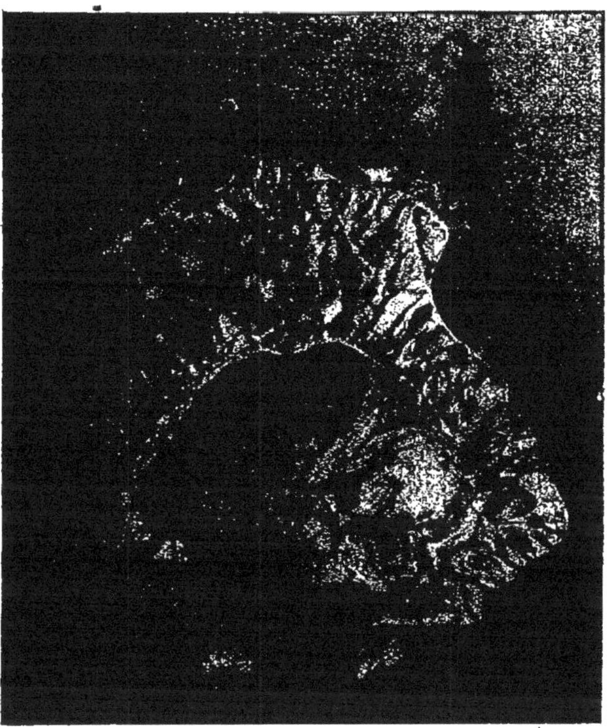

Fig. 15. — Coupe horizontale à travers les cellules osseuses craniennes. (Sinusomégalie d'un jeune éléphant d'Afrique du Muséum). — Cliché Cintract.

régulières, très fines et à parois minces, ainsi que j'ai pu le voir sur la coupe sagittale du crâne d'un *jeune Tapir* appartenant au Musée zoologique de S. Kensington et qu'a bien voulu me procurer M. Andrews. — Le *Tapir* vieux est franchement un acromégalique simple, et l'on peut voir une autre coupe sagittale de crâne de *Tapir âgé* de Sumatra [Nouvelles

Galeries zoologiques du Museum de Paris], où la Sinusomégalie est à cellules beaucoup plus volumineuses et plus épaisses qu'elle ne l'est chez le jeune Tapir de S. Kensington.

Sur une autre coupe prise chez un *jeune Eléphant d'Afrique* actuel, du Museum, ces cellules osseuses acquièrent plus de volume, sans toutefois perdre encore de leur régularité uniforme [Voir fig. 15]. On les surprend en voie de transformation sinusoïdale, chez le *jeune Mahmouth de Namur* (Musée de Bruxelles) où l'on voit certaines cellules grandir, alors que d'autres ont disparu, et leurs parois se muer en fines lamelles transversales. Puis les sinus eux-mêmes s'agrandissent successivement, en même temps leurs parois s'épaississent beaucoup, petit à petit, parfois jusqu'à offrir l'aspect de fortes colonnes osseuses circonscrivant des sinus énormes.

Cette sinusomégalie *maxima*, comme volume des sinus, se constate surtout chez deux crânes de *Mastodon Humboldti* de Blainville. L'un de ces crânes appartient au Musée de Munich. Les cavités osseuses y sont exceptionnellement grandes et cela, non seulement sur les os du crâne le plus habituellement sinusomégaliques, mais encore, sur les deux os *Malaires* tous deux envahis par la dysostose sinusomégalique, à un point tel que je ne les ai vus chez aucun autre Proboscidien. M. le professeur Schlosser a bien voulu constater avec moi ce fait, rare sans doute, mais qui le serait peut-être moins si, au lieu d'en être réduit à étudier les crânes des Proboscidiens à travers des pertes de substances de hasard, on pouvait le faire sur des coupes délibérément pratiquées! Sur le même crâne de Munich, on remarque encore un épaississement considérable des deux tables de la voûte crânienne, surtout de la table interne. On sait que Keith a prétendu, à tort, je crois, faire de cet épaississement spécial de la table interne un signe constant d'acromégalie, chez le *Gorille*. — A la vérité, les épaississements des parois craniennes sont, chez les animaux acromégaliques, comme chez l'homme lui-même, assez irréguliers.

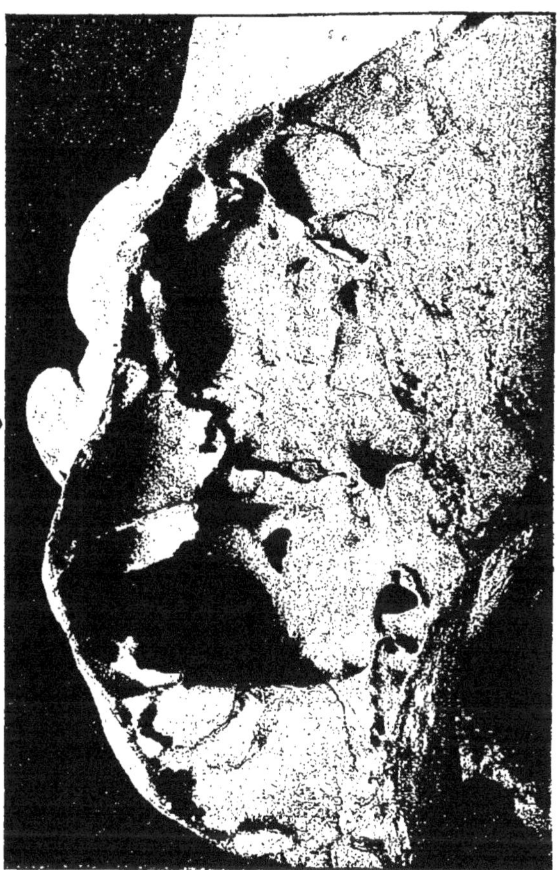

Fig. 16. — Coupe horizontale à travers les cellules mastoïdiennes énormément hypertrophiées (Sinusomégalie) d'un vieux Mastodon Humboldti du Muséum. — Cliché Cintract.

Enfin l'on peut voir une *hypersinusomégalie* analogue, quoique moins prononcée, sur un autre crâne du même groupe de *Mastodon Humboldti*, exposé sur un piédestal du palier du 1er étage des Nouvelles Galeries Zoologiques du Museum [Collect. de la Galerie d'Anat. comp. (B-6-55.) Voir figure 16.]

C'est certainement de tous les Proboscidiens, à ma connaissance, ce groupe de *Mastodon Humboldti* où la sinusomégalie est de beaucoup la plus marquée.

Nous venons de relever que sur *Mastodon Humboldti* de Munich, la sinusomégalie a envahi les *Os malaires*[1]. C'est qu'en même temps que la dysostose des cellules se développe en dimensions, elle gagne de plus en plus en étendue et envahit d'autres os du crâne, encore qu'elle ne le fait que chez certaines espèces ou variétés.

Il est même telles Variétés de Proboscidiens que ces différences servent à distinguer nettement les unes des autres. Il en est ainsi pour l'*Éléphant d'Afrique* et l'*Éléphant d'Asie* actuels. Chez le premier l'*Ostéoporose* (*Sinusomégalie*) *a envahi la voûte palatine* ainsi que nous l'avons vu précédemment chez un vieux *Gorille* du Museum. [Voir figure 14.] Mais avec cette différence très importante, c'est que *chez l'Éléphant d'Afrique, cette sinusomégalie acromégalique est devenue un caractère spécifique*, tandis que chez l'unique Gorille du Museum, la sinusomégalie de la voûte palatine n'est qu'un *caractère purement individuel* comme elle peut l'être chez l'acromégalique humain actuel, par exemple[1]. Tous les Éléphants d'Afrique, sans exception, présentent cette même sinusomégalie de la voûte palatine, ainsi qu'on peut le voir sur la figure 180 p. 422 de l'ouvrage de Flower et Lydekker[2].

D'un autre côté, l'*Éléphant d'Asie actuel a pour caractère spécifique d'offrir au contraire une voûte palatine ostéoscléreuse*

1. Ce qui s'est vu, en effet, chez l'homme acromégalique-géant actuel (Launois et Roy).

2. Flower et Lydekker. *An introd. to the Study of Mammals living and extinct*. London, 1891; Adam et Ch. Black.

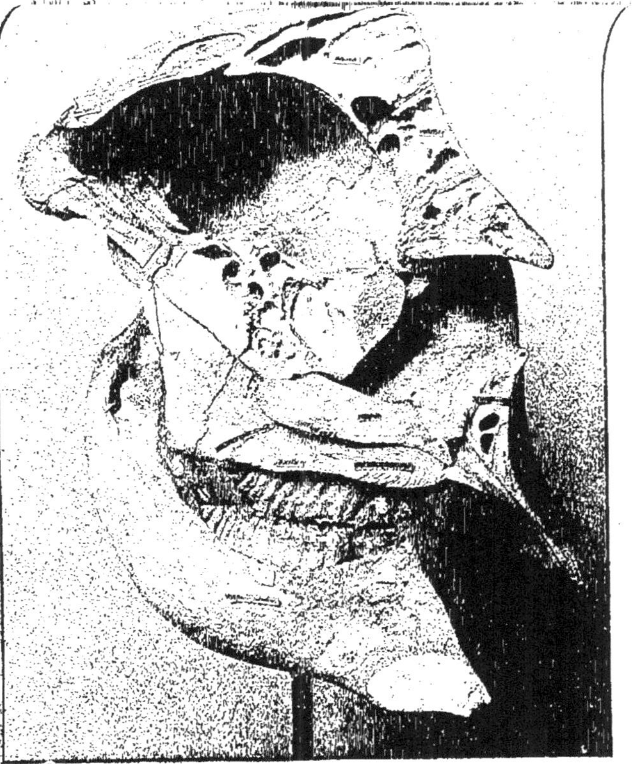

Fig. 47.

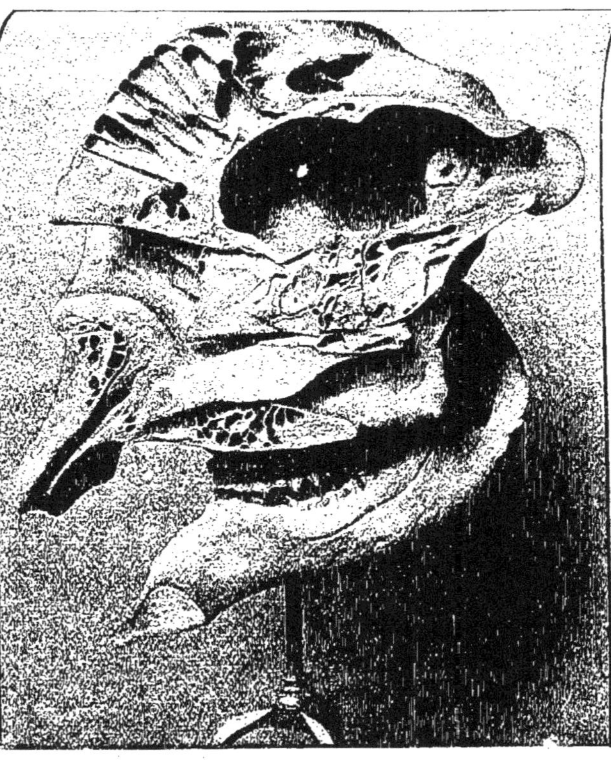

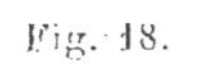

Fig. 18.

Coupes sagittales comparatives de deux crânes du Muséum : l'un [fig. 47] de l'Éléphant d'Asie actuel, *à voûte palatine entièrement ostéoscléreuse* [*Asinusie*]; l'autre [fig. 18], de l'Éléphant d'Afrique, *à voûte palatine ostéoporeuse* [*Sinusomégalie*], *sauf l'os palatin qui est ostéoscléreux* [*Asinusie partielle*]. — La figure 18 doit de plus être comparée à la figure 14 où pareilles sinusomégalies se voient aussi simultanément chez un Gorille. Clichés Cintract.

Exemples de lésions acromégaliques devenues caractères spécifiques différentiels soi-disant normaux.

(*Asinusie*), comme le démontre la photographie d'une coupe sagittale du crâne d'un Éléphant d'Asie du Museum que j'ai fait représenter en opposition avec celle d'un Éléphant d'Afrique du même Museum.

On voit ainsi avec une netteté parfaite la différence de structure des voûtes palatines de l'une et de l'autre Variétés d'Éléphants actuels. En comparant la figure de Flower et Lydekker à la mienne, on remarque que l'Éléphant d'Afrique des auteurs anglais ne diffère que par un léger point de celui du Museum, à savoir que, tandis que chez celui de Flower et Lydekker *l'ostéoporose a envahi la totalité de la voûte palatine, l'os palatin y compris ;* chez celui du Museum, ce dernier os est ostéoscléreux, alors que l'ostéoporose a envahi tout le reste de la voûte palatine.

Ce caractère différentiel de la structure de la voûte palatine des deux Variétés d'Éléphants actuels n'avait pas été signalé jusqu'à ce jour par les Zoologistes qui n'y avaient sans doute attaché qu'une importance négligeable.

Elle est au contraire capitale à nos yeux, car elle nous démontre de la manière la plus indiscutable ce fait qui est la justification pleine et entière de notre thèse, à savoir *qu'une lésion pathologique peut servir de caractère spécifique différentiel entre les deux seules Variétés d'Éléphants actuels.*

Et le caractère pathologique de l'ostéoporose ou de l'ostéosclérose de cette même voûte palatine ne saurait faire le moindre doute. Dans l'ouvrage souvent cité, en effet, de Launoy et Roy sur les *Géants*, l'on peut relever plusieurs fois des lésions acromégaliques, tantôt ostéoporeuses, tantôt ostéoscléreuses de la voûte du Palais.

### § 6. — Les soi-disant « Défenses » des Proboscidiens

Le moment paraît venir de traiter de la question des rapports dynamiques qu'on a prétendu établir entre le développement exagéré des Sinus craniens et celui des soi-disant « Défenses » des Proboscidiens.

*C'est, en effet, disent tous les auteurs actuels, uniquement pour faire équilibre au poids des défenses, que les os du crâne se sont creusés de sinus, surtout à la partie antérieure.*

Il me semble tout d'abord que les auteurs auxquels nous faisons allusion, aient complètement oublié que le rôle d'assurer l'équilibre dont ils parlent, est dévolu, chez les Éléphants, aussi bien que chez les autres quadrupèdes, à des organes parfaitement déterminés et qui sont :

1° *Un ligament cervical* très puissant. C'est au point que, chez le Mahmouth célèbre du Musée de Pétersbourg, il a résisté à la fossilisation[1].

2° *Les muscles de la nuque* qui, chez l'Éléphant plus qu'ailleurs encore, méritent l'appellation qu'on leur a donnée en Anatomie générale, de « *ligaments actifs* ».

Or, ligaments et muscles, sont, chez les Proboscidiens, plus encore que chez tous les autres quadrupèdes à tête lourde, sont, dis-je, particulièrement développés. Et la structure massive de l'Occipital a principalement pour raison d'être d'assurer à ces mêmes ligaments et muscles, de larges et solides attaches ; elle n'en est que la conséquence forcée.

Si nous observons les Éléphants actuels, nous remarquons qu'en général, d'une part, *E. Indicus* a le front très bombé, c'est-à-dire à sinus frontaux très développés, avec de petites défenses relativement légères, et que, d'autre part, *E. Africanus* a au contraire le front plat, c'est-à-dire, à sinus frontaux peu développés et avec des défenses grandes et lourdes.

Il est certain qu'on peut dire que ce dernier possède, outre les sinus du front, des sinus supplémentaires de la voûte palatine [peu développés, il est vrai]. Mais d'un autre côté l'on

1. Voir fig 389 de ZITTEL.

voit des E. d'Afrique avec de petites défenses légères, et des E. d'Asie, au contraire, avec des défenses lourdes et grandes. Par ailleurs, le vieil *Elephas Indicus* de Marseille que nous avons décrit, possède des défenses aussi formidables qu'on en a jamais pu voir à aucun *Elephas Africanus*.

La vérité est que la corrélation qu'on prétend trouver entre le degré du développement des sinus et celui des défenses n'existe pas.

Ici, encore un coup, c'est la Paléo-anatomie pathologique qui va résoudre la difficulté ! Nous avons déjà souligné que chez *Palaeomastodon Wintoni*, il existe de larges sinus des Frontaux et des Pariétaux, alors que les défenses sont à peine ébauchées. Mais s'il restait le moindre doute à cet égard, l'étude du reste du *phylum Elephas* achèverait de le lever. Et les vieux Éléphants du Siwalik, de South Kensington, nous en fournissent le moyen.

En effet, d'une part, *Stegodon planifrons* (W. Case 34), est ainsi nommé par Falconer et Cautley, parce que la Sinusomégalie frontale était chez lui relativement peu accusée. Or le même animal avait des défenses comparables, comme poids et comme volume *aux lourdes défenses d'E. Africanus* actuel [ligne épiphysaire apparente : cubitus droit, partie distale].

Alors que, d'autre part, *Stegodon*, appelé par les mêmes auteurs : *bombifrons*, parce que *beaucoup plus sinusomégalique que le précédent*, était au contraire doué de *défenses très courtes et minces*, presque droites, ainsi que la Vitrine (W. Case 36) en renferme plusieurs exemples bien conservés.

L'on peut voir, au milieu de la même salle du S. Kensington Muséum, le squelette monté d'un *Elephas ganesa*, que certains Paléontologistes considèrent comme étant le mâle de *E. Insignis* [1].

1. Plusieurs lignes épiphysaires sont encore visibles sur différents os du squelette. Nous ne les détaillerons pas, bien qu'on nous assure que

*Or le front de cet Éléphant est très plat, bien qu'il présente des défenses tellement formidables, comme épaisseur et comme poids, qu'on n'en a vu que rarement ou point, de semblables à un Éléphant quel qu'il soit!* [Voir la fig. 28 p. 36 du Catalogue officiel des Éléphants du Brit. Museum, Londres, 1908 — où ces défenses sont justement qualifiées d' « *immenses* ».]

Le contraste est saisissant, si l'on vient à mettre en parallèle le squelette de cet Éléphant ancien du Siwalik, au front plat et aux défenses énormes, avec celui de la salle voisine et qui appartient à *E. Indicus* actuel, au front très bombé au contraire, et qui néanmoins a de fort petites défenses!

Et c'est en nous basant sur tous ces faits, qu'il nous sera permis d'assurer que le développement de la Sinusomégalie n'est nullement en relation avec le poids des défenses, ainsi qu'on l'a prétendu, partant, *que la théorie dynamique qui a cependant rallié à elle l'unanimité des suffrages des zoologistes, est tout à fait inadmissible.*

Ce qui a pu y faire croire encore, *c'est qu'avec l'âge et le sexe masculin*[1], *la sinusomégalie s'accentue en même temps que se développent les défenses.* Mais il y a là une pure simultanéité des phénomènes, un parallélisme de processus pathologiques, car les mêmes causes morbides déterminent à la fois les uns et les autres. Nous avons vu, en effet, que chez les *gorilles* il en était ainsi, sans qu'il y ait lieu d'invoquer chez eux, comme chez les Éléphants, la question d'équilibre.

pour être pris à des individus différents, ils n'en sont pas moins de la même espèce. Notons cependant que sur l'humérus droit d'un *E. insignis* (W. Case 35) se distinguent nettement les traces du cartilage proximal.

1. On considère avec raison, généralement, les défenses courtes, de diamètre médiocre et cylindriques, comme étant des défenses de femelles. Alors que celles des mâles sont longues, épaisses et coniques. Mais il existe d'assez nombreuses variétés individuelles à cet égard, dans le même groupe. C'est principalement *le degré de Dégénérescence individuelle* atteint par l'animal qui règle ces différences.

## NULLITÉ DU RÔLE DES « DÉFENSES » DES PROBOSCIDIENS

**1° Les défenses, arme de combat.** — La cause principale de l'erreur dans laquelle on est tombé, résulte, je crois, de ce qu'on a mal interprété la signification et mal précisé le rôle fonctionnel des « *Défenses* ».

Ce terme même de « défenses » — à ne considérer que ce qui s'observe chez l'Éléphant actuel — semble être tout-à-fait impropre. En effet, quand l'Éléphant attaque ou se défend : est-ce avec ses soi-disant *Défenses* qu'il le fait ? — Non pas, mais bien avec sa *trompe ! C'est cette dernière qui est véritablement son arme d'attaque et de défense à la fois.*

Sans doute, dans le combat, soit qu'il attaque, soit qu'il se défende, tout lui devient « défense ». De même que n'importe quel animal, dans ce cas, il fait flèche de tout bois, comme on dit : il se bat *unguibus et rostro !* Or le volume exagéré de ses défenses, leur courbure de plus en plus accusée avec l'âge et le sexe, les rend plus gênantes qu'utiles pour l'animal, au point de vue même du combat.

**2° Les défenses dans l'alimentation.** — Quant au rôle fonctionnel des Défenses, relativement à l'alimentation, il faut bien avouer qu'il est depuis longtemps terminé, non seulement chez l'éléphant actuel, mais déjà chez l'éléphant fossile.

Il existe, en effet, au Musée de Bruxelles (N° 3050) des débris d'un *jeune E. Primigenius* montrant que *les molaires étaient déjà usées, alors que les défenses ne sont pas encore sorties de leurs alvéoles.* Ce fait prouve donc péremptoirement que les défenses ne sont pas nécessaires à la mastication, puisque celle-ci pouvait s'opérer sans elles !

Et c'est assurément cette impuissance complète à leur attribuer un rôle quelconque qui a déterminé les zoologistes — auxquels répugne l'idée même d'un organe inutile, et qui ne veulent pas admettre qu'un animal, normal à leurs yeux, puisse être tératologique en quoi que ce soit [1]. — C'est, dis-je, évidemment cette idée fausse qui les a déterminés à se rejeter sur celle d'une arme de combat. Nous avons vu, dans l'Introduction, qu'il en est arrivé ainsi pour *certaines hyperostoses des Cétacés, les Zyphiidés, par exemple.*

**3° Contre-Évolution parallèle des défenses et Évolution normale des molaires.** — Sans doute, que dans le principe, le rôle de ces *dents* devait être nécessairement fonctionnel, et ce n'est que dans la suite, que ce même rôle fonctionnel a dû se perdre, par une cause pathologique. Aussi bien, cette dégradation insensible des « Défenses » découle-t-elle de l'histoire même du Rameau des Proboscidiens. Nous assistons ainsi aux phases successives de la Contre-évolution la plus intéressante, *Contre-Évolution s'exerçant sur un organe spécial tel que la dent.*

Il est incontestable, en effet, que, chez *Moeritherium Lyonsi*, (Éocène moyen et supérieur) les deux incisives externes du haut et du bas (qui deviendront plus tard les défenses) se touchant par leurs pointes, étaient manifestement des dents utiles.

Comme le dit Abel [2], « son alimentation a dû être la même « que celle de l'Hippopotame, à comparer les deux dentures.

1. Un exemple topique, à ce propos, est celui de Weithofer. Ce dernier étudie deux têtes d'*E. Meridionalis*, l'une au Musée de Florence (où je l'ai vue et observée), l'autre au petit Musée de Montevarchi (Val d'Arno supérieur). Ces Éléphants présentent l'un et l'autre des défenses extrêmement développées, à pointes convergentes *en forme de lyre.* Se fondant sur ce seul caractère qu'il jugeait normal, mais qui est évidemment tératologique, il propose de créer une espèce nouvelle d'Éléphants : *E. lyrodon* ! Cette idée singulière fut facilement réfutée par un naturaliste florentin, Puccini, qui démontra que cette hypertrophie dentaire était de la « Dégénérescence sénile ». — Il eût pu même dire : de la « Dégénérescence » tout court !

2. Abel. *Palaeobiologie*, p. 547.

« La grande incisive inférieure servait à déterrer et à ébranler « les plantes principalement aquatiques et paludéennes ».

Chez *Palaeomastodon Beadnelli* (Éocène supérieur), les deux incisives médianes disparaissent, tandis que les deux externes d'en haut s'allongent et commencent déjà à dévier l'une de l'autre. Quant aux deux incisives inférieures, elles s'accouplent parallèlement en forme d'un véritable *double soc de scarificateur* — instrument, comme l'on sait, employé en agriculture, — elles sont évidemment destinées à fouiller le sol pour en dégager les plantes dont se nourrit l'animal : les incisives supérieures remplissant les fonctions d'un *coutre double*. « Les incisives inférieures, dit encore Abel, servaient à déterrer les racines et les bulbes, comme chez les Suidés actuels. »

Chez *Mastodon angustidens* (Miocène [1-2]), les quatre incisives s'entrecroisent et s'allongent de telle façon que cette dernière opération de labourage apparaît comme assez difficile à accomplir. D'autre part, on ne saisit pas bien, comment pouvait fonctionner la trompe, au milieu de ces quatre échalas ! M. Abel résout la difficulté en supposant qu'elle a dû s'allonger. Mais cette hypothèse est purement gratuite, car qui donc a pu voir jamais la trompe d'un Mastodonte ??...

Aussi les deux incisives inférieures dont le rôle de *seconde pelle* s'annihile de plus en plus, s'atrophient-elles très notablement, faute d'usage, chez *Mastodon longirostris* (Pliocène inférieur) dont par contre, les deux incisives supérieures s'allongent considérablement en deux pieux tout droits, sans qu'à la vérité, on en puisse entrevoir l'usage ou la raison !

Enfin chez *Mastodon Arvernensis* (Pliocène supérieur) et *Mastodon Americanus* (Pléistocène), l'atrophie des incives inférieures est devenue complète : il n'en reste plus que deux chicots rudimentaires. [Voir fig. 21.] Par contre la dystrophie dentaire se dépense fortement sur les incisives supérieures qui s'hypertrophient considérablement et deviennent, comme chez les Eléphants, les défenses monstrueuses, encombrantes et, parfaitement inutiles que nous connaissons à ces derniers.

Seuls, parmi les Proboscidiens, le Rameau des *Dinotherium* a conservé jusqu'au bout des défenses dont le rôle fonctionnel apparait clairement. On devine, en effet, sans la moindre hésitation possible, l'usage de cette *pioche naturelle à deux fortes dents recourbées*, qu'elles représentent ; non moins qu'on discerne facilement celui du *double soc et du double coutre de Palaeomastodon*. C'est que chez *Dinotherium*, de même que chez *Palaeomastodon*, les « défenses », soi-disant, sont bien évidemment des *outils* et non pas des *armes*. Et c'est par un véritable abus de termes qu'on a appelé ces appareils dentaires des « défenses ». A moins de qualifier « armes » la pioche et la charrue du pacifique cultivateur !

La seule différence qu'il y ait, c'est que chez les Eléphants et les Mastodontes, les outils dont nous parlons, finissent, non seulement par perdre l'usage auxquels ils étaient primitivement destinés, mais par devenir un véritable embarras pour les animaux qui en sont porteurs ! Quant aux « défenses » du *Dinotherium*, elles répondent sensiblement au rôle fonctionnel qu'elles ont à remplir. Tout en étant extrêmement solides, *elles ne sont pas trop disproportionnées, comme grandeur et comme consistance, à la taille formidable de ce Proboscidien*. De telle sorte que tout, dans la manière d'être des « défenses » des *Dinotherium*, contraste avec celle des défenses plus franchement tératologiques que nous venons de relever chez leurs congénères, les *Mastodontes* et les *Eléphants*.

Non pas que les *Dinotherium* ne soient pas aussi bien caractérisés que ces derniers en tant que Géants acromégaliques, car ils en présentent les mêmes stigmates essentiels. *Mais contrairement aux autres Proboscidiens, leurs défenses ne parais-*

*sent avoir pris qu'une part relativement restreinte à la dysostose générale.*

En Résumé, ce qu'on a appelé les « défenses » des Mastodontes et des Eléphants, n'est autre chose qu'une *monstruosité.*

*Chez l'Eléphant,* en effet, elles constituent une simple hypertrophie hyperplasique de la dentine, ainsi que l'a clairement démontré, dans un travail histologique fort consciencieux et très complet, mon excellent ami H. Neuville[1].

Quant à l'émail, on n'en peut, d'après Neuville, constater la présence au microscope que chez le jeune Eléphant : il cesse d'exister dès que l'animal avance en âge et il n'en reste quelques traces que tout-à-fait à la pointe. C'est là indubitablement la structure typique et caractéristique d'une dent dégénérée dont la formule est toujours celle-ci : « dentine, sans émail ».

*Chez le Mastodonte,* l'hypertrophie hyperplasique de la dentine se montre également, mais avec des variantes.

L'émail disparaît en partie seulement, dès *Paleomastodon* où il n'est conservé que sur le côté extérieur des incisives supérieures. Chez *Mast. Angustidens,* cette bande d'émail, toujours extérieure seulement, se contourne encore assez régulièrement autour des défenses ; mais cette régularité elle-même cesse d'exister aux défenses du haut, et disparaît de plus en plus à celles du bas, chez *Mast. longirostris.* La répartition entre l'émail et la dentine devient donc dysharmonique finalement, chez *Mastodon* en général, sans qu'à aucun moment, l'on puisse y trouver la même raison d'être fonctionnelle que chez les *Rongeurs,* par exemple. Enfin les bandes d'émail que présentent d'abord les Mastodontes, ne tardent pas à s'espacer de plus en plus et à disparaître entièrement.

En effet, chez *Mast. Arvernensis* et *Humboldti,* la paire unique

1. *Sur une dent d'origine énigmatique,* par Maurice de Rothschild et Henri Neuville. Paris, 1907. Schleicher.

des défenses supérieures acquiert exactement la même structure dégénérative que chez l'Eléphant, c'est-à-dire, qu'il y a hypertrophie de la dentine, sans qu'il existe plus aucune trace d'émail. Cette dégénérescence est absolument complète sur les incisives du bas qui ne sont plus que tout à fait rudimentaires, comme nous l'avons dit. [Voir fig. 21.]

### Conclusions.

La dentition des Mastodontes et des Eléphants nous offre donc, par leurs *Défenses*, d'un côté et par leurs *Molaires*, de l'autre, un exemple véritablement curieux d'une double évolution à la fois normale et dégénérative, s'exerçant parallèlement dans les deux sens, quoique portant sur un seul et même appareil, à savoir :

1° *Une Contre-Evolution, par les* Défenses ;

2° *Une Evolution normale par les* Molaires.

Du côté des Défenses, en effet : c'est la *non-adaptation ou inadaptation et, partant, la dégénérescence* ; du côté des Molaires, par contre : c'est *l'adaptation et l'évolution normale par excellence.* Car, tandis que les *prétendues « Défenses »* perdent rapidement le rôle fonctionnel que nous leur avons déterminé, au début du Phylum, *les Molaires*, au contraire *perfectionnent sans cesse, leur rôle dans l'alimentation*.

Et si les Paléontologistes, d'une part, ont tous bien fait ressortir l'adaptation de plus en plus complète au régime herbibivore des molaires, qu'elles soient mammelonnées [*bunodontes* ou *lophiodontes*], comme chez les différents *Mastodontes*, ou encore en rape [*loxodontes* ou *élasmodontes*], comme chez les divers *Eléphants ;* les mêmes paléontologistes, d'autre part, ont complètement laissé dans l'ombre, l'inadaptation assez rapidement complète et partant, la dégénérescence, de ce qu'ils ont faussement appelé : « *les défenses.* »

Il nous importait beaucoup de faire exactement le départ

de ces deux ordres de dents et d'insister sur cette double évolution parallèle, mais en sens opposé, du système dentaire des Proboscidiens. Outre qu'elle s'ajoute aux preuves de la Dégénérescence de ces derniers, elle est encore une confirmation nouvelle de notre théorie générale de la Contre-Evolution.

## § 7. — Signe mandibulaire de Keith, chez les Proboscidiens

Le relèvement en avant et en haut de la ligne marquant le niveau d'insertion des dents à la mâchoire inférieure, constitue ce que j'ai proposé d'appeler le « *Signe mandibulaire de* Keith » [Voir 4e partie]. Ce signe de l'Acromégalie est pathognomonique, bien qu'il soit de loin aussi constant que ne l'est celui de la Sinusomégalie. Il s'observe plus fréquemment encore chez les Proboscidiens que chez l'homme acromégalique actuel et chez le Gorille, chez lesquels deux derniers le professeur Keith l'a signalé tout d'abord.

Ce signe mandibulaire de Keith est même incomparablement plus répété chez les Proboscidiens qu'il ne l'est chez aucun autre Mammifère. En ce qui me touche, je ne l'ai jamais observé que chez l'homme actuel et fossile [Néanderthalien], le Gorille et les Proboscidiens. *Mais sa fréquence est variable suivant les groupes; de même qu'il semble l'être pour les groupes humains*, ainsi que nous l'avons vu.

### A. — Groupe Elephas

D'une manière générale, ce même signe se montre plus souvent dans le groupe *Elephas* que dans le groupe *Mastodon*. Il marque communément, chez tous les Acromégaliques, *la sénilité et la masculinité*.

C'est dans le groupe *Elephas*, tant actuel que fossile, que le *signe de* Keith s'observe au maximum.

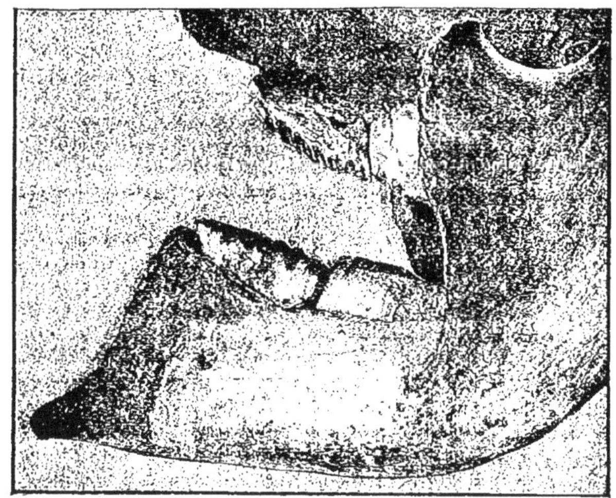

Fig. 19. — Signe mandibulaire de Keith de l'Elephas Meridionalis de Durfort [du Muséum], pathognomonique de l'Acromégalie.

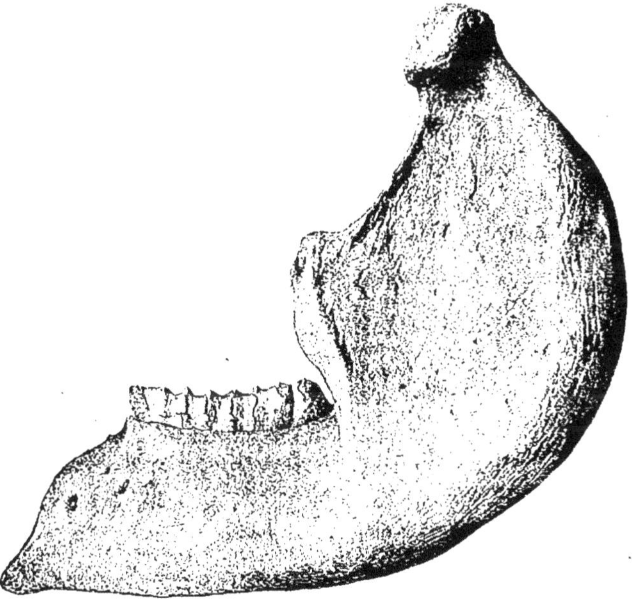

Fig. 20. — Mandibule d'un jeune éléphant d'Asie du Muséum montrant le rudiment du relèvement en avant et en haut de la ligne alvéolaire.

Dans les cas où il existe, le développement du menton s'opère à la fois par le haut et par le bas de la ligne alvéolaire, dans la région mentonnière, de telle sorte que sa section antéro-postérieure est représentée par celle d'un tronc

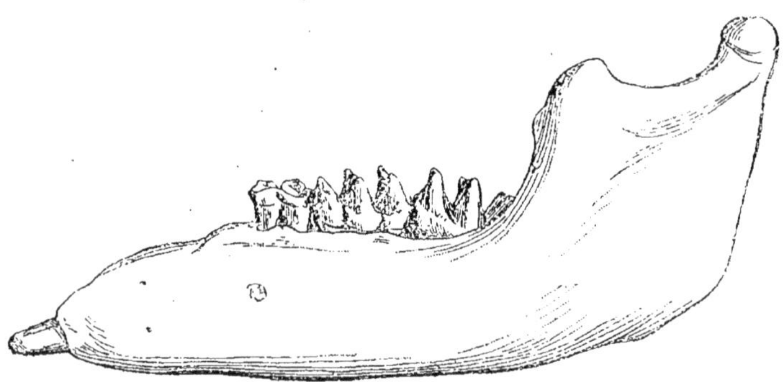

Fig. 21. — Mandibule d'un jeune Mastodon Humboldti du Muséum montrant l'horizontalité de la ligne alvéolaire.

de cône irrégulier à base antérieure. C'est ce que chez l'homme acromégalique, on a appelé le « *menton en galoche* » ou « *de Polichinelle* ». [Voir figures 7 et 19.]

Les figures 19, 20 et 21 représentent comparativement les *Mandibules de l'Éléphant âgé,* d'une part; *de l'Éléphant et du Mastodonte jeunes*, de l'autre. — On y voit nettement que la *ligne alvéolaire* est naturellement relevée un peu en avant et en haut chez *Elephas*, alors qu'elle est au contraire tout à fait horizontale chez *Mastodon*.

Ce fait nous donne la raison pour laquelle le signe de KEITH est *maximum chez Elephas* et au contraire, *minimum, chez Mastodon*.

Il prouve une fois de plus ce que nous avons déjà établi à maintes reprises, tant chez l'homme, que chez l'animal, à savoir que « *les lésions acromégaliques apparentes ne sont que* « *l'exagération des caractères spécifiques normaux* ».

Nous n'insisterons pas davantage sur le signe de KEITH dans

le groupe *Elephas*, nous bornant à l'examiner sommairement dans les groupes *Mastodon* et *Dinotherium*.

### B. — Groupe Mastodon

Dans le groupe *Mastodon*, nous trouvons la ligne alvéolaire horizontale, chez *Moeritherium*. Elle commence déjà à se relever sensiblement chez *Palaeomastodon Wintoni* du Musée de S. Kensington. Mais elle reste horizontale chez *P. Beadnelli* du même Musée.

Chez *Mastodon Angustidens*, du Muséum de Paris, elle est encore horizontale, de même que sur les deux Mandibules de Londres et de Munich. Alors que chez *M. Pentelici* Gaudry, de Munich, elle est très nettement relevée.

Chez *Mastodon longirostris*, bien représenté à Darmstadt, le signe de Keith est positif chez deux sujets provenant des couches à Dinotherium d'Alzey et d'Esselborn. Il est négatif au contraire chez un troisième, du même gisement. Il est de plus très accusé sur un moule de Mandibule, d'après un original de Stäffenhofen, près Vienne (Autriche).

Les variétés de *Mastodon* que nous venons de passer en revue, sont généralement rares dans les Musées. Les deux qui suivent le sont beaucoup moins.

*Mastodon Arvernensis* prédomine dans les vallées du Pô et de l'Arno où il se rencontre avec *Elephas Meridionalis* du Pliocène supérieur.

A Turin, il existe — à côté de nombreux débris partiels — douze Mandibules assez intactes provenant toutes de l'Astésan et sur lesquelles la ligne alvéolaire est très fortement relevée, chez une première, nettement encore, chez une deuxième et une troisième, tandis qu'elle reste horizontale chez toutes les autres. C'est que chez ces *Mastodontes* — qui sont loin d'être jeunes, car leurs molaires sont généralement très usées — *l'acromégalie, au lieu de se localiser sur le signe de* KEITH, *s'est traduite par une massivité générale et uniforme de la Mandibule.*

Nous avons vu que la massivité des mâchoires de l'homme de *Mauer* et de certains *Gorilles* rappelaient un peu celle de *Mastodon.*

Quoi qu'il en soit, il est un fait certain, c'est qu'on rencontre plus souvent cette forme uniformément massive de la Mandibule, chez les *Mastodontes* en général, que chez les autres Proboscidiens. Le signe de KEITH, dans tous les cas, y est plus rare que dans les deux autres groupes *Elephas* et *Dinotherium*. Nous avons dit déjà pourquoi.

A Bologne, se trouve un squelette monté de *Mastodon Arvernensis*. Recueilli tout entier par le professeur CAPPELLINI à Cà de Boschi [Astésan], il est d'une conservation parfaite, et célèbre dans les Universités italiennes. Avant que de l'examiner avec MM. SANGIORGI, conservateur et AGOSTINI, préparateur du Musée d'Histoire Naturelle, j'avais annoncé d'avance à mes très affables ciceroni que le sujet, fût-il jeune ou vieux, nous rencontrerions des traces de non consolidation des épiphyses ; et, en outre, s'il était âgé, nous observerions peut-être le signe Mandibulaire de KEITH. A leur grande surprise — voire un peu à la mienne ! — nous pûmes vérifier ensemble la coexistence manifeste de ces deux signes de l'Acromégalo-Gigantisme, signes que ces Paléontologistes avaient naturellement méconnus et qui s'étaient dérobés jusque-là à leur observation quotidienne.

Alors que dans le bassin du Pô, *Mastodon Arvernensis* prédomine de beaucoup : c'est le contraire qu'on observe dans celui de l'Arno où *Elephas Meridionalis* est le plus répandu. Ces Proboscidiens vivaient là, en commun avec d'autres Mammifères[1], dans la vallée haute appelée par les géologues

1. Parmi cette Faune lacustre, dite de San-Giovanni (près Monte Carlo),

florentins : « Val d'Arno superiore lacustre ». Malheureusement les crânes des Mastodontes, comme ceux des Éléphants du Musée de Florence, sont tous privés de leurs mandibules, et de plus, assez mal conservés. On y reconnaît néanmoins une sinusomégalie cranienne à grandes cavités, chez les uns et les autres. Les os des membres sont beaucoup plus intacts et portent la plupart des traces très nettes des cartilages de conjugaison.

Au Musée de Pise, ce ne sont plus que débris d'os du crâne et des membres très usés et roulés par la mer de Toscane, parfois, avec huîtres adhérentes [Pliocène supérieur marin]. Toutefois, sur une Mandibule provenant de Montachita (Pisanais) de *Mast. Arvernensis*, entière, quoique usée, on constate un relèvement très prononcé de la ligne alvéolaire (Keith). La Mandibule elle-même, ainsi que les débris de quelques autres Mandibules, accusent une massivité générale tout à fait remarquable.

## C. — Groupe Dinotherium

Chez les Dinotherium, la Mandibule, au lieu de rester horizontale ou de se relever en avant, se recourbe au contraire fortement en bas, pour se terminer de chaque côté,

on remarque, outre une grosse *Anodonte, A. Browni, Unio Etruscus,* Pr d'Ancona, et de plus :

1° *Sus Strozzii,* dont le crâne comparé à celui du porc actuel est fort intéressant. Contrairement à ce dernier dont le front est bombé par des sinus frontaux (qui deviennent sinusomégaliques chez les verrats très âgés — voir la coupe sagittale du Musée d'Alfort — et qu'on peut appeler : *Bombifrons*) : chez *Sus Strozzii,* dis-je, le front est au contraire aplati (*Planifrons*) et la ligne fronto-nasale est exactement une ligne droite, ainsi qu'on le remarque, par exemple, chez les *Félins* où les sinus frontaux normaux ne font aucune saillie ;

2° *Hippopotamus Etruscus,* dont les dents présentent de nombreuses stries fines et égales, parallèlement serrées les unes contre les autres. On m'en a montré de pareilles aux Musées de Naples, de Rome et surtout de Pise où le Pr Fucini les considérant comme pathologiques, avait eu l'amabilité d'attirer mon attention sur ces défenses.

par une défense. Mais chez la majeure partie des sujets, avant que ne s'opère cette incurvation en bas de la partie antérieure de la mâchoire, on voit la ligne alvéolaire se bomber d'abord en se relevant, pour s'abaisser ensuite sur la base des défenses. Il semble donc que, dans l'ensemble, la ligne alvéolaire se relève comme dans le signe de KEITH des Éléphants et des Mastodontes[1].

Mais je ne me risquerai pas jusqu'à en affirmer la fréquence, étant donnée l'indigence des documents, à la fois comme qualité et quantité, sur les Dinotherium en général et leur Mandibule en particulier ! De cette dernière, il semble qu'il n'existe dans les Musées que *deux pièces entières*. L'une est au Musée de Vienne et son moulage peut se voir ailleurs encore, l'autre existe à celui de Munich.

Cette dernière appartient au *Dinotherium Bavaricum* de Friedberg. Elle est fort bien conservée et il n'y manque que les deux apophyses coronoïdes. Il y a trois trous mentonniers, alors qu'il n'en existe généralement que deux. La ligne alvéolaire m'a paru être nettement relevée, ainsi qu'à bien voulu le constater avec moi, M. le professeur SCHLOSSER, le conservateur du Musée.

Au même Musée, il existe une portion fort incomplète d'une autre Mandibule de Freising où l'on ne peut rien relever d'intéressant ; un tibia de Friedberg, brisé au niveau des deux épiphyses ; un autre tibia de Mering, également rompu aux deux épiphyses ; et un Fémur entier, avec ligne épiphysaire distale apparente ; enfin un Humérus et des portions de Radius et de Cubitus de Pikermi, mais en plus mauvais état que ne le sont les débris analogues du Museum de Paris. Parmi les os de Pikermi du même Museum (GAUDRY) se trouve un débris de Mâchoire supérieure, à grosses cellules ostéoporeuses, avec

1. Voir la fig. 370 de l'édit. allemande de ZITTEL (Reproduction de celle de LARTET).

un Tibia et un Péroné dont le premier porte nettement les traces des lignes épiphysaires supérieure et inférieure. (Ces deux dernières pièces sont reproduites dans l'ouvrage de ZITTEL fig. 376, p. 457. Ed. allemande.)

Quant au fameux « *Dinotherium Giganteum de Darmstadt* », *il n'y existe plus qu'à l'état de moule !* Le crâne fut jadis vendu par KAUP au S. Kensington Museum, où il se trouve exposé aujourd'hui. [Il présente une belle sinusomégalie à grosses cellules épaisses.] Quant à la Mandibule... elle est au fond de la mer où elle tomba durant la traversée ![1]

Le même Musée de Darmstadt contient encore quatre autres demi-Mandibules de Dinotherium provenant des sablières célèbres d'Eppelsheim et de Bermersheim. Des quatre Mandibules, trois sont en assez bon état : la 4e a été mal raccommodée par KAUP. Chez les trois premières, il semble qu'on puisse relever quelque chose d'analogue au signe de Keith. Enfin l'on voit deux autres débris de Mandibules, trop partiels et trop brisés ; et pour finir, un Tibia droit garde ses deux lignes épiphysaires lesquelles sont moins nettes sur un Fémur.

Tel est le modeste bilan de ce que nous savons du *Dinotherium*. Pour être complet : signalons encore le caractère d'extrême massivité que présente la Mandibule en général, surtout dans son apophyse montante extraordinairement basse, large et courte : de telle sorte que l'échancrure corono condylienne, à peu près effacée, se réduit presque à une ligne droite horizontale. L'on peut dire que, dans son ensemble, la Mâchoire inférieure du Dinotherium représente au maximum la massivité acromégalique : elle est en rapport avec celle de l'animal lui-même.

1. Cette histoire de naufrage m'a été contée par le conservateur du Musée de Darmstadt.

## § 8. — VARIABILITÉ MINIMA DES PROBOSCIDIENS EN GÉNÉRAL

Un mot, pour finir, sur la *Variabilité* des Proboscidiens.

Elle a toujours été fort limitée, et toutes les Classifications des Éléphants fossiles n'ont porté jamais que sur les deux types actuels de l'*Elephas Africanus ou loxodon* et de l'*Elephas Indicus ou élasmodon*.

On en a été réduit à baser les variétés sur les seuls caractères des Molaires. Encore qu'on ne soit pas toujours d'accord, et que tel Paléontologiste range un même Éléphant dans la première catégorie, alors que tel autre le place dans la deuxième. Nous disons « *Catégories* » et non « *Espèces* » d'Éléphants, car leur qualité d'espèces franches a été justement mise en doute.

Voici, en effet, ce qu'en dit Marie Paulow [1] :

« Après la comparaison de formes fossiles d'Eléphants de « divers pays et la recherche de leurs rapports génétiques, « la question se pose de savoir le rapport entre ces fossiles et « les formes actuelles ?... *Il n'existe aucune indication indiscu- « table sur les liens qui unissent ces formes.* »

La Variabilité des Éléphants en est donc, on peut le dire, réduite à un minimum dénotant, une fois de plus, que le groupe entier est dégénéré et n'attend plus qu'une ou plusieurs épizooties quelconques pour disparaître définitivement. — Et cela, d'après la marche ordinaire des choses dans les groupes de plus en plus concentrés par la Dégénérescence, comme le sont les Éléphants actuels. Le « Struggle for life » aussi bien, y aidera puissamment, surtout en ce qui concerne le groupe le plus ancien et le plus dégénéré de l'Éléphant d'Afrique !

En vérité, l'on a divisé tout arbitrairement les Proboscidiens, — les Mastodontes et les Eléphants du moins — en

1. Marie Paulow. *Les Eléphants fossiles de la Russie* (Nouv. Mém. de la Soc. Impériale des Naturalistes de Moscou, t. XVII. Livraison 2. Moscou, 1910).

basant les Classifications sur l'unique caractère que présentent les *dents*.

*Or les dents ne sont que fonctions du régime alimentaire de l'animal lequel peut différer considérablement pour des êtres très semblables — sinon identiques, dans leurs parties essentielles et anatomiques normales.*

Par contre, il est une cause de variation dont on n'a, jusqu'à ce jour, tenu le moindre compte : c'est *l'Acromégalie-Gigantisme* dont le degré plus ou moins accentué constitue des différences assez grandes en apparence, mais, en réalité, négligeables au point de vue Taxonomique [Voir le chap. intercalaire des *Dinosauriens*].

Si donc l'on fait le départ exact des divers caractères de Classification, il ne reste plus que des différences insignifiantes, au point de vue des vrais caractères d'*Espèces* qui ne sont plus alors que des caractères de simples *Variétés* subordonnées :

1° *Au Régime alimentaire* ;

2° *Aux degrés divers des lésions pathologiques de l'Acromégalie-Gigantisme.*

De telle façon que *les trois prétendus Genres de Proboscidiens*, ne sont plus que des *Espèces* se réduisant à *deux Genres* comprenant, d'une part : les espèces *Mastodon et Elephas*, et, d'autre part, l'espèce *Dinotherium.*

## Conclusions générales.

1. *Tous les Proboscidiens fossiles et actuels sont atteints d'Acromégalie*; ce qui est prouvé par l'existence des deux signes pathognomoniques suivants, à savoir :

1° *Signe constant : Dysostoses sinusomégaliques du Frontal et des autres os craniens.*

2° *Signe variable : Signe mandibulaire de* Keith.

De ces deux signes pathognomoniques, le premier est énormément plus développé, le second est plus accusé et plus fréquent, chez les Proboscidiens que chez aucun autre Mammifère acromégalique, tels que : *homme actuel et fossile* et *Gorille*. — *Il atteint son maximum chez les vieux Elephants.*

Ce même signe de Keith s'observe aussi, quoique moins souvent, chez *Mastodon*. Enfin il se constate chez *Dinotherium*.

II. *Tous les Mastodontes et Dinotherium, la majorité des Éléphants fossiles et tous les Éléphants actuels sont des Acromégaliques-Géants, de la forme qu'on a appelée « infantile », chez le Géant Acromégalique humain actuel et dont ils présentent exactement le signe caractéristique, à savoir : la persistance des cartilages de conjugaison des épiphyses osseuses.* [Gigantisme du 3e degré.]

III. *Chez certains Éléphants fossiles, dits « Éléphants-nains », l'Acromégalie est au contraire compliquée de Nanisme. Ce Nanisme est d'une forme spéciale et constante, chez ces animaux, c'est-à-dire, avec suture prématurée des mêmes cartilages épiphysaires.*

A ces divers signes primordiaux et manifestes d'Acromégalie Gigantique ou Nanique, viennent s'ajouter les caractères adjuvants ou secondaires suivants :

1° *Lourdeur et massivité remarquables de tout le squelette (ostéoporose et ostéosclérose).*

2° *Dystrophie des dents dites « Défenses », primitivement normales et fonctionnelles, mais perdant bientôt ces qualités pour devenir dégénératives, par la destruction successive de l'émail, avec hypertrophie hyperplasique de la Dentine seule.*

3° *Anomalies des Trous osseux vasculaires et nerveux.*

Tous les signes que nous venons d'énumérer constituent des stigmates certains de la dégénérescence de tous les Proboscidiens fossiles et actuels. Mais d'autres caractères encore viennent les corroborer en soulignant pour ainsi dire la valeur dégénérative de ces stigmates.

Nous signalerons parmi ces derniers :

1° *La sériation des os du carpe.* — On sait que ce caractère anatomique est commun aux Mammifères primitifs du Tertiaire contemporains des ancêtres des Proboscidiens. *Chez ces derniers, le même caractère anatomique a persisté anormalement jusqu'à ce jour.*

— Faisons remarquer d'abord que tous ces Mammifères primitifs ont disparu depuis longtemps, les Éléphants et le *Daman* du Cap exceptés. Or seuls, parmi eux et alors qu'ils sont généralement doués d'une encéphale minuscule, seuls, dis-je, *Moeritherium* et *Palaeomastodon* possèdent au contraire un cerveau très développé égalant au moins le volume de celui du *Tapir* actuel, ainsi que le professeur Andrews me l'a démontré, pièces en mains.

2° *La rectitude du Fémur*, analogue à ce qu'on observe chez les Reptiles : les *Dinosauriens*, par exemple.

Il y a donc, chez les Proboscidiens, une *Dysharmonie* évidente entre l'état très inférieur et très peu évolué du squelette, d'une part, et leur cerveau très différencié, d'autre part. Or cette dysharmonie héréditaire et congénitale est anormale, partant, dégénérative.

3° *L'Ectopie près-rénale du testicule qui reste fixé, chez l'Éléphant actuel, à la place même qu'il occupe chez l'embryon de tous les Mammifères.* Cette ectopie du testicule est, dit-on, un caractère primitif appartenant aux *Rongeurs* avec lesquels les éléphants ont d'autres ressemblances encore : la *forme du scapulum et celle des Molaires notamment.* Et beaucoup d'auteurs prétendent, pour ces raisons mêmes, faire dériver les Proboscidiens des Rongeurs [1].

— A cela on peut répondre d'abord que l'ectopie testiculaire près-rénale n'est pas l'attribut de tous les Rongeurs : il existe,

1. Cuvier (*Recherches sur les ossements fossiles.* Paris, 1821, t. I, p. 10) avance ceci, en parlant de l'Éléphant : « On peut même dire, qu'à beau-

en effet, un certain nombre d'entre eux dont le testicule est inguinal. L'ectopie testiculaire n'est donc pas un caractère absolu des Rongeurs; tandis qu'il le devient chez les Éléphants.

Cette ectopie testiculaire des Éléphants est d'ailleurs un *fait anatomique incontestable:* leur soi-disant descendance des Rongeurs est une *pure hypothèse, certainement injustifiée.* En effet, de ce que les molaires ou le scapulum des Proboscidiens ressemblent à ceux des Rongeurs, ce n'est pas une raison tout à fait suffisante, il me semble, pour en faire dériver les premiers! Les Proboscidiens ont bien aussi le *fémur tout droit des Reptiles.* Pourquoi ne les ferait-on pas aussi logiquement descendre de ces derniers?

Au surplus, s'il est vrai que les Éléphants descendent des Rongeurs, que n'ont-ils hérité, en même temps, de leur faculté prolifique extraordinaire??...

Or tout le monde ne sait-il pas qu'ils sont au contraire d'une fécondité fort médiocre? Ou alors, s'ils dérivent des Rongeurs, il faut reconnaître tout au moins que ce sont des *Rongeurs dégénérés!*

De telle sorte que, de quelque côté qu'on retourne la question, l'on en arrive toujours, à cette conclusion — et c'est pour nous la plus importante — que les Éléphants sont tous atteints de Dégénérescence.

La vérité est qu'on ignore complètement l'origine des Proboscidiens.

« coup d'égards, ce gigantesque animal offre des traits frappants de ressemblance avec l'ordre des Rongeurs, celui de tous les animaux qui « est le plus restreint pour la taille... L'omoplate de l'Éléphant ne ressemble qu'à celle du lièvre, par la bifurcation de son acromion. » — On peut encore ajouter à ces remarques de CUVIER, celle d'ABEL (*loc. cit.*, p. 547), faisant ressortir que « le caractère général des grosses molaires « de l'Éléphant ressemble étonnamment à celui des molaires de *Hydrochoerus capybara,* le plus grand Rongeur actuel vivant. »

# ÉPILOGUE

Je viens d'ébaucher, dans ses lignes les plus essentielles, les principes de la Paléopathologie générale comparée.

Ce n'est là, ainsi qu'on a pu le voir à la Préface, que la résultante, la synthèse et le couronnement de l'édifice scientifique auquel j'ai consacré la meilleure partie d'une carrière des plus longues : je veux parler de la Dégénérescence humaine.

Dans le présent travail, je me suis efforcé d'exposer aux Paléozoologistes spécialement, et aux Biologistes en général, les lois de la vraie Dégénérescence, c'est-à-dire, de celle qui est la suite de l'Hérédité pathologique, et de leur démontrer l'action capitale de cette même Dégénérescence ou Contre-Évolution, dans le domaine de toutes les sciences naturelles.

Dans certains groupes animaux mêmes, la Contre-Évolution confond intimement, dès le début du Phylum, ses stigmates dégénératifs, avec les caractères dits « spécifiques ». C'est au point que la totalité des Biologistes les a confondus, jusqu'à ce jour, avec les caractères spécifiques normaux. Aussi le rôle, bien que considérable, de la Dégénérescence par l'Hérédité pathologique est-il demeuré tout à fait insoupçonné dans la Science. Et les raisons en ont été données ci-dessus.

Or, cette Contre-Évolution, complément nécessaire de l'Évolution normale, ainsi que je l'ai établi, se manifeste invariablement, dans tous les groupes animaux quels qu'ils soient : depuis le Gorille jusqu'aux Foraminifères, se manifeste, dis-je, par le développement progressif du GIGANTISME, lequel caractérise essentiellement la Contre-Évolution animale.

Quant à la Contre-Évolution spéciale du Gigantisme lui-même, voici ce qu'on observe :

1° Il faut d'abord éliminer complètement LES GROUPES HUMAINS ACTUELS ET FOSSILES. Si inférieurs soient-ils, en effet, leur mode de Dégénérescence n'est pas gigantique, et cela découle de ce que je viens de dire. Il ne diffère en aucune façon du Mode de Dégénérescence des groupes humains les plus civilisés. D'ailleurs le Gigantisme, dans toutes les Races humaines actuelles et fossiles, ne se montre jamais que comme lésions individuelles, et non par groupes entiers à la fois.

2° Seuls, parmi les groupes humains fossiles, celui des NÉANDERTHALIENS est à mettre à part : son mode de Dégénérescence rappelant celui des animaux. Encore qu'il ne subisse qu'une ébauche de Contre-Évolution gigantique, et que cette dernière avorte dès le stade de l'ACROMÉGALIE, c'est-à-dire, dès le premier.

C'est précisément ce qui se passe chez les Anthropoïdes, tels que les *Gibbons*, les *Chimpanzés* et les *Orangs*.

3° Dans les groupes des VERTÉBRÉS SUPÉRIEURS : *des Dinosauriens et Ptérosauriens*, *aux Mammifères* inclus, la Contre-Évolution se traduit tout d'abord, au début du Phylum, par les seules lésions de l'Acromégalie. — C'est la PÉRIODE PRÉLIMINAIRE du Gigantisme proprement dit. Lesquelles lésions finissent par s'associer à celles du Gigantisme simple, pour constituer le Gigantisme avéré : je veux dire, le GIGANTISME ACROMÉGALIQUE.

4° Enfin, chez les MAMMIFÈRES DOUÉS DE CARTILAGES ÉPIPHYSAIRES, le Gigantisme acromégalique s'accuse d'emblée et s'observe à TROIS DEGRÉS différents, à savoir :

1er Degré : sans persistance des cartilages épiphysaires. — Exemples : *Gorilles, Éléphants-nains.*

2e Degré : avec persistance plus ou moins durable des cartilages épiphysaires. — Exemples : *Mastodontes et Éléphants primitifs du Siwalik.*

3e Degré : enfin s'observe la fixation complète et définitive de ce dernier caractère. — Exemples : *Elephas primigenius et Eléphants actuels.*

C'est exactement ce qui se voit chez le *Géant acromégalique humain actuel* ; mais à titre purement individuel.

Parfois le 2e degré est sauté et le groupe passe directement du 1er au 3e degré. — Exemple : *Elephas Meridionalis.*

Toutefois la Contre-Évolution d'aucun groupe ne s'arrête, comme les Néanderthaliens, les Gibbons, les Chimpanzés et les Orangs, à l'Acromégalie simple ; mais bien au cours même de la Contre-Évolution gigantique franchement en développement.

Très exceptionnellement, et toujours à titre individuel, le 1er degré du Gigantisme proprement dit, se remarque chez l'homme acromégalique actuel. — Exemple : *Géant du Musée Broca.*

Telle est la cause première et exclusive de l'Extinction de tous ces groupes animaux.

C'est ce que j'ai appelé : « la loi du Gigantisme » ; loi vaguement entrevue d'abord par Gaudry, et mieux développée par Charles Depéret, sous le nom de « loi d'Augmentation de taille ». Mais sans que ces deux auteurs — pas plus qu'aucun autre du reste — aient pensé qu'elle fût autre chose qu'un phénomène de l'Évolution normale, et aient soupçonné le moins du monde qu'elle dût aboutir fatalement à la loi Contre-Évolutive du Gigantisme. En un mot, ces mêmes auteurs ont bien vu le côté extérieur des phénomènes, mais non pas leur côté foncier lui-même. Quant à admettre que ce

Gigantisme fût PATHOLOGIQUE et était la cause même — LA CAUSE NATURELLE ET EXCLUSIVE DE L'EXTINCTION DES ESPÈCES : absolument personne s'en est seulement douté...

Il est donc certain que l'idée, avec toutes ses conséquences, m'appartient, sans contestation possible : j'en ai, je l'espère, donné les preuves péremptoires.

Est-ce à dire que je puisse avoir confiance que ces vérités nouvelles établies par moi, après de longs et persévérants efforts, seront admises sans peine ?

L'expérience du passé me défend de le croire et me rend plus circonspect... Au surplus LAMARCK qu'il m'est agréable de citer encore [comme je l'ai fait au début de ce travail] n'a-t-il pas dit ceci : « quelques difficultés qu'il y ait à découvrir « des vérités nouvelles, il s'en trouve encore de plus grandes « à les faire connaître ? »

D'un autre côté, la question de l'Acromégalie-Gigantisme a été tellement embrouillée chez l'homme lui-même où — si l'on excepte les remarques de KEITH sur le Gorille — elle a été exclusivement étudiée jusqu'ici ; et l'idée première de PIERRE MARIE a été à ce point faussée par la suite, non certes, par l'auteur lui-même du nom de la Maladie, mais par ceux qui ont prétendu continuer son œuvre, qu'il m'a fallu, dis-je, reconstituer à nouveau l'histoire de la Nosologie, et la remanier entièrement, à tous les points de vue : anatomique, physiologique et pathologique même. C'est ce qui m'a entraîné à des développements, en apparence, hors de proportion avec le sujet traité, mais, en réalité, tout à fait indispensables. De telle façon que la question est ressortie — j'ai peut-être le droit de le dire — entièrement refondue du creuset où j'avais été contraint de la remettre.

Sans me dissimuler l'imperfection grande d'une œuvre forcément inachevée — car un tel labeur ne peut s'accomplir en quelques pages — j'ai eu néanmoins, en fin de compte, un dédommagement suffisant des efforts qu'il m'a coûtés, dans ce fait que certaines résistances premières, non seulement se sont fondues, mais encore se muèrent finalement en adhésions complètes de ces mêmes adversaires du début : hommes de talent sans doute, quoique parfois trop obstinément attachés aux vieilles doctrines périmées...

De plus les défectuosités de ce livre, pour être nombreuses, ne doivent pas toutes être imputées à l'auteur. Elles sont aussi le fait des circonstances. Tout d'abord, en effet, la guerre est venue traverser sa publication *ab ovo*, en l'interrompant brusquement dès après l'Introduction. Or, c'est ici le cas de le dire : « à quelque chose malheur est bon », car cette interruption m'a donné, bien malgré moi, des loisirs aussi inattendus que prolongés. Elle m'a permis, en effet, non seulement de reprendre dans la forme le texte initial, mais encore, de le remanier notablement dans le fond. Si bien qu'aujourd'hui, c'est véritablement à la N plus unième édition que l'ouvrage en est arrivé.

Non assurément sans peine, étant donné les difficultés matérielles de toute nature créées par les événements, difficultés que mon éditeur et cher compatriote, M. Félix Alcan, m'a permis de vaincre, en dépit de tout. Normalien éminent, outre qu'il est le plus aimable des hommes, M. Alcan continue encore la tradition inaugurée par ces humanistes avérés qu'étaient les Estiennes, et suivie par les vieux libraires de jadis qui tous, plus ou moins, étaient doublés de fins lettrés. C'est ainsi que, de concert avec son sympathique et distingué imprimeur, M. Paul Hérissey[1], dont le regretté grand-père par

1. Le Dr Paul Hérissey, médecin aide-major de réserve, a été cité à l'ordre du jour en ces termes : « S'est dévoué sans compter, jusqu'à épui- « sement complet de ses forces, et a prodigué ses soins aux hommes dans

alliance, ÉMILE KELLER, a porté un nom resté cher à tous les cœurs alsaciens ; grâce enfin au dévouement de tous : patrons et ouvriers, ce livre a été conduit heureusement jusqu'à sa fin.

Tel qu'il est, je forme le vœu qu'il ne paraisse pas trop indigne de la Science française, à laquelle j'ai conservé depuis des années un culte pieux et dont je n'ai cessé d'être l'humble artisan.

« La Science n'a pas de patrie, mais le savant en a une », a dit notre incomparable PASTEUR. Or ma Patrie à moi est double et une à la fois : la France et l'Alsace ! Et si, à mon grand regret, j'ai dû être réformé pour raison de santé, dès le début de la guerre actuelle, et privé de servir l'une et l'autre de ces deux patries, la grande et la petite, comme il m'a été donné de le faire en 1870-1871, à Metz et en Kabylie, j'ai du moins la consolation de me dire que j'y suis bien représenté par ceux qui me sont le plus chers : Mon fils et la totalité de mes neveux [1].

Tous les Français, en effet, se sont levés comme un seul homme, comme jamais cela ne s'est vu à aucune époque de leur histoire. Tous ont compris du premier jour qu'il s'agissait d'une question de vie ou de mort pour la Nation. Aussi

« les tranchées. » [L'ALSACIEN-LORRAIN DE PARIS, 24 septembre 1916]. — Comme on dit : « bon chien chasse de race ».

1. Mon fils unique, médecin-major de 2e classe de réserve, commande sur le front une ambulance de 1re ligne. Et mes *douze* neveux combattent sur le même front, à des titres divers.

De ces derniers, deux déjà ont versé leur sang pour la noble cause : XAVIER LARGER, sergent de chasseurs à pied, tué bravement à la tête de sa section qu'il entraînait, quoique blessé de la veille, et le bras en écharpe, dès le 24 août 1914, au combat de Nouillon-Pont [Meuse]. Et HENRY DE LAGUÉRENNE, sous-lieutenant de réserve, grièvement blessé à la tempe d'une balle à bout portant, et au cours d'une reconnaissance à laquelle il s'était offert volontairement [nuit du 10 au 11 octobre 1915]. Retourné dans la tranchée avant guérison complète. Pour quoi il a obtenu la croix de guerre, avec citation très élogieuse. — Deux autres neveux ont reçu la Légion d'honneur. — Deux enfin ont été décorés de la croix de guerre, avec citations.

tous combattent-ils avec un héroïsme merveilleux auquel nos ennemis eux-mêmes ont dû rendre justice.

Non moins unanimes sont les étrangers et les neutres, tant vis-à-vis des soldats que de leurs généraux. Ils ne disent plus comme en 1870 : « ce sont des lions conduits par des ânes ». Ce sont toujours, et plus encore qu'ils ne l'ont jamais été, des lions, mais dont la bravoure légendaire est mise en valeur par des chefs dignes en tous points de les commander.

Les uns et les autres supportent avec un égal stoïcisme la déloyauté parfaite de tous les procédés de guerre allemands. Ils ne s'en émeuvent pas cependant, encore moins s'en irritent. Ils constatent... Ils sourient — à la française ! Ils les battent et les battront « jusqu'au bout ». Et avec l'aide des Alliés. Car, cette fois, le Droit et la Force ont fusionné dans l'« Union sacrée » de tous les peuples libres !

Le Breuil-Bourgoing, par Culan (Cher), 15 novembre 1916.



FIN

ÉVREUX, IMPRIMERIE CH. HÉRISSEY

LIBRAIRIE FÉLIX ALCAN

## *EXTRAIT DU CATALOGUE*

BALDWIN (J.-M.), correspondant de l'Institut. **Le Darwinisme dans les sciences morales.** Trad. par G.-L. Duprat, docteur ès lettres. 1910. 1 vol. in-16. *Bibl. Philo. cont.* 2 fr. 50

BRUNACHE. **Le centre de l'Afrique.** *Autour du Tchad.* In-8, avec grav., car. (*B. s. i.*). 6 fr.

CARTAILHAC. **La France préhistorique.** 2e édit. In-8°, avec 150 grav., cart. (*B. s. i.*) 6 fr.

CHALMERS MITCHELL, membre de la Société royale de Londres. **Le Darwinisme et la guerre.** Traduit de l'anglais par M. Solovine. Préface de M. E. Boutroux, de l'Académie française. 1 vol. in-16 de la *Bibliothèque de Philosophie contemporaine* . . . . . 2 fr. 50

COLAJANNI (N.), professeur à l'Université de Naples. **Latins et Anglo-Saxons.** *Races supérieures et races inférieures.* Trad. de l'italien par J. Dubois. 1906. 1 vol. in-8, cart à l'angl. (*B. s. i*) . . . . . . . . . 9 fr.

DEMOOR, MASSART et VANDERVELDE. **L'évolution régressive en biologie et en sociologie.** 1 vol in-8, avec gravures . . . . . . . . . 6 fr.

**L'École d'anthropologie de Paris (1876-1906),** avec portrait de Paul Broca. 1 vol. gr. in-8° . . . . . . . . . 10 fr.

GROSSE. **Les débuts de l'art.** In-8, avec gravures. Cart. (*B. s. i.*) . . . . . . . 6 fr.

LE DANTEC (F.), chargé du cours de biologie générale à la Sorbonne. **Le déterminisme biologique et la personnalité consciente.** 4e édit. 1912. 1 vol. in-12. *Bibl. Philo. cont.* . . . . . . . . . 2 fr. 50

— **L'individualité et l'erreur individualiste.** 3e édit. 1911. 1 vol. in-12. *Bibl. Philo. cont.* . . . . . . . . . 2 fr. 50

— **Lamarckiens et Darwiniens.** 4e édit. 1912. 1 vol. in-12. *Bibl. Philo. cont.* 2 fr. 50

— **Le chaos et l'harmonie universelle.** 1911. 1 vol. in-16. *Bibl. Philo. cont.* 2 fr. 50

MODESTOV (B.). **Introduction à l'histoire romaine.** *L'ethnologie préhistorique. Les influences civilisatrices à l'époque préromaine et les commencements de Rome.* Préface de M. Salomon Reinach, de l'Institut. 1 vol. in-4, avec 39 planches hors texte et 30 fig. 15 fr.

MORIN-JEAN, archéologue. **Archéologie de la Gaule et des pays circonvoisins.** 1908. 1 vol. in-8 avec 73 fig. et 26 pl. hors texte. . . . . . . . . 6 fr.

MORTILLET (G. de), professeur à l'École d'anthropologie. **La formation de la nation française.** 2e édit., 1900. 1 vol. in-8, avec 150 grav. et 18 cartes, cart. (*B. s. i.*). . 6 fr.

NIEDERLE (Lubor), professeur à l'Université de Prague. **La race slave.** *Statistique, démographie, anthropologie.* Traduit du tchèque et précédé d'une préface par L. Leger, de l'Institut. 1911 1 vol. in-16, avec cartes en couleurs hors texte. (*N. c. s.*) . . . . 3 fr. 50

PIÉTREMENT. **Les chevaux dans les temps historiques et préhistoriques.** In-8. 6 fr.

QUATREFAGES (de), de l'Institut. **L'espèce humaine.** 13e édit. 1 vol. in-8°, cart. (*B.s.i.*). 6 fr.

— **Darwin et ses précurseurs français.** 2e édit., refondue. 1 vol. in-8, cart. (*B.s.i.*). 6 fr.

— **Les émules de Darwin.** Avec préface de M. Ed. Perrier, de l'Institut, et une notice sur la vie et les travaux de l'auteur, par E.-T. Hamy, de l'Institut. 2 vol. in-8, cart. (*B. s. i.*). 12 fr.

TOPINARD. **L'homme dans la nature.** 1 vol. in-8°, avec 101 gravures, cart. (*B. s. i.*) 6 fr.

**Revue Anthropologique.** Recueil mensuel publié par les professeurs de l'École d'anthropologie de Paris. (**24e année. 1914.**) Cette *Revue* paraît le 15 de chaque mois. Chaque livraison forme un cahier de deux feuilles in-8 raisin de 32 pages, avec nombreuses gravures dans le texte. — Abonnement : Un an, du 15 janvier, pour tous pays, **10** francs ; la livraison, **1** franc.

ÉVREUX, IMPRIMERIE CH. HÉRISSEY

www.ingramcontent.com/pod-product-compliance
Ingram Content Group UK Ltd.
Pitfield, Milton Keynes, MK11 3LW, UK
UKHW020153250726
13967UKWH00003B/1025